筑基辑要

中医理法

宋 萌 ◎ 著

东南大学出版社
SOUTHEAST UNIVERSITY PRESS
·南京·

图书在版编目(CIP)数据

中医理法筑基辑要 / 宋萌著. -- 南京：东南大学
出版社，2025. 7. -- ISBN 978-7-5766-2188-4

Ⅰ. R249.7

中国国家版本馆 CIP 数据核字第 20258A71C8 号

责任编辑:杨 凡 褚 蔚　　　　责任校对:张万莹
封面设计:余武莉　　　　　　　责任印制:周荣虎

中医理法筑基辑要

著　　者	宋 萌
出版发行	东南大学出版社
出 版 人	白云飞
社　　址	南京市四牌楼 2 号(邮编:210096)
网　　址	http://www.seupress.com
经　　销	全国各地新华书店
印　　刷	兴化印刷有限责任公司
开　　本	700 mm×1000 mm　1/16
印　　张	20.75
字　　数	340 千字
版　　次	2025 年 7 月第 1 版
印　　次	2025 年 7 月第 1 次印刷
书　　号	ISBN 978-7-5766-2188-4
定　　价	79.00 元

本社图书若有印装质量问题,请直接与营销部联系,电话:025 - 83791830。

前　言

本书名曰《中医理法筑基辑要》，旨在强调中医理、法、方、药的连贯性以及理论和临床实践的一致性，同时强调基本功的重要性。"万丈高楼平地起"，只有基础扎实，才能建起高楼大厦。

对于中医学者而言，基础扎实才能对中医临床有坚定的信心，不会被片面的观点所左右。筑基成功之后，学者便有了学习进步的主动性，而不是依靠于别人"喂食"而求得生存。此外，我现有的理论和实践水平比较适合撰写"基础"相关的内容，能够基本做到理法方药的相符，基本能够使用中医思维指导临床。虽然我的临床经验还不够丰富，但好在已经摸索出了一种方法和路径，希望以自己的经历为中医学子和初涉临床者提供一些借鉴。

我是中医科班生出身，通过高考进入中医高校学习，考取中医执业证书，没有家传中医的背景。我在现代中医教育模式下学习，毕业后在临床工作中也取得一定成绩。我的同级同学中，很少有从事传统中医的，有的改行从事西医，有的彻底放弃了医学领域，还有的想从事中医却徘徊于中医之门而不能步入。我想他们应该是没有找到学习的方法，不能找到门径。

撰写本书的第二个目的是提醒"用心思考"的重要性。用心思考以找到门径，找到适合自己的路子，任何事都要用心去思考。在学习中医的过程中，以及临床过程中，每一步、每一天都充满着各种挑战，都需要我们去解决、去应对。因此，我强调"心力"的决定性价值。

没有找到中医入门路径而改行他途的同学，在某些层面来讲，他们的选择也是合理的。他们在寻找适合自己的行业，并在各自的岗位上发挥自己的人生价值。我的学习方法可能不是最快捷的要诀，或许比较笨拙，需要勤奋、努力去下苦功夫，但结果是好的。我的临床成绩得到了患者的认可，也得到了同事及单位领导的认可，并且我已经找到可以继续进步的方法。因此,我想拿出几年的时间来记录、梳理自己的临床体会,作为一种留念,才有了出版此书的想法。

学习中的苦恼不是关键的,临床中的苦恼和紧张才是最为关键的。在临床中,我们面对各种患者,面对各种挑战,任何一个细节都需要我们付出很多的精力。临床处方是决定生命的,一个不慎重的处置可能会危及患者的生命,因此不可不慎。临床中一旦不慎出错,其阴影可能会持续十几年甚至更长时间,严重影响医生的执业信心。当患者的生命握在我们手中的时候,我们的生命也握在自己手中,一荣俱荣,一损俱损。医生是一种普通的职业,却要承担巨大的精神压力和更多的舆论压力。故而我们要不断强大自己,锻炼、开发自己的能力,以便在临床诊疗中做出正确的处方决策,明智地排除各种暗礁。看似简单的处方,实则反映出我们巨大的后台知识储备。

学习中的苦恼如果不能得到恰当的解决,我们就无从找到中医入门的方法。很多中医学生因无法找到继续学习的动力而转入其他行业,或者处于半中医状态。中医的学习除了悟性之外,机缘、性格、人际关系等因素也是至关重要的。如果你能在关键的时候找到一位点拨你的老师,你可能很容易就冲破了学习的障碍。那么,是什么因素促使你找到这位老师的呢?机缘的产生、机会的出现,最终还是依靠你的学习主动性、积极性、真诚和恒心等自身因素。故而,我们还需要在解决自身矛盾的前提下找到方法。解决自身矛盾看似一句空话,实则处处存在。举例而言,对某种观点,有些人轻易否定,不再去进一步思考了,那有可能就错过一次进步的机会。当你做出一个决定的时候,结果如何已经埋下了伏笔。圣贤告诫我们要"唯精唯一,允执厥中",我们要锻炼自己严肃谨慎的处事态度,把功夫下在解决自身矛盾上。说白了,我们自身的素质决定了我们今后的一切。

中医是华夏几千年文明的结晶,有扎实可靠的临床效果,值得我们去挖掘和发扬。学中医之初,我也未能亲身体验中医效果,对中医是否有效缺乏足够的底气。但是,我在很早的时候就不断试验和验证中医效果,在学医早期就在医生的指导下开方,在家人、亲戚、朋友身上运用所学的知识,并取得效果,从而坚定了我学习的信念。如果我的智力不足以支撑我掌握这门技术,我是不会继续学习的,因为那样学习下去也只是混一张毕业证而已,没有实际意义。

学中医之后,对于平时常见的感冒、急慢性胃肠炎等,我都用中药解决，并且逐步摸索出行之有效的上呼吸道感染方剂和急性胃肠炎方剂。我基本不使用抗生素类的药物治疗该类疾病，常常两三剂中药就可以解决问题，疗效不亚于抗生素。我在黑河工作以来，我的口碑很多是因为善于治疗上呼吸道感染而传开的。患者认可我的医术，所以我才有了临床立足之地。我想，很多中医学子也是一样，毕业后需要自己在工作中打拼，经历生活中的风风雨雨，逐步成长为一名合格的医生。一名医生的生存之道就是有扎实的临床疗效。

时光荏苒，我毕业已经将近十年，摸索了一点可以推荐给中医学子的经验。本书之成，作为我工作学习的阶段性总结，也作为下一步工作生活的起点。我用认真的态度，亲力亲为来完成此书的写作。书中病例，皆来自实际临床经验，书中理论均来自我的学习所得。书中病历以门诊病历居多，同门陈星燃医生在整体病历工作中做了很多工作，提出很多有价值的建议。本书之成，也得益于志同道合的朋友的真诚帮助，在此表示衷心的感谢。

各位中医学子，请做好充分的心理准备。学习中医很少有简便方法可循，多数时候需要进行苦修。我们从事该行业，虽然成为"国医大师"的机会很少，但是我们要按照"国医大师"的方向和目标来打造自己。不可因为自己是普通医生而降低对自己的标准要求，真希望基层中医院也能有达到"国医大师"标准的医生在出诊。

2025 年 1 月

笔者按：本书病案中所使用的药物剂量为宋萌医师个人临床经验，患者一定要在专业医师的指导下辨证使用，不可盲目照搬。

目　　录

第一章　夯实思想之基 ……………………………………………… 001

　一、步入中医之门的思想准备 …………………………………… 002

　二、如何学习阴阳、五行 ………………………………………… 004

　三、正确认识课程学习 …………………………………………… 007

　四、以患者为师 …………………………………………………… 009

　五、重视脉象 ……………………………………………………… 011

　六、衷中参西 ……………………………………………………… 011

　七、善于向哲人学习 ……………………………………………… 014

　八、中国文化对学习中医的启示 ………………………………… 015

　九、《孙子兵法》对学习中医的启示 …………………………… 017

第二章　临床脉学释义 …………………………………………… 021

　一、浮脉 …………………………………………………………… 023

　二、沉脉、伏脉 …………………………………………………… 023

　三、迟脉、数脉 …………………………………………………… 024

　四、滑脉、涩脉 …………………………………………………… 025

　五、虚脉、实脉 …………………………………………………… 025

　六、长脉、短脉 …………………………………………………… 026

　七、洪脉 …………………………………………………………… 027

　八、弦脉 …………………………………………………………… 027

　九、微脉、弱脉、濡脉、散脉 …………………………………… 028

　十、紧脉 …………………………………………………………… 028

　十一、粗脉、细脉 ………………………………………………… 029

　十二、结脉、代脉、促脉 ………………………………………… 029

第三章　临证本草释义 ……………………………………… 031

第四章　方剂临床筑基简述 ………………………………… 077
　一、方剂原理初探 ………………………………………… 078
　二、方剂理例 ……………………………………………… 088

第五章　内科临床各论 ……………………………………… 099
　一、咳喘的中医治疗 ……………………………………… 100
　二、心系疾病的中医治疗 ………………………………… 106
　三、消渴、瘿病的中医治疗 ……………………………… 114
　四、外感病的中医治疗 …………………………………… 120
　五、中医治疗新冠病毒感染的体会 ……………………… 128
　六、面瘫和蛇盘疮的中医治疗 …………………………… 134

第六章　中医养生和现代营养学 …………………………… 137
　一、中医养生概要 ………………………………………… 140
　二、营养学部分 …………………………………………… 145

第七章　以案明理，以案启知 ……………………………… 153
　一、肺系疾病 ……………………………………………… 155
　二、心系疾病 ……………………………………………… 182
　三、脾胃消化系疾病 ……………………………………… 200
　四、肾系疾病 ……………………………………………… 217
　五、头痛、眩晕（肝系疾病） …………………………… 228
　六、中风、高血压病 ……………………………………… 244
　七、失眠、郁证 …………………………………………… 256
　八、消渴、瘿病 …………………………………………… 275
　九、五官及皮肤疾患 ……………………………………… 286
　十、痹病、汗证 …………………………………………… 307

参考书籍 ……………………………………………………… 323

后记 …………………………………………………………… 324

第一章

夯实思想之基

一、步入中医之门的思想准备

我通过高考考入中医药大学,按照学校安排的课程逐步了解中医。同大家一样,我的学习从中医基础理论开始,以课本为起点。当初拿到课本时,我一脸蒙,因为中医的学习内容跟高中课程完全不能衔接,让人不知道从何下手。入学后,虽然一些学长会传授学习心得和交流中医学习的窍门,但这些仍无法解决中医学子的根本问题和疑惑。首先,学生会怀疑:中医真能看病吗? 能治疗什么病? 中医就用这些理论看病? 以后我们的工作前景如何? 疑问诸如此类。我们很多中医学生就在这种矛盾和怀疑中度过了大学本科的学习时光,有些学生甚至到本科毕业时还不能客观认识中医的理论和临床实践,也就是说,本科五年的学习竟然是一无所获。其他专业的学生毕业后就能进入工作岗位,相比之下,通过本科学习后能步入中医大门的中医学生寥寥无几。

入学之后,一些有上进心的同学会找到可以出诊看病的老师,趁早接触临床。这些学生都是有上进心的,值得表扬,他们能较早地接触到中医实践,搭建起中医理论和实践的桥梁,但这种做法也可能带来先入为主的弊端。中医临床没有绝对统一的标准,这是中医的特色,而一些学生以偏概全,把自己目前接触的中医当成未来的理想,深受最初临床老师的影响,这种影响涉及以后执业水平、执业道德等等方面。有些学生仅观摩老师的临床状态,几年后失去信心,最后是碌碌无为,也有一些转向西医。

课间实习是学生未来规划的一个分水岭,遇到什么样的老师很关键。因为大部分学生在学术方面是一张白纸,不具备辨证分析的能力,所以遇到的老师对他们来说很是关键。我曾进行过粗略的统计,发现学生课间实习的学科往往会成为他们以后执业的方向。

课间实习虽然是一个很短暂的过程,但其作用不容小觑,有些人可能忽略了这一点,这些不经意的经历往往会对人产生深远的影响。我上学时充分利用了课间实习的机会,不仅跟随老师出诊抄写病例,还认真研习老师所推荐的一系列中医书籍,从而扩宽了学习思路。我的课间实习指导老师是原黑河市中医医院院长于景献老师。通过课间实习,我逐渐摸索经方的使用思维,开始接受专病专治的临床理念,中医思维得到优化。我认为这段学习经历是我进步的关键时期。

大学的学术圈是一个百花齐放、百家争鸣的领域,呈现出一片活跃的景象,但对于一般学生来讲,他们很难进行批判性的学习,可能会触碰偏执的暗礁。比如,一些学者在稍有成就之后便会排斥、批评现有的中医教育体系和其他医家的学术观点,认为现有的课本和课程是完全错误的,他们往往建立自己的学术体系进行传授教学,并受到部分学生的追随。如果一些偏执的观点被部分学生接受,将对学生非常不利,会阻碍他们的进一步发展,甚至还会影响到以后的职业态度和工作积极性。对于这些学术的争执,我不愿参与其中,因为那可能会耽误我其他的学习时间。我对这些纷杂的学术现象持一种辩证态度,即"偏听则暗,兼听则明",吸取其中正确的成分,摒弃其偏执的观点。这也是中医的"中"字带给我的一种思维方法。

我们继续来谈中医基础理论。我认为中医基础理论的课程和课本设计是可取的,但是存在进一步优化的空间。靠单一的被动学习是无法掌握中医的,无论在何种教育模式之下,被动学习都难以成才,培养学生的主动学习激情才是关键。学完基础理论后,并不能直接与临床实践对接。当然,我们不能因为理论与临床的衔接问题去否定中医基础理论的价值。需要注意的是,我们需要不断丰富其他相关知识,来加深对中医基础理论的理解。学习中医基础理论不单单是为了应付考试,而是通过这门课程对中医有一个大致的认识。但仅仅学习基础理论是不足以全面认识中医的,所以我们要自行课外扩展其他知识,扩展阅读量。

当年我们拿到《中医基础理论》这本书的时候,多数学生会直接翻到五行理论、阴阳理论章节,进而把中医与周易进行联系。喜欢钻研玄学的同学往往对这些内容感兴趣,但这样会与真正的中医临床实践相背离。尽管张仲景的《伤寒杂病论》(后人整理编纂将其中外感热病内容集结为《伤寒论》)几乎不用五行理论去分析病情、治疗疾病,只是部分内容涉及五行、阴阳的字眼,但有些学者就以此大做文章,硬将阴阳五行与六经辨证相联系。我本人认为,这些少量的阴阳五行文字或许是某些医家在传抄过程中加进去的注解,毕竟《伤寒杂病论》的年代很久远。

想步入中医之门,应培养中医思维。中医思维不同于物理、化学、生物等课程的学习思维,但与它们也有一定的相通之处。中医在实践中被证明是有效的,只是大家掌握的水平不一。中医思维其实也无特殊之处,也讲究"理性思维",但要具备中医的理性思维,需要经历较长时间的摸索。因此,大家要有充分的思想准备,戒骄戒躁,不灰心、不盲从。

二、如何学习阴阳、五行

我们学习中医时，最先接触的概念就是阴、阳，阴阳二字统领整个中医学习过程，然而若任何事都用此二字去解释，未免有逃避现实之嫌。我认为，阴阳二字是一个高度概括的概念，越是简单的东西，其内涵往往越是复杂。阴、阳是前辈智者对中医理论的高度概括，而非具体细节或初级内容。所以，初学者如果认为阴阳概念是基础且简单的，就本末倒置了。阴和阳是过来人的总结，而非初学者的门径。战争的过程无非是防御和进攻，诀窍是保存自己、消灭敌人，而知道此诀窍也并不一定能打胜仗。战争如此，医生看病也是同理，知道一些概念并不等于掌握了真才实学。

所以，学习中医不能用蛮力去思考阴、阳的概念，否则可能会费心费力却收获甚少。《黄帝内经》是一部概括性的著作，久历临床者看《内经》会有所收获，而初学者则可能收获不大。我建议他们偶尔阅读《黄帝内经》中的某些篇章即可，如不能理解也不要苦恼，因为过分纠结于此意义不大。当具备一定临床基础后，再阅读《黄帝内经》，收获会比较大。资历越深，越能品出其中真意，我想这就是经典之所以不朽的原因吧！

阴阳是对事物的一种概括，那么我们就需要在日常的学习工作中用心体会、相互印证，才能逐渐理解其含义。阴阳并没有特殊的含义，而是对客观事物性质的一种概括。在此书中，我也打算试着解释一下阴、阳。

阳气可以理解为能量。山川、树木、人、动物、微生物等，其阳气的来源皆是太阳。在太阳的光合作用下，植物将太阳能贮存在碳水化合物中。光能为阳，碳水为阴，叶绿素的光合作用将其媾和在一起，形成谷物。动物靠吃植物为生，将植物中贮存的能量消化吸收转化，形成蛋白质、脂肪。动物通过呼吸吸入氧气，通过血液运输至身体各部位，参与氧化反应，也就是分解能量，产生热量、肌肉收缩的动能、生物电能等，以维持思维神经传导等生命活动。微生物中有的有细胞结构，有的无细胞结构，多数寄生在动物或植物体内吸收宿主的能量。其实，这些能量最终也是来自太阳。人身体内部的矿物质来自地球，属于阴的范畴，但是自然界的矿物质需要靠阳的力量才能发挥其生物作用，最终形成阴阳和谐、阳主阴随的新陈代谢有机体。阳起主导作用，但若没有阴的配合，也无法达到阴阳和谐之境，即"孤阳不生，孤阴不长"。

从宏观的角度、从万物生长的角度去了解阴阳，才能获得比较直观的认识，而局限于书本文字，则难以有深刻的理解。学习中医者一定要经常游览祖国大好河山,品味自然运行之理。另外,我建议有条件者可到农村体验生活,民间的谚语俗语往往蕴含着深奥的自然道理,不可忽视。

一些学生为了考试背诵五行生克制化的关系,好像很难找到其中的规律,往往成为考试的难题。我在这里略微提供一些小技巧,可能会有些帮助。

首先,木、火、土、金、水属于古哲学理论范畴,我们可以理解为是古人对事物性质的归纳。如:木具有升的性质、温的性质;火具有浮的性质、明的性质;金具有降的性质、凉的性质;水具有沉的性质、寒的性质;土具有守中的性质。"地势坤,君子以厚德载物",说的便是土的精神内涵。如何记忆五行相克?

木克土。学中医的人看到木,应立刻想到肝,进而想到不良的情绪。中医的"肝"包含了心理活动、消化、内分泌等多方面。土对应脾,基本上代表了消化系统,当然这些不是绝对的,大家可以先这么理解,以后再逐渐进行知识升级、细化。不良的情绪会导致消化系统的慢性疾病。临床中,慢性胃炎、慢性肠炎皆与长期精神紧张有关,而突然的不良情绪可能导致消化系统溃疡的发生。所以,木克土可以暂时理解为木损伤土。

再往下扩展一些,大家可以参考刘绍武老中医对脉象的阐释,非常值得学习。一般来讲,思虑过度会出现气郁脉象,表现为脉弦而聚。这类人群往往伴有胃胀不舒、烧心,或出现大便不成形、便次多等症状。很多医生治疗慢性肠炎导致的大便问题多从健脾止泻的角度进行治疗,如使用四君子汤、参苓白术散等,这属于一般处方思路。更进一步,则可根据脉象弦而加入疏肝解郁的成分,如四逆散等,疗效会提高一些。而当归芍药散与四逆散合用,治疗效果会更佳,大家可以参考一下。使用当归、白芍治疗慢性肠炎,属于养肝之体,这在彭子益所著的《圆运动的古中医学》中有较为详细的论述,这种运用经验来自临床实践,经得起验证。当然,任何方剂的效果都不是绝对的,需要对证才行,经历过的人自然心中有数,这种体验难以用语言准确描述。例如,有的慢性肠炎须用乌梅丸才能有良好的治疗效果,有些则需要加入阿胶,虽然阿胶有养肝阴的效果,然而为何能治疗某些腹泻,这需要大家在临床中体会。

金克木。此相克关系可以用气机升降理论快速记忆。木主升,与春天生发之气相应;金主降,与秋天肃杀之气相应。秋风扫落叶,进入秋天之后欣欣向荣的生气不见了,萧索景象显现。这种现象在北方地域更为明显。

金具有收敛性,木具有扩张之性。提到疼痛之症状,很多人都会想到

"不通则痛"，并采用疏通的思路来治疗。但我们还可以更深入一层思考"不通则痛"的道理，气血的条畅是木的性质，如果金收敛太过，则成燥结之势，这与木的条畅之性是相反的、相克的。故而治疗疼痛之证当分虚实，虚者属不荣则痛的范畴，实者需要活血行气祛瘀来治疗。

据我的个人体会，金燥结导致木的生发、疏通之气受损时，不可单纯地进行疏通行气，因为疏通行气的药物多具有芳香偏燥的性质，过度使用会损伤津液，加重燥结之势，进而影响气血的运行。解决燥结的病机，最重要的是润燥散结，石膏、麦冬、贝母、丹皮之类的药物是比较适合的。

对于石膏治疗燥结不太好理解，因为我们通常认为石膏是寒性清热药物，比较难理解石膏的清燥散结作用，然而这一点是非常重要的，是临床中的一个关键点。中药的理解不能像西药那样有直观的实验并且有具体功效，如降压药有降压效果而不可能有升压效果，降心率药则有降心率效果，可以拿出数据来证明西药的作用。但是中药的作用很难拿某种单一指标来衡量，比如黄芪有时可能升压，有时候可能降压。中药的运用必须以整体辨证为前提，而整体观念的内涵广矣大矣！另外值得一提的是，西医的降心率药如果应用不当，也会产生升心率的作用，这与心脏的冲动传导机理相关。比如，在患有预激综合征伴房颤的情况下，使用洋地黄类药物会使心率不降反升。

水克火。这个好像是最容易理解的相克关系，因为我们从小就知道拿水灭火，但中医的五行关系并非那么简单。在人的机体中，火象有什么样的表现，大家可以查阅诊断学书籍来了解。另外，火与热只是症状的一种描述词，没必要纠结其严格区分，临床经验丰富后自然会明白。我认为多数的炎症可以归为火的性质，如呼吸道感染之咽痛、尿路感染之尿痛、肠痈之腹痛、皮肤淋巴感染之丹毒，均属于炎症性疾病。但是治疗这类疾病却往往不是通过补水来治疗的，而是多采用清热解毒透散法，少数的炎症还需要使用辛温药物治疗。对此我个人认为，五行生克制化理论大体理解即可，不必深究。

火克金。上大学时老师用火能冶炼、熔化金属来解释火克金，这有助于我们记忆五行关系，这种方法是可取的。然而，对于中医临床者来说，我们应当改变一下思维方式。比如，肺炎喘嗽就表现为火克金，治疗时应清金降火。

土克水。湿气重的肾水虚，形体肥胖之人多有肾虚病机。血脂、血糖之类属于土气范畴，表现为湿气重，此类患者在治疗时往往需要补肾除湿。土有黏滞之性，水有灵动之性。土性性格之人往往能克制思维过度灵活之人,但如果按照五行理论来规范人的性格显得太过片面,略了解即可。

五行生克制化理论是中医基础理论的重要组成部分。五行理论乃是对阴阳大道的发挥和扩展,即勿使太过、勿使不及,中庸和平乃是久治之道。"亢则害,承乃制"即是此意。

中医生息于古哲学土壤,亦中庸之道也,其不足者补之,其太过者泻之,阴阳失调则和之。自《黄帝内经》开始五行理论就已融会贯通于中医之学。《史记·历书》云:"黄帝考定星历,建立五行。"另外可以推测,星象之学与中医亦有渊源关系。五行一词首次见于《尚书·洪范》:"一曰水,二曰火,三曰木,四曰金,五曰土。水曰润下,火曰炎上,木曰曲直,金曰从革,土爰稼穑。润下作咸,炎上作苦,曲直作酸,从革作辛,稼穑作甘。"然而,五行理论更适合作为理论的指引,而非临床的指南,在临床中过度强调五行是不适合的。

三、正确认识课程学习

大学第一学期结束之后,家长、同学等都会询问学习成果如何。其实,学习完《中医基础理论》后,能够对中医的大概有一个比较客观的认识就行了。在这个阶段,我们根本不可能有所谓的"正确"观点。说直白一些,大学阶段还没有资格谈论是非的问题。

谈论是非是大家喜欢的项目,大学中会组织许多学术讨论沙龙之类的活动,同学们往往比较热衷于参加。其实,在这个阶段,以大家的知识量,还不足以形成坚定的立场。不过,我们可以通过讨论问题来锻炼自己的表达能力,提高社交能力。在不同的成长阶段,多谈论一些学术话题,通过讨论激发学习的灵感和思路,对我们的成长是非常有利的。但对于讨论的结果如何,则大可不必过于较真。

大学第一个学期结束后,大家仍处于怀疑、迷茫之中。对于这种迷茫的感觉,我们没有必要急于摆脱它,因为在这个阶段,我们根本摆脱不了迷茫。中医博大精深,没有办法一下子看清其全貌。这个时候,我们要坚定信心,多扩展一些课外阅读。如果有跟师学习的条件,那就更好了。我们可以通过不同的方面去探索中医的主体。

对于大学生来讲,自觉、主动的学习是非常重要的,因为这个阶段里,没有老师去督促你的学习。从高中阶段紧张有序的学习,转换成一种相对自由的学习状态,一些人会突然失去方向。高中阶段的有序和紧张是因为有老师给大家规划好了学习内容，我们只需要执行就行了。而大学后，没有人替你规划学习了，很多人就迷茫了。上大学后的心理准备非常重要。我当时也没有什么心理准备，但是我的主动学习积极性还不错，我会经常去书店寻找中医方面的书籍来充实自己。在大家迷茫的阶段，我坚持了学习，没有过多地思考其他问题，只是不断地看书。这或许也是一种好办法，至少没有虚度光阴。

如今，回顾以前走过的路，我觉得有很多学习方案可以优化。当然，这种优化是针对我自己的经历而言的，并不具有普遍意义，但大家可以参考借鉴。第一，最好找有实践经验的老师推荐读书目录，这样读书会更有效率，比自己从大量的书籍中去筛选更有效。我在读书时，对很多书籍都是靠自己的阅读去鉴别优劣的，浪费了一些时间。第二，要把背诵《伤寒论》放在首要位置。我一直在学习《伤寒论》，背诵了大部分内容，现在仍然在坚持背诵、默写，往往是边背诵、边遗忘。如果大学期间就能背诵下来，可能效果会好得多。第三，背诵《神农本草经》中的部分内容。本草著作有很多，但是与临床实践密切相关的本草著作却很少。我们的中药学课本是理论化的理论，是课程，离实践的理论还有一些距离。所以，我们要扩充自己的阅读量。首先，《神农本草经》（简称《本草经》）是文字最精炼的本草著作，我推测它成书于《伤寒杂病论》之前。这两本书的渊源关系很深，想要深刻了解《伤寒杂病论》中药物的组方意义，我认为必须熟读甚至背诵《本草经》。我从大三开始背诵《本草经》，收益很大。《本草经》中有一些药物我们在临床实践中根本用不到，可以只背诵临床常用药物，这样理解会更深刻。古人言"少则得，多则惑"，不要贪求数量，而更应该看重质量。由一点悟入，然后找到学习的方法，这才是成功之路。

学习中医是一个立体的过程，因为我们学习中医理论是为了应用。医学的实践和理论密切联系，所以我们不能割裂理论和实践，在学习理论的时候要尽量找机会跟师实践，再进一步则可以在医师的指导下处方。目前看，理论联系实践的学习是最优的。

按照学校规定的课程学习，固然能成为一个好学生，但仅仅学习规定课程这不是教育的意义所在。教育的意义是激发主动学习的积极性，大学之后，我们要有"主动觅食"的意识，在学习中医基础理论的同时，要自主扩展到其他知识领域，比如阅读一些名医医案、中药学著作，也可以在网上搜索一些自己想了解的领域，通过立体式的学习，往往能够加深对中医基础理论的理解，最终离中医实践更近一步，更早地进入临床。

理论在被提炼之后，往往会在原有理论的基础上再派生出新的理论，闭门造车的学生容易进入这种偏虚的理论怪圈。由理论衍生出的理论往往会远离实践，更有一些学生会追求文章的文采，把简单问题复杂化，看似滔滔不绝、文采飞扬，实则空洞无物。要是有明师指导，学习贴近实践的理论，则可以少走一些弯路。

学习完中医基础理论后，应该达到以下目标：一、对中医有一个宏观的认识，最好能产生一定的自信。二、初步培养出主动学习的积极性，不骄不躁，通过学习和进步化解自身成长中的矛盾。我们的成长过程中充满矛盾和挑战，有时会陷入迷茫之中，唯有进步才是化解一切矛盾的办法。我在大学时，给我们讲解《放射线》的许老师，对我们最大的期望就是"进步"。

四、以患者为师

向患者学习是一条很重要的学习途径。中医是一门实践学，容不得欺骗，临床效果是最真实的反馈。我们是在最真实、最生动的实践中不断进步的，正所谓"在实践中学习实践，在战争中学习战争"。向患者学习是最生动、最有趣的方式。

在与患者的沟通和治疗过程中，患者有时能帮助我打开很多关键性思路。首先，患者在服用你的处方之后会有不同的反应，比如逐渐向好、突然变坏，或者其他症状的出现等。这些都需要我们认真倾听患者的感受，及时进行观察和分析。大部分中药的药性虽然柔和，但如果不恰当使用，同样会导致一些相关的副作用，这也是我们体会药性的重要线索，不要轻易放过。

再者，患者有时会带其他医生的方来开药，这也给了我们一定的学习机会。例如，在 2021 年的夏季，有一位脑干梗死患者在某西医医院住院治疗后出现双下肢频繁抽筋的现象。西医在系统检查后排除癫痫发作，使用解痉药物无效，转往更具综合性的西医医院治疗仍然无效。无奈之下，患者家属找到一诊所中医师，中医师处以虫类搜风通络方剂打成粉口服，很快控制了症状。我观其处方，大约如下：龙胆草、全蝎、蜈蚣、水蛭、磁石、钩藤、夏枯草、决明子、丹参、石韦。后来我与一位同事讨论此方，大概得出如下结论：① 该中医师处方符合中医辨证，首先辨证将病位锁定在中医的肝脏，因为诸痉挛直皆属于肝。双下肢频繁抽筋不能控制，属于肝风内动范畴，使用虫类药物搜风通络解痉符合理论。② 该患者形瘦，常年饮酒,脉细滑弱,舌质红。此患者有不足之象,也有虚热之象、肝热之象,最终使用凉肝通络的方剂。③ 处方选药皆入肝经,合乎规矩。只有石韦一味药不好解释,或许出自该中医本人的经验。该药用中药课本的理论无法解释,也不能用西医研究中药的成分结论去解释,暂时存疑吧!

上方的主要药物是运用虫类药物搜风解痉,后来我也将此思路运用于经常腿抽筋的患者身上,取得了良好效果。其中比较典型的是一位膀胱癌骨转移患者,男,80 岁,双下肢抽筋达十年余。他的症状比较严重,每天晚间大腿、小腿同时抽筋痉挛,使用西药解痉药物效果不好,很受折磨,但患者精神状态良好,声音洪亮,脉弦有力,舌质红,苔略腻。我采用上方的思路,重用虫类药物通络解痉。大致处方如下:全蝎、蜈蚣、地龙、蝉蜕、水蛭、钩藤、夏枯草、龙胆草、石决明、丹参、党参、白术,上方口服 3 天后便见效果,继续口服 20 余天,腿抽筋现象基本消失,患者甚为高兴。

1 年后,该患者双下肢抽筋现象复发,再次找到我。我当时认为照搬去年的方应该就能奏效,但是患者在服用上次的方后效果不佳,继续服用 5 天效果依旧不好。他的舌象和脉象与去年基本类似,考虑到患者年事已高,肝肾亏虚的病机应该是存在的,于是我改为补肝肾、强筋骨方剂,再加除湿通络解痉的药。大致处方如下:杜仲、白芍、炙甘草、薏苡仁、伸筋草、木瓜、补骨脂、淫羊藿。此方效果比较好,患者服用 20 余天后,腿抽筋基本不再发作,后来未再复诊。

此方中包含芍药甘草汤,这是经典的解除下肢痉挛的良方;薏苡仁主筋急、拘、缓,能除湿,重用至 30 g 以上;木瓜除经络之湿气而解痉;淫羊藿、杜仲、补骨脂强筋壮骨,属于强壮性解痉药。

使用虫类药物治疗双下肢肌肉痉挛的思路,我想大家基本能理解,但是不一定会去尝试该思路。我通过治疗该患者,对虫类药物解痉的效果有了更深的了解。当然,单凭一个虫类解痉的方是不能治疗一切肌肉痉挛的疾病的。在临床中,具备扎实的基本功才能做到有源头活水。

在治疗患者疾病的时候,我们试图准确抓住患者的病机,找到根源,这实际上是根据经验而作的大致推导。虽然做不到完全准确,但经验越多,推导可能越准确。当我们反复钻研一种疾病时,通过反复的实践,就能摸出这类疾病的脾气秉性、变化规律,对其预后把握得更准确。临床中要重视实践、重视总结、重视分析,久而久之,就能摸索出行之有效的办法了。在此建议大家经常研读《实践论》。

五、重视脉象

摸脉诊病是中医的一个特色。我们从小就知道中医是要摸脉、看舌的，医生将三个手指搭在患者的桡动脉上，神秘感油然而生。很多患者在看病时，有时只伸出手腕让医生诊脉，而不愿交代病情，想以此判断医生的医术高低。很多医生也在摸索诊脉的秘诀上耗费了大量时间。那么，究竟应该怎样看待医生诊脉呢？作为行内人士，我认为必须以客观的眼光对待此问题。

首先，通过诊脉来判断病情确实是经过临床实践验证的。一些医生确实能用脉象判断出很多病情和症状。我也有幸得到过明师的指点，阅读过一些重要的书籍，结合自己的临床实践，的确能够判断出一些病情。很多患者表示："虽然宋医生年龄不大，但确实很会诊脉"，再加上接诊患者对我的处方效果尚感满意，这使得我在患者心目中的地位逐渐稳固。其实，这仅仅是勤奋学习的结果罢了，没有什么特殊诀窍。如果非要讲什么诀窍的话，那就是方向和步伐。方向就是不迷信、不全盘否认，步伐就是不断总结、不断学习书本知识，用心体会患者症状与脉象的相关性。长此以往，自然能找到规律。如果再有高人的指点，那进步就更快了，唯此而已。

诊脉属于"切诊"的一部分。在临床中，除了诊桡动脉外，还要诊足部、颈部动脉，以及进行腹部、四肢的切诊。临床医生要通过切诊、按诊来得到疾病的有效信息。其实，西医也是一样，西医的心肺听诊、腹部按诊、神经内科查体等临床技能也非常重要。查体被称为是神经内科医生最重要的基本功，学习西医的查体技巧对临床工作同样非常重要，大家要重视起来。

无论是中医的脉诊，还是西医的听诊、触诊，其原理都是通过体表的可以感知的信息来推测内部的疾病。正所谓"有诸内，必形之于外是也"。此书专列"临床脉学释义"一章，在此不再细谈。

六、衷中参西

作为中国人，我们完全可以因有完整的中医体系传承而骄傲。中医是农业文明的结晶，几千年来，有些中医技术虽因朝代更替、战乱频发而有所丢失，但中医传承的脉络基本延续下来，涵盖了内、外、妇、儿等多个学科，并经历了几千年的实践检验。中医在两千年前就已经形成完整的临床体系，其代表著作是《黄帝内经》。同时期的西方或其他亚洲地域，都没有产生《黄帝内经》这样的巨著。要了解同时期西方医疗的概况，我们可以参阅《希波克拉底文集》。相比较而言，中医体系更加完善，由此可以推测，那时中华民族的医疗保障较其他地域更为先进。

然而，时代在发展，生产力在进步，整个人类的思想也在进步，医学也随之改变和发展。西方有工业革命的技术支持，化学、物理、生物学的发展带来了西医的革命性进步。西医学和中医学在很多理念上存在差异，但两种医学并非相互矛盾和冲突，而应该是相互补充和促进的。我们要在时代进步的潮流中找到自己的位置，找到适合自身生存和发展的道路，最终为人民健康服务。

现在，我们具备学习西医的良好条件，因此我们的西医知识也应该掌握得较为熟练。对一些基本的西医知识，我们要全面了解，这样才能在临床中更全面地把握病情，也更有利于临床工作的开展。

作为新时代的中医，不能故步自封、排斥西医，也不能妄自菲薄、丢失自信心。我们应该谦虚学习，尽量扩展自己的知识面，掌握更多的医学技能。现在很多患者来找中医看病时，都会拿着西医的化验单、检查报告单，我们应该对患者的检查结果作出合理解释。

另一方面，懂得西医也是为自己的临床工作保驾护航。比如，一些患者长期口服利尿药物以控制血压，但是没有检测电解质。如果患者出现低钾症状，而医生不懂得化验电解质，仅凭症状就开药，这是存在生命危险的。

曾经有一个老年男性患者来我门诊就诊，当时主诉略感觉乏力、呼吸憋气，其既往健康，几天前因胸闷憋气到西医院检查肺部 CT，发现有胸腔积液形成，当时值班医生让患者回家休息。我听完他的病史陈述后，给患者进行了心电图和心肌酶检查，结果提示心肌梗死，后转院到西医院进行心脏支架治疗。过了一段时间，这位患者的家属到我门诊上看失眠，告诉我患者进行了心肌梗死治疗，但是后来出现了心脏骤停，没有救过来，具体细节不详。

随着现代医学的发展，必要的西医检查可以发现重大隐患，帮助我们排除暗礁。很多老年患者心肌梗死后无胸痛，我们仅凭借症状或脉象几乎不可能发现此类隐患，因此大家在临床实践时要慎重才行。

现在整个时代都已经改变，我们不能用几百年前的行医模式来进行临床工作了。我们处在一个科学进步的新时代，所以要运用好这些科技成果,在临床中要力求科学、严谨、有效,多方位满足患者的就诊需求。目前中医院校的临床课程都有西医的基本知识,一般中医师都具备学习西医的基础。

关于西医基础应该怎么建立,应该建立到什么水平,这个应该没有统一的标准。我个人认为,最起码要达到标准西医院的住院医师水平。目前我们推广规范化培训,经过轮科锻炼,住院医师的水平也明显提升了,能够识别危急重症,并初步作出合理的处理。

在最初的病房工作时期,有高年资的医生带着我管理住院患者,我开始较为系统地学习西医知识。此外,我每隔一段时间会去西医的心内科、神经内科进修学习,了解西医的临床思路。这些西医知识的学习很有必要,帮助我认识到一些疾病的西医原理,这些知识也在一定程度上有助于我理解中医。另外,有了这些知识的支持,我在治疗某些疾病时信心更加充足。

在这本书中,我本来打算将西医部分写得更详细、更实用一些;但我考虑到这部分内容可能太琐碎,且很多知识在网络或者书籍上都能查到,很容易获得,故而略去,只写一些相对重要的病例,以期对读者有所帮助。

▌病例一

一名老年女性患者,因失眠、烦躁、头晕来门诊就诊,当时她的脉象弦滑有力、数,采用平肝养阴治疗方案治疗后症状有所好转,但是脉仍然弦数有力。当时患者心情总是烦躁,抱怨家人。由于症状有好转,患者并没有继续服药。

一年后,患者子女来门诊说,老人家血液出了问题,总是发热、乏力、呕吐。到西医院后,医生怀疑血液病,但没有去更专业的血液科确诊。本地医院也没有太好的办法,只是对症治疗了一段时间。患者后来又到我门诊就诊,此次就诊时,精神状态较去年明显欠佳,脉仍数,但出现了虚弦象。我予以黄连、黄芩、阿胶、黄柏、赤白芍、龙骨、牡蛎、鳖甲、生脉饮等滋阴潜阳、镇肝熄风、益气养阴的方药。初服有效,但后来患者拒绝服药,一段时间后去世了。

后来,我与同学交流此病例,他的意见是使用安宫牛黄丸或者片仔癀,配合经方黄土汤治疗。对于该治疗方案,我总体是比较认可的,具体评价如下:① 清血分之热,安宫牛黄丸或者片仔癀清血热的力量比普通草药强得多。② 黄土汤寒热并用、补血扶正,凡是大病,都存在虚实夹杂、寒热并存的病机,病越重,隐藏越深,临床会给人以假象,这点大家要记住。③ 该方案在固脱方面有所欠缺，脉虚数除了血分有热的病机外，还要考虑到大气欲脱的病机，人参、山萸肉、五味子等是非常重要的药物，有时可以挽救危急重症。④ 脉率的快慢不仅心内科要重视检查，各个科室都应重视。脉率、呼吸、血压、体温是最重要的生命体征，在诸多指标中选择这四项作为生命体征是有深刻道理的。心内科非常重视脉率的控制，如果控制得当，患者的症状就能顺利好转；如果很难控制，则需要再找原因。一个脉率问题能牵涉出几十个甚至更多的知识点。

对于该病例，我还学到了一点：当患者症状好转而脉象无变化时，可能已经提示该患者病机隐藏较深，医生要有所警醒。诊脉是一种搜集信息的手段，要重视。当你把脉的经验积累足够之后，才能慢慢看懂一些脉学著作。如果再有明师的指点，那进步就更快了。如果自己的临床量不够，即使遇到明师点拨也不容易通达。

病例二

某日，一位走路蹒跚不稳的患者被收入院，住院证写的是"脑梗死"，经查体发现，患者四肢无力，共济失调，出现走路不稳，已有 2 天许。患者常年饮酒，几十年来几乎每天都会饮酒约半斤，1 周前进行肠镜检查，切除息肉。化验提示低钾，进行补钾治疗后四肢仍然无力，后转院到上级医院，诊断为脑桥中央髓鞘溶解症。进行大量激素治疗后效果也不理想，又出现肠梗阻，部分肠道坏死，进行了部分肠切除。患者的精神和身体均受到很大创伤。该患者在我院外科住院时，其家属见到我，跟我叙述了患者的就诊过程。

我对该病例的病情进行了分析：患者的影像信息不能获悉，病史、查体等信息也未记录。该患者出现四肢瘫痪、共济失调、低钾血症，根据这些症状可基本排除脑梗死。该患者肠镜切除息肉后，进食量不足，存在电解质紊乱的隐患，故而发生了脑桥中央髓鞘溶解症。此病不是特别常见，导致该病的一个重要原因就是电解质紊乱。电解质紊乱后纠正过快容易诱发该病，酗酒也容易诱发该病，有些嗜酒者在连续饮酒后会诱发该病。

该病主要进行激素治疗，其发病症状颇似风痱之证。是否可以用小续命汤治疗该病，值得进一步探索。

七、善于向哲人学习

向哲人学习，这个范畴太大了。医学本身包含的学问就非常之广，终其一生也不一定能做到全面理解，而说到哲学范畴，那就更加不容易了。我们的祖先在观察自然、体会自然的过程中，形成独特的视角来看待生命和自然，留于后世的《周易》《道德经》等经典著作充满了深奥的学问。研习此类书籍有助于培养我们的思维。读这些书时，不要急于求成，经常阅读自然会有所体会。古人留给我们的典籍很多，而我们的时间和精力却有限，为了解决"吾生也有涯，而知也无涯"的困扰，我建议有选择性、有目的地筛选一些著作来读。另外，所谓"少则得，多则惑"，我在学习过程中曾经犯过追求过多而不能消化的错误，在几年的探索之后，我筛选出可以反复读的经典著作。因为没有时间进行宽泛的学习，所以找到了精读一些书的方法。

在众多的经典书籍之中，我最为推荐的是《毛泽东选集》和《孙子兵法》《老子》这三部著作。经典书籍闪烁着前人的智慧光芒，足以指导我们走出困惑。我之所以将《毛泽东选集》放在第一位，是因为从时间上来讲，毛主席是离我们最近的伟人，他的理论是被实践证明过的，是最终取得成功的，非单纯的理论可比。医学也是一种实践，属于生产实践的范畴，找到实践与认知的关系，对于中医实践至关重要。我的文字功底一般，不能够用文字概括毛主席的伟大，大概可以用"仰之弥高"一词来描述吧！大家可以在读书过程中逐步去感受，毕竟凡事均需亲力亲为才能得出有价值的结论，听别人描述只可以作为参考，这也就是实践决定认识的一种体现。

其中，《矛盾论》和《实践论》是我非常推荐并反复研读的两篇文章。大家也许时间和精力有限，不能阅读更多的文章，但这两篇文章最好不要错过！毛主席是军事家、政治家、革命家，他并不是军校毕业专门学过军事的，但他是全球军事领域的专家都佩服的军事天才。所以，毛主席的著作一定要多读，哪怕读懂只言片语都可能对我们有极大的帮助。《矛盾论》和《实践论》是非常深刻的文章，每次学习都有新的收获。这两篇文章的内容我不能熟记，但即使把所有的内容都忘记的话，还有一种感觉是忘不掉的，那就是遇到困难时要用分析的方法找到主要矛盾，通过实践和理论学习提升自己分析问题的能力。凡事都要向积极的方面去努力，永远充满阳光和动力。

八、中国文化对学习中医的启示

中医学是中国文化的瑰宝，是文明的结晶。更准确地说，中医是几千年农业文明的结晶,在人类长期与疾病斗争的过程中逐步发展,属于实践与理论相结合的典范。有些学者将人民的集体智慧的结晶归功于历史上的少数人,认为这些人有超出常人的能力,然而这些关于超能力的说法并没有切实的证据。我认为,研究一切学问都要从唯物观和实践论的角度出发,以免陷入空洞玄幻的想象之中。唯心的理论最终是水中捞月。

中国地域辽阔,地大物博,能为各种草药提供良好的生长环境,且古代中国水路、海运、陆地交通均比较发达,南北、东西地域之间能够进行物产交流,为医学知识的积累和传播提供了良好的条件。我们很早就创造了文字、纸张和印刷术,能够将知识进行记载和传承。正是人类的知识的积累与传承,才使得中医发展起来。中医源自于很多人的实践智慧。

其实"中医"一词的出现才不过一百多年,它是区别于西医而来的。大家可以研究一下医学史,在西医没有进入中国之前,应该没有中医、西医的区分。西方医学的抗生素、各种电子化检查和治疗设备以及各种诊疗手段,都是随着工业革命的到来而发展起来的。工业革命使得物理、化学、微生物学迅速发展,显微镜的发明使人们认识了微生物。这些进步离现在不过百年有余。那么,在工业革命之前的西方医学又是怎样的呢?我们可以参阅《希波克拉底文集》中的记载,该书成书与孔子大致同年代,是西医学的论述。看完那本书,你就会明白我们中华祖先有多么伟大。同时期,我们已经有比较完整的中医著作,如《黄帝内经》,其中包含了系统的针灸理论、五脏六腑理论、部分方剂以及养生等知识。大致同时期的医学著作还有《神农本草经》和《伊尹汤液经》,《伊尹汤液经》则记载了比较成熟的方药理论。而《希波克拉底文集》中虽有很多病症的记载,但是缺乏治疗的信息。两者相比较之下,差距甚大。可以这样讲,工业革命之前的西医远不如我们的医学更有效、更系统。西医的迅速发展是随着工业革命而来的,西医是工业文明的产物,而中医则是中国农业文明的结晶。

当西方国家进行工业革命的时候,我们正处于清朝末年的统治时期,不仅在医疗领域,各个方面都错过了发展的机会。落后就要挨打,从鸦片战争开始,我们民族进入了灾难深重的时期。外国列强的压迫和入侵,清末政治的腐败,使我们民族陷入了黑暗时期。经过百年的民族斗争,我们民族死而后生,重新焕发出活力,基本赶上了全球发展的进程,并且逐步引领时代进步的步伐。研究西医和中医的发展并进行比较,不得不从历史的角度出发进行探索。大家应该经常学习历史知识,以免被片面的说法所左右。

我们继续观察中医的发展历程。随着历代生产力的提高，人们与的书得以通过印刷被记录下来，因此历代医家留下来的医学著作非常之多。尽管历经多次战乱导致文献丢失，甚至遭遇焚书之祸、列强掠夺，但最终仍保存下来相当多的中医书籍。同时，其他国家的学者也在慢慢接受中医的治病理念，不远万里来中国学习中医，这是不争的事实。

我们的医学体系大致完整地传承了下来。西医在我国的发展也有百年以上的历史，而中医之所以没有被西医取代，是因为中医的疗效切实存在。进入现代文明时代，中医又重新焕发活力，发展进入了一个新的阶段。中医的研究可以借鉴现代文明的成果，再加上我们又有比较完整的医学传承，因此，大家可以想象未来祖国医学领域的繁荣景象。中华医学有望成为世界顶级的存在，因为我们拥有农业文明的传承，又有工业文明的技术支撑。纵观全球，唯有中国有这样的条件！

中医的思维方式与西医存在明显差异，中西医结合的路径还不够清晰明了，但我认为两者之间存在可接轨的地方。长远来看，中西医结合是必然的趋势。众多的文化现象都要顺应时代发展的大潮流，无论是中医思维还是西医思维，都应该统一在"科学"思维的框架下，或者说应该共同秉承"为患者服务"的宗旨，来探寻中西医的结合点，而不应该仅仅坐而论道，或者仅仅在实验室里寻找结合点。

未来时代发展的力量会促使中医、西医朝着更正确的方向前进，对于中医来讲，我想现阶段应该以传承、整理为主。因为中医的内容实在太大、太广了，除官修典籍外，还有各种家传的医书等，加起来之后数量就更加庞大了。其实那些书籍中重复的内容很多，不实用的内容也很多，需要用大量精力去阅读，有时会让人感到望洋兴叹！因此，应该有专业的学术队伍在浩如烟海的书籍中进行去粗取精的工作，重新加以整理、精简，把切实有效的内容筛选出来，方便阅读。那将是一件非常有意义的事。

文化对于中医的启示作用难以用一节的内容阐述清楚，因为我本人的传统文化素养尚有待提高，故而对很多观点的阐述不够到位。文化对于中医的作用好比土壤对于花草树木的作用，我们从文化土壤里吸取自己需要的营养，这对于中医思维的养成具有重要意义。

九、《孙子兵法》对学习中医的启示

《孙子兵法》是一部伟大的军事著作，诞生于两千多年前，其卓越的思想不仅让军事家叹服，还被一些政治家、外交家、经济学家所运用，这是一个奇迹。《孙子兵法》中的思想可应用于很多领域,说明其思想已经触及世间真理的根本部分,即世事纷纭,但仿佛都遵循着一定的规律。这是古人留给我们的智慧。

伟大领袖毛主席不是军事专业出身,他读过师范,当过小学教员,当过图书管理员,但在领导革命之后,却创立了战无不胜的毛泽东思想,其军事领域的成就得到了国际知名军事家的高度认可。由此也可以推断,知识是相通的!当然,毛主席在读书方面付出的努力也是常人难以企及的,他即便视力昏花、看字费劲,也仍然要拿着放大镜读书,真正做到了"活到老,学到老"。

中医学属于生产实践的产物,根基于实践,并且经过几千年的反复验证和提高,所以中医学是可靠的,不需要再重新进入实验室,用小动物做实验来求证了。不可靠的知识早晚会被人们淘汰,这是社会发展的大规律。

我们学习《孙子兵法》,不要急于把所学到的知识运用起来,也不可能一下子就运用起来。一般人需要十几年以上的积累才能有所领悟,我们要做好充分的学习准备,摆正心态,不急于求成。

下面我们来谈谈《孙子兵法》中与中医相通的思想,权作引玉之砖吧!

1. 慎战与尚智

有人说,慎战与尚智是《孙子兵法》的思想精髓,我认可这种说法,因为战争是不得已而用之。兵者,国之大事,死生之地,存亡之道。各种矛盾积累到一定程度则会爆发战争,战争对老百姓来说是灾难性的,故而古人崇尚"不战而屈人之兵",用智慧去解决矛盾,其中隐含着某些慈悲思想,对生灵生命的爱护。医者,人之大事,司命之所属,可不慎乎?

疾病也是人身体内部矛盾的体现。人身体的五脏六腑、气血经脉、皮毛筋肉、精神思想是一个有机统一的整体。如果有内因、外因、思想创伤等因素导致机体功能紊乱,则会形成各种各样的疾病,有的严重,有的轻微,有的不治自愈,有的经过治疗也难以挽救生命。医生必须有足够的智慧去主导整个疾病的治疗过程,这不是简单的事情。

首先,一名成熟的医生会在全面了解病人的病情后慎重处方,而不是轻易地处方。如果抓不住主要矛盾而盲目处方,就会使治疗陷入被动。如果对药性把握不够精准,还可能因药物的副作用而增加机体损伤。整个治疗过程分几个阶段、什么阶段用什么方剂、有什么副作用等都要全盘考虑,做到心中有数。可以说,医生是在用智慧运筹帷幄,不是依赖药物去攻克某些症状。整个治疗过程需要用智慧去运作。

举例来说，医生在治病过程中要分清真假症状，分清主次，排除能够危及生命的重症、急症。有些医生太轻易下结论了，结果耽误了一些重大疾病的诊断。在我国北方地区，脑中风疾病多见，有的医生看到肢体无力症状，检查头部CT排除脑出血后，轻易就给诊断为脑梗死，其他症状询问不详细、查体不认真。神经系统疾病是非常复杂的，导致肢体无力的疾病有很多，应慎重下诊断，慎重处方。

2. 攻心为上

和谐的医患关系是疾病治愈的前提。病不许治者，病必不治。医患沟通的过程也是一个交流过程，虽然只是几分钟时间，但如果沟通不成功，那医疗活动就无法继续。勉强往下进行的话，很容易产生医患矛盾。多数患者和医生的相互了解不够，存在相互不信任的情况，且有些患者在对医生叙述病情时抓不住重点，传递很多无用信息，导致沟通质量不高。临床上有各种各样的问题需要面对，很是复杂。医生要取得主动权，医疗活动才能顺利进行，如不然，则处处障碍、步步维艰。

3. 辩证统一　趋利避害

利与害是辩证统一的哲学思维。老子曾言："天下皆知美之为美，斯恶已；皆知善之为善，斯不善已。"最好的事物也有不好的一面，最坏的形势也有变好的可能。红军在围剿中生存，在长途跋涉中发展，在极度不利的环境中找到转机之点，取得最终的胜利。在极度的困境中仍存发展之希望，靠的是智慧的光芒，这也是自然的辩证法。当然，世界上也有些国家在困难中沉沦下去，并没有出现物极必反的转折点，我想这是因为其民族内部精神力量不够坚强之故吧！中华民族在困境中重生，经过几十年的奋斗牺牲，重新焕发民族的活力，足以证明我们民族的意志力之坚定、文化之深厚。为求进一步的发展，还需浇灌我们的文明之根，国家强调文化自信即是此意。

利与害是医生在医疗活动中必须把握的分寸，每一个方剂都有其利与害，如果仅仅盯着药物的好处而忽略其害处，往往会被背后的隐患带入困境。西药在利与害的方面体现得更加直接，比如降脂药都有肝损伤的潜在风险，多数抗心律失常药都有导致心律失常的风险。没有药物能做到绝对安全，因为绝对安全是不符合自然辩证法的。医生把握病情，遣方用药的过程好比是船长给航船制定前进方向，避免各处暗礁而安全地到达彼岸。

在大家的印象中，中药安全系数高，好像没有什么副作用，其实不然。中药确实比较温和，但是每味中药都有自己的偏性，应用不当则会产生副作用。我有一位朋友曾在网上看到喝柴胡茶能祛湿,买来柴胡每天都泡茶喝,几天后便觉得胃中不适、乏力。我对他解释道:"柴胡是用来祛邪的,并非养正的,身体无恙而饮用柴胡是攻伐无度,徒伤正气。"他恍然大悟!几乎所有的药品都是有偏性的,如果没有偏性则不能治病,中药治病是以偏纠偏。

经济条件好的人热衷于大补药方,不惜重金到处寻方,这也是盲目的。真正的养生家追求的是思想的升华,而非物质的补养。清代名医徐大椿曾言:"古人好服食者,必有奇疾,犹之好战胜者,必有奇殃。"利与害是相互转化的,大家一定要明白这个辩证的道理。

4. 因势利导

因势利导的意思是观察到某种变化,利用这种变化而做出相应处置,从而达到事半功倍的效果。因势利导也是在利用自然规律。《黄帝内经》言:"其高者,因而越之;其下者,引而竭之;中满者,泻之于内。"《伤寒论》中也体现了因势利导的思想。病邪在表者使用汗法,透散病邪。凡病邪在表、在肺、在头,均有使用汗法的机会。如病邪在表而使用下法则为逆,逆者,不顺应疾病治疗之规律也。病在里者,化燥、化热,使用清法、下法。里证使用汗法同样为逆。病在中者,使用疏解法,使病邪疏解而去。《伤寒论》是论述急性病的专著,这类病有全身反应,且有阶段性变化,有规律可循。张仲景观察到这些规律,并在实践中摸索治法,形成《伤寒论》一书。而慢性内科疾病则不具备传变的特点,或者说传变很慢。糖尿病发展为肾损伤、血管神经损伤,需要相对较长的时间,故而治疗慢性内伤病和急性病的思路不一样。刘绍武曾说:"治疗慢性病要守方而治,病不变,方宜不变,直到治愈,身体内部的疾病矛盾完全解除而止。"所以,处方灵不灵,在于识别病位、病性准不准确。定位准确,辨证无误,则治疗顺利;如果定位不准确,疾病性质把握有误,则不能见效。

我们对待传统文化,也应该用辩证的思维进行取舍。学习传统文化虽不能直接提升我们的中医临床技能,但大道无形,传统文化对我们的提升是一个缓慢过程,是一个潜移默化的过程,需要不断修养,然后逐步将传统文化整合到自己的临床思维中。我个人文化修养有限,只能略谈一点体会,不能作更加深入的探讨。我希望大家能充分重视传统文化的学习。

第二章

临床脉学释义

脉学是中医的特色临床技能,学会诊脉是成为一个标准中医师的必备条件。在百姓的印象里,找中医看病只需要把手伸出来,医生诊完脉就能知道患者的病情了。事实上,摸脉是中医诊断里的一种方法,用以辅助诊断病的性质和病位等。想要准确地诊断疾病,应该四诊合参。

在学医的过程中,诊脉是最具有吸引力的一部分,也是最让人迷糊的一部分。大部分医生是针对症状开药的,例如患者主诉头痛便开川芎,有胃胀便处木香、厚朴、枳壳等理气药,有腰痛症状则写一些补肾药,有失眠症状则立刻想到酸枣仁、龙骨、珍珠母等。很多中医都经历过这种阶段,但我们不应该长期在这个阶段徘徊。在这个阶段,摸脉便成了一种形式,因为你是通过症状来叠加药物而处方的,不摸脉显得尴尬,摸脉之后更尴尬,反正患者也不太懂,随便说两句应付患者就完事了。为了避免临床中的这种尴尬,我们还是把苦功夫下到前面吧,除此之外,没有特别省力而又高效的办法。诊脉是一种实践学问,我们需要在实践中学会摸脉,脉学的相关知识只是一个基础。

首先,脉学是有临床基础的,是实事求是的学问,而非凭空编造的理论。标准的中医师确实能通过脉象诊断多种疾病。再者,我们不要把脉学绝对化。桡动脉只是诊脉的一部分,摸脉的目的是搜集患者的病情信息。摸脉不是一个必须做的环节,临床中有上肢残疾的患者,双手脉都不能摸到,也有双手反关脉的情况,这种脉象没有临床意义。这些情况我们都可能遇到,这时我们要借助其他信息来评估病情。

古人给我们留下了丰富的脉学知识,这些知识在临床中是有用的。我们学习脉学知识,应以古人的记载为最基本的资料,通过古人的积累,结合现代医家的经验,才能掌握实用的脉学知识。我们《诊断学》课程中的脉学部分,内容是好的,也比较完善,但是阐述得不够通俗。再者,多数学生没有摸脉的体会,没有机会更深刻地理解这部分内容。摸脉也是一种感觉和体会,如同听音乐、品茶一样,要求医生的感官敏感、思维清晰。感觉是因人而异的,很难有统一的标准。一个人体会是细脉,另一人体会未必是细脉;你所体会的弦脉也未必是别人所认为的弦脉。这样一来,脉学的传承又增加了一层难度。《黄帝内经》中就提到过,从事医疗行业需要聪慧的大脑和健康的人格,对于从业人员本身的要求就很高。对已经选择中医专业人来讲,我认为"世上无难事,只要肯登攀",要有足够的积极性和主动性才行。

此脉学部分,以《濒湖脉学》为框架进行阐述,结合我自己的临床体会,对脉理进行剖析。因个人水平有限,我对部分脉象的体会仍不够深刻,希望此部分内容对初学者可以起到一定帮助。

一、浮脉

　　浮脉惟从肉上行,如循榆荚似毛轻。三秋得令知无恙,久病逢之却可惊。浮脉轻取即有,如水中漂木,外感急病或者内科慢病均可出现此脉。浮而有力,来去活泼者为洪脉,主气血旺盛,或主内热。浮而中空者为芤脉,仲景言,脉得诸芤动微紧,主亡血失精,为虚劳之疾,需温固治之,勿用宣散之法。芤脉如兼弦硬之象则为革脉,主失血,芤脉、革脉均为虚劳之脉,主亡血失精。浮而柔细,散似杨花无定踪者为濡脉,主元气欲绝,危重症可见之。另外,评判危重症还有一个趺阳脉需要重视,刘绍武认为此脉是医生的看家脉,可判重患之吉凶。下面是浮脉的主病诗,大家可根据浮脉的原理自行推论理解。

> 浮脉为阳表病居,迟风数热紧寒拘,
> 浮而有力多风热,无力而浮是血虚。
> 寸浮头痛眩生风,或有风痰聚在胸,
> 关上土衰兼木旺,尺中溲便不流通。

　　芤脉主病诗:

> 寸芤积血在于胸,关里逢芤肠胃痈,
> 尺部见之多下血,赤淋红痢漏崩中。

二、沉脉、伏脉

　　沉脉、伏脉状类似,如石沉水底,重按方得,或推至筋骨才能摸到。一般人的尺脉偏沉,寸关偏浮;如果尺脉浮起,则代表肾阴亏损,不能藏精,出现溲便不畅现象,因肾司二便。脉沉而不虚者,多为水湿停聚,导致脉郁在里,故出现沉脉。此时脉多沉滑有力,病人胸闷、善叹息,乃湿郁胸膈而致,可用宣散湿浊之药,如茯苓杏仁甘草汤、橘枳生姜汤。王孟英治疗该类病的宣散之法很是巧妙,药多取杏仁、薏苡仁、豆蔻、枇杷叶、丝瓜络、石斛、陈皮、芦根、通草等。

　　沉滑之脉临床多见于寒湿侵袭之证,如寒湿型颈腰椎病,多见沉滑之脉,此脉象对颈腰椎病的特异性很高,大家可仔细体会。

　　脉得诸沉,当责有水。水肿病出现沉脉的道理也是如此,水湿之邪皆为阴邪,阻滞经脉运行,故而出现沉脉。另外,脉象沉而有力的水肿病需用疏通法治疗,沉而无力的水肿病需用温化法治疗。从脉象判别水肿的性质,这点很重要。

沉脉主病诗:

> 沉潜水蓄阴经病,数热迟寒滑有痰,
> 无力而沉虚与气,沉而有力积并寒。
> 寸沉痰郁水停胸,关主中寒痛不通,
> 尺部浊遗并泄痢,肾虚腰及下元痌。

伏脉主病诗:

> 伏为霍乱吐频频,腹痛多缘宿食停,
> 蓄饮老痰成积聚,散寒温里莫因循。
> 食郁胸中双寸伏,欲吐不吐常兀兀,
> 当关腹痛困沉沉,关后疝疼还破腹。

注:伏脉提示病邪隐藏更深,或气机郁闭更加严重。霍乱乃是中焦气机结聚,气机不得升降,故而呕吐频频。腹痛宿食停聚也是此理。

三、迟脉、数脉

迟脉,就脉率而言,是指脉的频率缓慢,与数脉相对。古人认为,呼吸间脉应四至,常人每分钟呼吸约 17~18 次,脉率应为 75 次左右。迟来一息至惟三,阳不胜阴气血寒。迟脉的脉率较常人减少四分之一,即 55 次左右,相当于窦性心动过缓,还未到病窦的程度。迟脉属于阴性之脉,提示阴寒侵袭气血,导致脉率缓滞。迟只是提示脉率之快慢,对于脉象的把握,还应从浮沉、长短、力度、粗细等维度进行综合评判。迟而有力为实,多冷痛,迟而无力为虚,为虚寒,治疗方向有别。浮而迟与沉而迟也不同,应从原理上进行分析。

从快慢的角度看,脉率大于 75 次者属于数脉范畴。当然,这不是严格标准,迟脉与数脉应从患者本人的基础脉率进行评判。儿童的脉率本身就属于数脉,然此时的数脉不属于病的范畴。数脉属于阳盛阴微,外感表证发热会出现数脉,心衰喘症也会出现数脉,但性质有本质区别。见到数脉后,要寻求其原因。数脉的主病诗所涵盖的疾病有限,仅供参考。

迟脉主病诗:

> 迟司脏病或多痰,沉痼症瘕仔细看,
> 有力而迟为冷痛,迟而无力定虚寒。
> 寸迟必是上焦寒,关主中寒痛不堪,
> 尺是肾虚腰脚重,溲便不禁疝牵丸。

数脉主病诗：

> 数脉为阳热可知，只将君相火来医，
> 实宜凉泻虚温补，肺病秋深却畏之。
> 寸数咽喉口舌疮，吐红咳嗽肺生疡，
> 当关胃火并肝火，尺属滋阴降火汤。

四、滑脉、涩脉

滑脉之人非常之多，现代人最常见的脉象就是滑脉，多因脾胃受损，内生痰湿所致。健康人之标准脉象是缓脉，但是这种脉象并不常见，因为来就诊者几乎都存在病症，义诊的时候会发现缓脉多一些。滑脉如盘走珠，往来滑利，多进行临床实践，此脉象相对容易把握。

涩脉属于难把握之脉。参伍不调名曰涩，轻刀刮竹短而难。又如雨点沙、病蚕食叶般艰难。涩脉的特征是脉律不匀，快慢不均，脉的力度大小不匀。刘绍武认为此脉提示心功能不全。房颤的脉象可以归为涩脉，心衰患者即便心律整齐，也可以体会到其脉力度大小不一。有时患者的心电图提示心律整齐，但是脉象却有不齐之处，说明心脏的电活动并不完全与机械活动一致，大家可自行体会。

滑脉主病诗：

> 滑脉为阳元气衰，痰生百病食生灾，
> 上为吐逆下畜血，女脉调时定有胎。
> 寸滑膈痰生呕吐，吞酸舌强或咳嗽，
> 当关宿食肝脾热，渴痢癫淋看尺部。

涩脉主病诗：

> 涩缘血少或伤精，反胃亡阳汗雨淋，
> 寒湿入营为血痹，女人非孕即无经。
> 寸涩心虚痛对胸，胃虚胁胀察关中，
> 尺为精血俱伤候，肠结溲淋或下红。

五、虚脉、实脉

脉象虚实的判断虽与力度有关，但是单纯从力度来定虚实也不太准确。我认为，按之不绝者为实，按之松软欲绝者为虚。虚脉状如无涯类谷空。虚脉和芤脉有类似之处,却不完全一致。芤脉具备虚脉的某些特性,其特点为中空边实似葱管。虚脉提示津液损伤、阴血损伤,久病卒病均有可能见到虚脉。

实脉的主要特点是按之不绝,提示病邪实且正气未虚,三焦实热、胃肠积热均可见实脉。实脉提示病性属实,属于可以使用攻法的范畴,发热、泄热、疏解三焦等方法均可用。在临床中,辨别虚实之脉非常重要,因为虚实提示了疾病是要补还是要泻。一般疾病的实邪可通过胃肠排出体外,走阳明之道,而冠心病、糖尿病、肾病等内科疾病运用泻法的机会很多,因此一定要重视虚实的判断。

虚实属于脉象的一种性质,脉象可有弦实、沉实、浮实等相兼脉象,仅凭虚实并不能全面描述一个人的脉象。

虚脉主病诗:

> 脉虚身热为伤暑,自汗怔忡惊悸多,
> 发热阴虚须早治,养营益气莫蹉跎。
> 血不荣心寸口虚,关中腹胀食难舒,
> 骨蒸痿痹伤精血,却在神门两部居。

实脉主病诗:

> 实脉为阳火郁成,发狂谵语吐频频,
> 或为阳毒或伤食,大便不通或气疼。
> 寸实应知面热风,咽疼舌强气填胸,
> 当关脾热中官满,尺实腰肠痛不通。

六、长脉、短脉

脉之长短是指脉的长度,但是因患者身高不一,故而衡量脉之长短时应该灵活掌握。超过本位名曰长,本位即寸关尺之谓也,超过寸脉之上或尺脉之下,均为长脉范畴。如果脉长而匀,可见于常人,非病脉。匀是指脉律要匀,粗细要匀,且松紧度适中。

短脉是指脉未及本位,最常见的是关脉独显,寸脉、尺脉不显,属于气郁脉象,或属于气虚不足之象。

脉之长短属于脉的一个维度,还要结合脉之有力无力、浮沉、脉律等综合考量其临床意义。

长脉主病诗:

长脉迢迢大小匀,反常为病似牵绳,

若非阳毒癫痫病,即是阳明热势深。

短脉主病诗:

短脉惟于尺寸寻,短而滑数酒伤神,

浮为血涩沉为痞,寸主头疼尺腹疼。

七、洪脉

洪乃是形容洪水波涛汹涌之貌,指下滔滔,来盛去衰。此脉主阳明热盛,津液受损,如白虎汤证,表现为口干喜饮、大烦渴、脉洪大。燥热伤肺则出现肺痿证,竹叶石膏汤或麦门冬汤主治。心火亢盛也可能出现洪脉,大黄黄连黄芩泻心汤主治。阴血亏虚阳热相对亢盛,也可出现洪脉表现,如一些贫血之人,脉反洪数有力,当用滋阴养血之法治疗。

洪脉主病诗:

脉洪阳盛血应虚,相火炎炎热病居,

胀满胃翻须早治,阴虚泄痢可愁如。

寸洪心火上焦炎,肺脉洪时金不堪,

肝火胃虚关内察,肾虚阴火尺中看。

八、弦脉

弦脉如张弓之弦,主木旺土伤,大怒伤肝,又主痰饮、气郁。弦脉之人甚多,弦而紧张毫无柔和之象者为逆,弦而偏长且有柔和之象者为顺。弦而沉有力者为牢脉,主积聚。尺脉弦者主肠道痰饮、慢性肠炎之脉象,很多前列腺疾病者也出现尺脉弦象,故尺脉弦属于下焦疾患,属于湿热、痰饮、瘀血阻滞下焦的病机。寸关弦而长、超出本位者属于肝郁气滞、心脉瘀滞之象,冠心病见此脉象者甚多。此种脉象也属于肝阳上亢的脉象,故而失眠、头痛、眩晕者也多见此脉象。

弦脉主病诗:

弦应东方肝胆经,饮痰寒热疟缠身,

浮沉迟数须分别,大小单双有重轻。

寸弦头痛膈多痰,寒热症瘕察左关,

关右胃寒心腹痛,尺中阴疝脚拘挛。

九、微脉、弱脉、濡脉、散脉

微脉、弱脉、濡脉均属于虚脉范畴。濡脉轻取可触,按之即无,属于无根之脉,多见于精血虚损、阳随阴脱之证。弱脉无力按之柔,柔细而沉不见浮,弱脉不浮,也是按之无力。微乃阳气之微,弱主阴分之损,阴损及阳,阳损及阴,阴阳互为根本。因此,微脉与弱脉不易严格区分。大家可以暂时这样理解:微脉偏向于阳气衰微,弱脉则偏向阴血虚损。需久历临床,多见危重之症,才能对此类脉有所体会,文字描述还是不够深刻。

散脉也属于阴性脉象,其状如风飘絮,又如棉浮水上,为元气欲散之象,属于危重之脉,随时有生命危险,急宜温阳固脱、回阳救逆。

微脉主病诗:

气血微兮脉亦微,恶寒发热汗淋漓,
男为劳极诸虚候,女作崩中带下医。
寸微气促或心惊,关脉微时胀满形,
尺部见之精血弱,恶寒消瘅痛呻吟。

濡脉主病诗:

濡为亡血阴虚病,髓海丹田暗已亏,
汗雨夜来蒸入骨,血山崩倒湿侵脾。
寸濡阳微自汗多,关中其奈气虚何,
尺伤精血虚寒甚,温补真阴可起疴。

弱脉主病诗:

弱脉阴虚阳气衰,恶寒发热骨筋痿,
多惊多汗精神减,益气调营急早医。
寸弱阳虚病可知,关为胃弱与脾衰,
欲求阳陷阴虚病,须把神门两部推。

十、紧脉

在大家印象中,紧脉应该如同张弓之弦,比弦脉更紧张一些。其实,古人将紧脉描述成转索,并非张弓之弦的紧张之象。紧脉的感觉不是弦紧,而是脉位不固定,有左右弹手的意思。此种脉象临床中能见到,大家可注意体会。而上感初期的发热、无汗期的脉象,很少能见到紧脉者,大家不要认为发热无汗的脉象理应是紧脉。

我们在临床中见到的多数是慢性疾病。紧脉主剧烈疼痛，食积也可见到紧脉，紧脉属于经脉受阻而正气未衰的斗争之象。

紧脉有动摇不定之象，动脉也有此特点。动摇不定的脉象主大惊。受到剧烈惊吓之后，大脑皮层相应的神经细胞受到超出阈值的刺激，而出现自主神经功能紊乱，脉象显示位置不定。正常人的神经有恢复能力，若超出一定的阈值，则需要心理疏导或药物治疗。刘绍武的调神汤对这类疾病有效，可作参考。

紧脉主病诗：

> 紧为诸痛主于寒，喘咳风痛吐冷痰，
> 浮紧表寒须发越，紧沉温散自然安。
> 寸紧人迎气口分，当关心腹痛沉沉，
> 尺中有紧为阴冷，定是奔豚与疝疼。

十一、粗脉、细脉

粗细用以评估脉的容积。细脉乃是由于血虚、津液不足，导致脉道不充盈所致。久病、消耗性疾病可见此脉象。慢性精血消耗，导致荣卫失其所养，故而脉细。在调理细脉所主的疾病时，要徐徐温补，不要急于求成。患者因慢性消耗，五脏六腑的功能处于虚衰状态，急于大补反会使虚不受补，无益反损。在治疗慢性虚衰性疾病方面，张仲景的薯蓣丸是一个非常好的参考方，该方补而不滞，温而不燥，值得仔细研究。

粗脉往往见于体力劳动者，但是有部分虚劳病、血液病也会见到粗大洪数之脉。莫以为脉粗大是吉祥之象，还要评判脉的快慢、浮沉等综合信息。另外，形体高大之人脉多粗大，形体消瘦之人脉多细弱。如果见到形体高大而脉细者，形体消瘦而脉粗大者，皆为反常之象，往往是疾病导致如此，不要大意。

十二、结脉、代脉、促脉

结脉、代脉、促脉均属于心律失常的脉象。各种类型的心律失常特点不一，结、代、促脉不能涵盖所有的心律失常类型。它们与室性早搏、房性早搏、Ⅱ度及Ⅲ度房室传导阻滞、房颤等大致对应。

结脉的特点是脉来迟缓而时有一止，止无定数，脉搏停后无长间歇，整体脉率偏慢，多见于患慢性心律失常，如心律偏慢的室性早搏、房性早搏、三度房室传导阻滞。中医认为其病机属于阴寒偏盛,心阳不足。另外,肺中顽痰积聚,气血凝滞也会出现结脉。因此,见到结脉时,不仅要想到温阳益气,还要看看有无痰浊瘀血需要处理。

代脉,动而中止,且止有定数,代脉停搏的时间长,即长间歇,整体脉搏属于缓慢型脉搏。《濒湖脉学》中曰:"动而中止不能还,复动因而作代看。"脉搏出现规律性的脱落,符合Ⅱ度Ⅰ型房室传导阻滞的特点。

古人还认识到腹痛腹泻会导致代脉的发生,这与现代医学中电解质紊乱导致心律失常的理论不谋而合。西医在纠正心律失常时要监测电解质,这点很重要。

促脉的脉搏较快,时而一止,止无定数,为阳极伤阴之象。此时脉搏绝对不规律,也符合涩脉的特点,房颤患者常见此脉象。快速性频发室早也可出现促脉的特点,室早的脉搏往往力度尚匀,而房颤的脉搏力度大小不均。严格来说,出现散不等脉象即涩脉,脉快且频发停搏则为促脉。理论易明,但临床时却不易分辨,不过也无大碍,临床掌握住大的虚实方向即可进行治疗,久而久之就能体会出其规律。

经过治疗,如果促脉趋于平稳,则为向好之兆;如果继续加快,则可能出现危险。心脏病科很注重心率的控制,如果心率控制得当,则患者的症状就能随之缓解。古人也认识到:"促脉数而时一止,此为阳极欲亡阴,三焦郁火炎炎盛,进必无生退可生。"

在临床中见到促脉,不要只盯着三焦火热去治疗,因为此时心气往往不足,一定要认识到其虚的一面,也有可能存在肾不纳气的病机,导致喘促心悸。魏执真老中医见到促脉,往往会使用赤芍、牡丹皮清血热以降心率,同时加入生脉饮以补心气。这个组合是治疗心律失常的常用组合,有一定效果。

结脉主病诗:

> 结脉皆因气血凝,老痰结滞苦沉吟,
> 内生积聚外痈肿,疝瘕为殃病属阴。

代脉主病诗:

> 代脉元因脏气衰,腹痛泄痢下元亏,
> 或为吐泻中宫病,女子怀胎三月兮。

促脉主病诗:

> 促脉惟将火病医,其因有五细推之,
> 时时喘咳皆痰积,或发狂斑与毒疽。

第三章

临证本草释义

关于中医的起源，无法确切得知，我认为还是应该从唯物的角度进行理性分析。中医应该是源于中药，源于药食同源的药物运用积累和提高。可以想象一下，我们的祖先在寻找食物的过程中发现某些食物在食用时具有某些特殊作用，进而进行积累和探究，逐步向药物方向探索。

拿茶叶来说吧，可能是不经意间，茶叶落入水中，改变了水的味道，才使得人们去关注茶叶；或者是某些动物喜欢吃茶叶，引起了人们的注意。听说云南大山里的猴子喜欢吃古茶树嫩芽，而茶叶中含有抗菌成分和让人情绪愉悦的成分，这样人们会逐步对茶叶进行探究。同样，人们也是发现羊在吃咖啡豆后变得很有活力，才逐步食用咖啡豆的。可以这样说，中医中药源于大自然，中医治病，实际上是借助自然的力量，中医治疗理论是与自然高度和谐的产物。

说到茶叶，我想把话题多延伸一点。茶叶，这一片小小的树叶，对整个人类的影响是非常之大的。茶叶源自中国，受到西方人的热情追捧，在某个时期，其价格堪比黄金。茶叶可以说是一个神奇的发现。《神农本草经》中记载，神农尝百草，一日而遇七十毒，得茶而解之。那时候人们已经发现了茶叶的解毒功能。暂且不论实验室文献的研究成果，据我自己的体会，新鲜绿茶的抗菌效果是非常好的。我曾经有一次在夏季因饮食不慎犯了急性肠炎，一般来讲我会喝中药治疗，而那一次因为着急赶火车，来不及熬中药，我知道绿茶有抗菌效果，正好试试。绿茶的冲泡程序是这样的：把水烧开，放置到约 80 ℃，倒入杯子，水量达杯子容量的 70% 许，放入绿茶，待绿茶全部沉底后再将水加满，这样冲泡出来的味道是比较好的。因为想要茶起到抗菌作用，我加大了茶叶用量，待冲泡完毕，小口慢饮，效果真是不错，我所担心的腹泻基本得到了解决。绿茶的抗菌效果是有实验室研究支持的，我不是夸大其词。

在我所阅读的关于茶的文字记载之中，印象比较深的是张琼林医生的一本书，书后附有他所搜集的养生资料，推荐大家阅读。我从此书中得知，茶大概具有三种功效：首先，茶叶中含有风味物质，让水的味道更好，让人们更喜欢饮用。第二，茶叶具有愉悦作用，其中含有让神经愉悦的物质，能够改善人的情绪，使人达到愉悦的状态。这就是咱们平时说的喝茶会影响睡眠的原因，因为其含有兴奋性物质。如果饮茶时间定在上午，那应该不会影响睡眠，而会有"益思"的作用，使人思维敏捷。第三，茶叶具有抗菌、抗辐射等药物价值。据说，茶叶还有抗肿瘤、抗重金属中毒的效果。这类文章，大家可以自行搜索。但是需要注意的是，茶叶不适合空腹饮用,也不能大量饮用,茶会影响胃肠对食物营养的吸收,空腹饮茶容易发生"茶醉"现象。身体虚弱或脾胃虚寒的人也不适合长期饮茶,因为茶属于偏寒性饮品。虽然发酵过的红茶等性偏温,但仍不适合脾胃虚弱的人长期饮用。茶宜淡不宜浓,饮茶也需有度。事物均具有利弊两面性,这是古人留给我们的辩证法思想。

经过理性的分析后会发现,中药的发现应该是源于人类的切身体会,如味觉、触觉、视觉等感觉。理论形成的第一手资料必然是"感觉",由感觉生发出众多的记忆和比较。我重视中药的学习,从最早的《神农本草经》到本草的化学分析类书籍,觉得都有学习的必要。历代各医家的本草著作更是应该经常学习,然后在临床运用中加深理解。

中医的理、法、方、药是一以贯之的整体,我们在学校时采取割裂式的学习方法也是不得已,因为很少有既精通理论、又懂实践、又会教学的老师。我们学习的时候虽然是按照基础、方剂、中药、诊断等课程分科进行的,但在我们脑海中需要及时把所学到的知识进行整合,力求构建中医思维框架。其实学习西医也是一样的,最终也是要统一于临床思维的主导下,才能把所学发挥出价值。

在我的硕士学习阶段,我在导师的指导下整理过龙江医派著名医家黄国昌的学术资料,从中学习到很多知识。其中,《神农本草经》与《伤寒论》互参学习是一种重要的方法。比如,要了解小柴胡汤的方义,我不建议用现代的中药学去解释,而要用《神农本草经》中的文字去解释《伤寒论》中的相关条文,这是一个重要的学习方法,虽然不能做到百分百让人满意。

《神农本草经》中的 360 味药物不一定需要全盘学习,我们常用的也就 100 多种,并且还有一些药名非现在所用。我以前把该书中能用到的药物逐个列出,约 150 种。这一百多味药最好能达到背诵的程度,然后再参考其他医家比如清代的黄元御和近代的张锡纯,对中药的解释和发挥,通过他们这些人的解释来加深和扩充对中药的理解。

张仲景所著的《伤寒论》一书,其文风古朴,言简意赅,对于很多人来说学习这本书是存在困难的,临床使用《伤寒论》更加不易。比如,小柴胡汤是《伤寒论》中一首常用方剂,自古以来善用小柴胡汤者,皆叹其疗效之神、功效之广。小柴胡汤为历代医家所重视,被当作疑难杂症之引钥。小柴胡汤的应用范围不仅限于外感之有发热、口苦、咽干、目眩者,经过变换方中用药剂量比例,或与其他方剂配合,适当加减化裁,还可以应用于多种内伤疾病，都有良好疗效，如胃炎、胆囊炎、肋间神经痛、失眠、便秘等内科杂病。

小柴胡汤是由柴胡、黄芩、炙甘草、半夏、人参、生姜、大枣七味药物组成。小柴胡汤的主治之证必然与此七味药的作用密不可分，其中占主导作用的药物是柴胡和黄芩。

《神农本草经》记载："主药柴胡，主心腹肠胃间结气，饮食积聚，寒热邪气，推陈致新。"可见柴胡乃是针对实象而设，因"结气""积聚""寒热邪气"皆是实象所指，柴胡正好能疏通结聚，推出寒热邪气。所以，"胸胁苦满"一症状应该是小柴胡汤的主证，即胸胁部位有邪气积聚而出现满闷之症。

半夏主伤寒，寒热，心下坚，下气，喉咽肿痛；生姜主胸满咳逆上气。此两种药物均具有降逆作用，针对上逆之胃气。故而胃气上逆导致的心烦喜呕也应当是小柴胡汤的主证，因喜呕恶、上逆，故会不欲饮食。

黄芩主诸热、黄疸，有清邪热的作用。热邪内扰必然导致心烦，另兼上逆之胃气，故曰"心烦喜呕"。热邪伤津化燥，火热之邪其味苦，热邪郁于上焦，故会"口苦咽干"。黄芩针对上焦热邪，故正好可以治疗口苦咽干，"口苦咽干"也应当是小柴胡汤证的主要症状。

甘草主五脏六腑寒热邪气，坚筋骨，长肌肉；人参主补五脏，安精神，定魂魄，止惊悸，除邪气。

大枣主治心腹邪气，安中养脾，助十二经，平胃气，通九窍，补少气少津液，身中不足，大惊，四肢重，和百药，久服轻身长年。

人参、甘草、大枣，此三味药具有扶助正气、养津液之作用。少阳证属于半表半里证，邪气有入里之势，但机体尚未完全失去防御能力，故处于正邪进退变化不定的状态。正邪进退变化不定则会出现寒热往来之现象，故用人参、甘草、大枣来扶助正气、养津液，配合柴胡推陈致新、祛除邪气，又可配合生姜、半夏降逆养胃、以资化源。徐灵胎谓"小柴胡汤之妙在人参"，因祛邪扶正必须配合有度才会稳步收功，若只顾祛邪而忽视养津液扶正，必然会耗伤正气津液。

通过《神农本草经》与《伤寒论》互参的方法来研究、分析小柴胡汤，其治疗主证便一目了然。一是胸胁苦满，此症状是柴胡的对治症状；二是喜呕不欲食，此症状是半夏、生姜的对治症状；三是心烦口苦咽干，此症状由火邪所致，属于黄芩的对治症状；四是往来寒热，此症状是由于正邪进退变化不定所致。这种研究方法可加深对药物作用的理解，对研究经方有一定意义。

另外在用《神农本草经》研究小柴胡汤的方证过程中，其他问题也会得到相应的解决。比如，在《伤寒论》少阴病篇中用半夏散及汤治疗咽喉痛；《神农本草经》中也有提示："半夏主伤寒寒热，心下坚，下气，喉咽肿痛。"这里明确指出半夏能治疗咽喉肿痛，因其能散结降气，故能将上焦瘀滞散开并导之而下，从而对治咽喉肿痛。但在治疗津液损伤之燥结喉痛时，就不能单独用半夏来治疗了，因半夏性燥，单独使用会加重病情。张仲景用大量麦门冬配合半夏治疗火逆上气、咽喉不利。通过这种互参的学习方法来研究方剂，很多问题都会迎刃而解。

我们通过这种方法研究方剂、中药性能后，需将这些元素融入中医思维框架中，这样才能在实践中发挥出来。要不然，书本所学虽多，而临床时却不灵验了。精通读兵法和带兵打仗是完全不同的。

最生动灵活的学习方式是跟随高手出诊，加之老师的点拨和自己的努力，这才是快速的成才之路。而大多数人没有这样的条件，这就提出了更大的挑战。我就是在这种曲折中探索出路径的。在校学习期间和后来的临床实践中，我一直在背诵《神农本草经》，大概背诵了 150 味药物，并在临床中逐步体会其文字的意义。现将《本草经》中部分药物，临床中常用的药物进行临床解释。

我在对某味药物进行解释时，尽量从"理论联系实践"的角度出发进行阐述。因水平有限，理论不成体系，临床实践方面经验也可能不够成熟，以后会逐步完善。

1. 朴硝

朴硝，味苦寒，无毒。主治百病，除寒热邪气，逐六腑积聚，结固留癖，能化七十二种石。炼饵服之，轻身神仙。生山谷。

芒硝是十水硫酸钠，即带结晶水的硫酸钠，朴硝的主要成分是硫酸钠，药物朴硝还含有其他一些杂质。其实，无论是芒硝还是朴硝，从化学角度来看，放到水里一煮，溶于水后起到的作用。

我本人使用芒硝，主要是取其咸能软坚的作用，将其加入治疗肾结石的方剂中，取其"能化七十二种石"的作用。一般用量在 10 g 以内，并无明显的泻下作用。

再者，芒硝外敷还可以治疗带状疱疹后神经痛。使用方法是将二两芒硝放到毛巾上，包裹起来，稍微蘸点水即可外敷。因芒硝入水即化，所以要掌握好水的用量。带状疱疹急性期，我采用内服中药配合芒硝外敷的方法，几天就能解决，不留后遗症，不用口服抗病毒药物和涂抹抗病毒软膏。但对于迁延日久的带状疱疹后神经痛，我目前还没有特别高效的方法来治疗，正在探索中。

至于"炼饵服之，轻身神仙"等说法，则不能相信，忽略不用研究。孙思邈有一首治疗不孕的方剂，名曰朴硝荡胞汤，其中含有朴硝，应该是取其"除寒热邪气，逐六腑积聚，结固留癖"的作用，配合辛温药物、补血药物，以除胞宫瘀滞，推陈致新。朴硝荡胞汤的组成如下：朴硝、牡丹、当归、大黄、桃仁、细辛、厚朴、桔梗、人参、赤芍、茯苓、桂心、甘草、牛膝、橘皮、䗪虫、水蛭、附子。用酒和水各半煎药，据说服药后会下脓血样物质。䗪虫是农村常见的一种虫子，专吸牛马血液，长相像苍蝇，也会吸人的血，被叮咬之后会剧痛。

我曾经给患者使用过该方剂，按比例减少了各味药的用量，没有遵循水酒同煎的方法。患者服用了 5 副药后，没有明显的腹泻作用，月经也没有排出恶血等物质。后来患者使用了一首调经促孕丸而顺利怀孕。我会在其他章节详细介绍此病例。

2. 滑石

滑石，味甘寒。主治身热泄澼，女子乳难癃闭。利小便，荡胃中积聚寒热，益精气。久服轻身、耐饥、长年。生赭阳山谷。

滑石是临床常用的矿物质药物，主要成分是硅酸镁，质重，下行，味淡，性寒，清利湿热，肃清水道，可用于小便不利、湿热泄泻。《伤寒论》中含有滑石的方剂是猪苓汤，"少阴病，下利六七日，咳而呕渴，心烦不得眠者，猪苓汤主之"。药用猪苓、茯苓、泽泻、滑石、阿胶，清热利湿与滋阴法同用，用于燥湿共存的病机。需要注意的是，滑石适用于下焦湿热型的小便不利，而肾虚、气虚、气滞等因素导致的小便不利则不适合使用。关于其荡胃中积聚寒热的作用，我尚无深刻体会，不敢妄加解释。滑石主"女子乳难"，我认为并非指治疗乳汁排出不畅，而是指治疗分娩困难，因其可滑利下焦。滑石主治身热泄澼，也是因其有清利湿热的作用。滑石、甘草按六比一的比例组成六一散，用于治疗暑湿泄泻、身热烦渴、小便不利等症状。暑湿之邪蕴于三焦，肺气不得清肃，水道不得畅通，故而小便不畅而大便泄泻，滑石可以清利湿热，治疗暑湿泄泻。

3. 紫石英

紫石英，味甘平。主治心腹咳逆邪气，补不足，女子风寒在子宫，绝孕十年无子。久服温中、轻身、延年。生太山山谷。

紫石英是矿物质药物，古代方术家为求长生不老，经常使用矿物质药物来炼丹,但往往是恰得其反,甚至导致猝死,这点需要注意。毕竟矿物质药物进入身体内不能被消化运用,其中含有的少量杂质可能会有调节五脏六腑功能的作用,但应当注意用量、剂型、疗程等方面,不要只是关注其好作用,而应当全面考虑其利弊。

古方中有很多治疗不孕的方都含有紫石英,大家可自行参阅《千金方》等书籍。现代医家治疗不孕的方剂也常含有此药。

4. 磁石

磁石,味辛寒。主治周痹风湿,肢节中痛,不可持物,洗洗酸痛,除大热,烦满,及耳聋。一名玄石。生山谷。

磁石是我运用比较多的矿物质药物。我们小时候经常拿着从收音机拆下来的磁石玩,知道磁石用火一烧就会失去磁性,所以我基本不使用煅磁石。磁石的药物作用是来自磁性,还是其含有的某些元素,这点大家可继续探索。

磁石也属于重镇类药物,有潜阳功效。但是从《本草经》的原文来看,此物着重治疗痹症关节疼痛,还可以治疗耳聋。我一般用其潜镇之效,在平肝补肾的组方里加磁石。

5. 石膏

石膏,味辛甘微寒。主治中风寒热,心下逆气,惊喘,口干舌焦不得息,腹中坚痛,除邪鬼,产乳,金疮。生山谷。

石膏质重,味淡略辛,性凉,主沉,能清内外之热,为清阳明燥热之神药,亦是白虎重剂之主药。药用石膏源自石膏矿,而非化学合成的纯石膏。关于石膏的理解,大家应该重点参考近贤张锡纯的论述。张锡纯擅长使用石膏,能准确把握其药性。他认为石膏并非大寒,药性比较优良,可放心使用。他主张石膏不可煅用,在张锡纯《衷中参西录》中有专门介绍石膏的篇章,并附有病例,应认真阅读。

石膏主"心下逆气,惊喘,口干舌焦不得息"是因为肺热郁于上,影响肺脏正常的宣发肃降功能,所以出现喘促、口干舌燥等症状。主"腹中坚痛"之用,我不能确切进行解释。我认为"坚"乃坚结之意,石膏能清热、肃降,其核心作用是主燥结。燥结则津不足,受热之克则成肺热之势。从燥结的角度可以解释其主"腹中坚痛"之作用。燥结可以出现在咽喉,也可出现在胃肠。燥结是一种性质,并不是指特定位置。我对"燥结"的理解也不是特别深刻,下面这个病例可供大家参考。

2020 年春我得了病毒性感冒,我平时常锻炼身体,体质还算不错。

那次病毒性感冒的症状是咽干、略痛,咽部有点紧缩感,无咳嗽,白天有体温偶尔达到 37.3 ℃,每天下午能感觉到周身发热,无出汗,无怕冷,饮食二便无异常。脉弦滑,舌苔厚腻,舌质红且胖大。

新冠病毒流行开始的时候,我参与了临床救治工作。回家隔离期间出现这些症状,心里多少还是有点紧张的。在做过系统检查后,基本排除新冠病毒感染。然后,我按照平时给患者治疗的思路给自己进行处方,也参考了更有名望的专家的处方,但仍然不能解决这点小症状。单位同事开玩笑说我是被吓到了。当时的处方有我最常用的五根汤、三仁汤、甘露消毒丹、小柴胡汤加减。根据舌象和脉象,湿热之象比较重,所以我一直针对湿热进行治疗,但没有明显效果。无奈之下,我又重新翻书学习,期待有方法可以解决这点小事。最后的处方,我采用了简单直接的方法,既然是湿热为患,那就用轻宣郁热的麻杏石甘汤,加上除湿的苍术。我采用麻杏石甘汤加苍术,一剂而豁然。方剂如下:

石膏 30 g,生麻黄 8 g,杏仁 10 g,炙甘草 6 g,苍术 10 g。先煮石膏半小时,再下其他药物,水煎半小时,一次服完。

其实这个思路可以理解为燥湿夹杂的病机,也可以理解为燥邪侵袭上焦所致。西医血常规化验只是显示淋巴细胞数量略高。之前服用清热解毒、清利湿热的方剂七八天无效,那是因为没有抓住主要矛盾。抓住主要矛盾后,只用 5 味药就解决了问题,不需要再用"湿性黏滞"来安慰自己了。

麻杏石甘汤是一首非常重要的方剂。麻黄质轻宣散表实,杏仁降肺气之逆,生石膏清燥热,炙甘草守中。麻杏石甘汤是治疗实证的,表郁闭,肺有燥热,治以开表清热。如果只用麻黄、杏仁、石膏三物而不加甘草行不行呢?我们尝试分析一下:如果不加甘草,那方剂就变成大开大合的方剂了。麻黄主开,杏仁主合,生石膏主清燥热而降。整体组合是属于驱邪之方。如果不用甘草进行缓冲,可能会损伤正气。甘草之用,大概因于此。此方常用于上呼吸道感染发热、略喘、咳嗽等症状。药店里的很多治疗感冒的中成药都是以此方为基础进行加减的。大家应高度重视此方。

我平时在临床中,凡是见到有口干、心烦、睡眠欠佳症状且脉弦而不虚的患者,均用刘绍武的调神汤进行加减治疗。调神汤中含有柴胡、大黄、黄芩、石膏等药物,无寒凉之弊端,稍有腹泻作用,不必担心。另外,生石膏有助于清热安神,配合牡蛎、龙骨能有效解决心烦、失眠等症状,石膏也属于重镇之品。

6. 天门冬、麦门冬

天门冬（又称天冬），味苦平。主治诸暴风湿偏痹，强骨随（髓），杀三虫，去伏尸。久服轻身益气延年。生山谷。

麦门冬（又称麦冬），味甘平。主治心腹结气，伤中伤饱，胃络脉绝，羸瘦短气。久服轻身、不老、不饥。生川谷。

医生处方时，常见二地（生地、熟地）、二冬（天冬、麦冬）的组合，一看此种组合，便知是滋阴的方向。其实，天冬和麦冬的主治功效还是有很大差别的。从经文来看，天冬作用偏向于滋肾阴，而麦冬偏向于滋肺胃之津液，并且麦冬有开通之力，这点非常重要。我们来看经方中的麦门冬汤和竹叶石膏汤，其主治方向明显偏向于热病之后的肺胃津液耗伤。从五行理论来看，肺胃津液耗伤会导致金不生水，上源不足。金不生水则出现燥结，燥结于上则肺胃之气不降反逆，故曰火逆上气，麦门冬汤主之。在此过程中，"燥结"一词比较难理解，但它非常重要。如果无法理解"燥结"，那么对于燥湿夹杂的病理过程就更难理解了，这说明中医思维还有所欠缺。

如果理解了麦冬主养津液，兼主燥结，那么就能进一步理解生石膏也是主燥结、燥热的药物。但石膏不能养津液，其作用不在于清火，而在于清热，热与火是两个概念。石膏能解除因热而致的燥结，这点非常关键。单纯的文字理论只能让我们对此药物有模糊的理解，大家还需在临床中认真体会。

7. 白术、茯苓、泽泻

白术，味苦性温。主治湿痹，死肌，痉疸，止汗，除热，消食，化煎饵。久服，轻身延年，不饥。一名山蓟，生郑山山谷。

泽泻，味甘寒。主治风寒湿痹，乳难，消水，养五脏，益气力，肥健。久服耳目聪明，不饥，延年轻身，面生光，能行水上。一名水泻，一名芒芋，一名鹄泻，生池泽。

茯苓，味甘平。主治胸胁逆气，忧恚惊恐，心下结痛，寒热烦满咳逆，口焦舌干，利小便。久服安魂养神，不饥延年。一名伏兔，生山谷。

白术、茯苓、泽泻三味药是临床上很常用的中药，在药方中的出现率非常之高。一般学生往往不能很好地区分这三种药物，只要见到脾虚、水湿的病机，便把苓术类的药物全都加上，这属于堆砌药物的做法。这三味药物有严格的区分，区分得越准确，处方就会越精炼，效果越好。在《伤寒论》一书中，茯苓与白术可以组合使用，如苓桂术甘汤；茯苓与泽泻也可以组合,如肾气丸;白术与泽泻同样可以组合。诸多组合都与水气、水饮相关,然而水饮的位置、性质各不相同。

白术性温,微苦,可健脾燥湿,专主体内寒湿停饮。其主要作用是使停滞不行的水饮运动起来,起到"化"的作用。寒湿之气停滞于关节筋脉等,就需要使用白术使其化开。例如,湿家,身烦疼,可与麻黄加术汤,发其汗为宜;寒湿郁在肌表,需要借助麻黄、桂枝的宣散作用和白术的化湿作用;寒湿之邪着于腰部,则会导致腰部湿冷、沉重,需要用肾着汤(茯苓、白术、干姜、炙甘草)治疗。对于现在常见的颈肩部僵疼、着凉加重者,我往往使用葛根汤加白术治疗。如果辨证寒气较重,则加大白术用量至50 g许,再加川乌、细辛适量,效果比较稳定。

大量白术有通便作用,其通便作用还是基于白术助脾健运、运化津液、布散津液的功效。脾虚则不能布散津液,大肠干燥是因为津液不能布散所致;排出无力是因为脾虚则气不足,也是根于运化无力之因。

白术通便的运用指征是符合脾虚、气虚的表现,如脉沉短滑、舌质暗或淡、苔滑等。白术不可用于阴虚内热型便秘,也不适合气滞型便秘。便秘一症虽小,但比较复杂。一般临床医生见到便秘便想到一系列润肠通便的药物,如麻仁、番泻叶、芦荟等。其实这些都是些治标之物,只可以作为点缀,不能委以大任。

茯苓受松树灵气而成,味甘淡,淡可渗湿,可安神定魄,治疗心悸不安、精神萎靡等症状。

茯苓主水饮停心下,使水饮渗入正常的水道。配合白术的运化功能,则可使"水精四布,五经并行"。水饮停于心下则会出现悸动样症状,如心悸、肚脐下悸动,甚至水饮导致肢体的跳动感觉。茯苓可以震伏水饮的冲逆,这些症状从西医角度来看,有一部分是自主神经功能紊乱症状。茯苓的安神定魄功能也是根于其渗水湿的作用。水湿属于阴邪,停滞于中上二焦则影响阳气生发,侮肝郁肺。肺藏魄,肝藏魂,水饮之邪扰乱其正常生理功能,故而茯苓可以安神定魄。水饮停下焦则肾阳不能生发,不能输精于脑,出现精神萎靡、意志力欠缺症状。茯苓可以兴意志,祛除一份阴邪,则恢复一份阳气。故而前人有言:"通阳不在温,而在利小便。"

咱们来看《伤寒论》中含有茯苓的条文:"发汗后,其人脐下悸者,欲作奔豚,茯苓桂枝甘草大枣汤主之。""脐下悸"其实就是一种自觉脐下跳动的感觉,有往上冲的趋势便成了奔豚之证。如果是水饮导致的,就可以使用该方;如果是肝气失调导致的,就需要用金匮奔豚汤。

伤寒若吐、若下后,心下逆满,气上冲胸,起则头眩,脉沉紧,发汗则动经,身为振振摇者,茯苓桂枝白术甘草汤主之。

此条记载的也是水饮上逆导致的一系列症状。心下逆满,应该是胃脘部的满闷感,无恶心、呕吐症状。气上冲胸,即胃脘部的满闷感有往胸部蔓延的趋势,有往上攻冲的感觉。头眩即眼前发黑,与头晕不同。此一系列症状是一套上逆症状,应治以温化水饮、平冲降逆。如果用发汗的疗法,反而会激动水饮,导致肢体震颤,即"身为振振摇"。茯苓桂枝白术甘草汤正为这一系列证候而设。

一般来讲,茯苓与桂枝配合有通阳降逆的良好效果。在此我多延伸一点,桂枝是升散之品,何来降逆之用?有些人说桂枝量大则降逆,量少则通阳,这样的解释难以令人信服。中医理论认为,清阳上升则浊阴下降,为正常的生理过程,也就是正常的阴阳升降过程。浊阴一旦上逆,则成为紊乱状态,是不正常的状态。病人感觉到的"心下逆满,气上冲胸,起则头眩"症状,全是饮邪上逆症状。想要降水饮,就得升阳,因为这个时候患者表现出了清阳不升的症状,即"起则头眩"。脉沉紧是因为阳气被水饮郁遏在里,桂枝升清阳自然会有降浊阴的效果,表现为桂枝降逆,其根本机理还是桂枝升阳。

桂枝茯苓丸是治疗瘀血停滞下焦的方子,为何使用桂枝、茯苓二药?根据原理分析,便容易解释。桂枝茯苓丸治疗癥积导致的怀孕后漏下不止、胎动不安。癥积的形成是阴邪的集聚,祛除癥积则需要增加阳气的推动力。另外,血不利则有水之停,水停后导致冲逆、胎动不安、漏下等症状,其病程发展过程中会与水饮相关。桂枝、茯苓之用,大概基于此理。

当今怀孕后流产的情况时有发生,在治疗流产的时候要非常小心。如果没有十足的把握,则尽量建议患者找经验多的妇科医生就诊。因为有些流产是不能避免的,流产的发生由很多种原因导致,很难跟患者说明白。到高级别的专业化医院就诊是比较合适的。

泽泻味咸,性凉,主降,利水,肃清水道,可令邪水去而新水生,故而可治消渴。泽泻治疗的消渴是因邪水导致的津液不上承所致,不是阴虚燥热型的消渴。五苓散中用量最大的药物是泽泻,大家应注意。泽泻二字也提示了泽泻的药物功能。泽者,润泽之意,表示津液之生,水生于金,泽为金,泽泻主降,引肺气下降生水,如雨露润泽万物;泻者,通泻肃清之意,通泻三焦蓄热停水,逐恶水之去。泽泻二字包含了一个除旧生新的过程。肾气丸中使用泽泻,肃清肺气下降之道助生水之源;桂、附、山茱萸则温下焦以助肾气之升,有地天泰、水火济之奥理。

8. 薏苡仁

薏苡仁,味甘微寒。主治筋急拘挛不可屈伸,风湿痹,下气。久服轻身益气。其根下三虫。一名解蠡。生平泽。

在农村生活的孩子对薏苡仁应该比较熟悉,用来串帘子的草珠子即是此物。我家里曾经种植过薏苡仁,在学医之后对此物情有独钟,因为在农村很容易获取这种药材。有些患者因干活过多,时常出现筋骨疼痛,尤其是颈肩部疼痛。我曾让这些患者单独准备二两薏苡仁煮水喝,连续喝几天就会有效。我深刻体会到薏苡仁"主治筋急拘挛不可屈伸,风湿痹"的作用。然此物偏寒凉,并不适合所有筋骨疼痛患者,这点需要注意。薏苡仁的根可以下三虫,提示其有杀虫作用,但具体是杀胃肠之内的寄生虫,还是杀皮肤螨虫、疥疮等,我对此没有实践经验。据《张氏医通》记载,血淋诸药不效时,可用薏苡仁根捣汁服用。肺痈患者,可以用薏苡仁根炖热后服用。

另外,薏苡仁有比较好的清肺作用,能清热化痰且药性平和。千金苇茎汤中就有薏苡仁,对于肺脓肿、肺炎、支气管炎、肺心病等病症均有运用的机会。现代医学研究证明其有抗病毒作用,治疗皮肤赘疣的方中常见薏苡仁,或许在病毒性肺炎中可以广加运用,但其决定性作用还需临床验证。

9. 葳蕤

葳蕤(玉竹),味甘平。主治中风暴热不能动摇,跌筋结肉,诸不足,久服去面黚,好颜色润泽,轻身不老。生川谷。

玉竹味甘性平,大能养阴舒筋,可清肺润肤。关于"跌筋结肉"之意,我认为应该是指筋膜、肌肉拘挛而导致的酸痛、活动受限。有时我在治疗颈椎病、肩周炎时加入该药,效果尚可,但没有单独使用过。我治疗肩周炎时用药虽少,但是关键药物的用量大。例如,患者如果有寒湿表现,则用葛根汤为主方,葛根是关键药物,一般用量 50 g 以上,白术 50 g,薏苡仁 50 g,秦艽 20 g,往往还需要加入一味薤白。据彭子益讲,薤白、葛根可以疏通阳明经,对肩痛不举有很好的疗效。用玉竹治疗的肩周炎则往往是没有寒湿之象的,对于这种肩周炎,需采用滋阴疏通的处方思路,如使用桑枝、玉竹、白芍、当归、薏苡仁、秦艽、葛根等药物。

10. 薤

薤,味辛,主治金疮,疮败。轻身不饥耐老。生平泽。

薤白味辛性温,有滑利之性,味道有点像大蒜。辛通滑利,有温通心阳的作用。《金匮要略》用之治疗胸痹。薤白还有治疗泄泻之效果,在《伤寒论》四逆散条文中,记载薤白可治泻利下重。"少阴病,四逆,其人或咳,或悸,或小便不利,或腹中痛,或泄利下重者,四逆散主之。"

四逆散方

甘草(炙)　枳实(破,水渍,炙干)　柴胡　芍药

上四味,各十分,捣筛,白饮和服方寸匕,日三服。

咳者,加五味子、干姜各五分,并主下利;

悸者,加桂枝五分;

小便不利者,加茯苓五分;

腹中痛者,加附子一枚,炮令坼;

泄利下重者,先以水五升,煮薤白三升,煮取三升,去滓,以散三方寸匕,内汤中,煮取一升半,分温再服。

薤白在此方中的用法是:薤白三升煮水,送服四逆散。对于薤白三升的具体分量,我没有测量过,但平时用薤白时,应该在30 g以上。

关于薤白治疗肩痛的作用,大家可参考彭子益的书籍。《本草经》记载薤白"主治金疮,疮败",但很少见薤白用于金疮的治疗,其他作用没有记载,或许《本草经》的薤并不是今天的薤白,或者是传抄过程中有误。《别录》载"薤白主除寒热,去水气,温中散结,散水饮、寒邪",这与薤白的作用相符。

11. 干地黄

干地黄,味甘寒。主治折跌绝筋伤中,逐血痹,填骨髓,长肌肉。做汤,除寒热积聚,除痹。生者尤良。一名地髓,生川泽。

生地富含汁液,体濡润,性略寒,味甘略有微苦,能清肝之热,助肾益水,疗燥热津亏,以及各种血热妄行之症,如血崩、胎漏、吐血、尿血、便血、紫癜渗血等均有应用的机会。劳热骨蒸、五心烦热、腰腿酸疼、失眠烦躁等属于阴虚者,皆需要运用生地。

地黄反复蒸晒之后成为熟地,熟地有滋阴养血、补肾填精的作用,但性略滋腻。《神农本草经》中的干地黄,应该是生地黄,有祛瘀、填髓的作用。据说生地做成药丸和水煎煮的疗效有很大的不同,临床中要注意剂型的选择。

肾气丸中使用的是干地黄。临床中,大家见到肾虚病人最先想到的是六味地黄汤加减,但其实变丸剂为汤剂,效果会大不相同。生地水煎后

凉血清热的作用会更明显,如用犀角地黄汤,而祛除瘀血、血痹的效果会减弱,这一点需要大家在临床中慢慢体会。

临床中老年人得瘙痒症、湿疹等皮肤疾患,如果有血热的病机,往往需要犀角地黄汤进行加减,生地用量需要在 30 g 以上,方能起到润肤止痒、清血热的作用。如果兼有湿热病机,则需要合用四妙散。

12. 菖蒲

菖蒲,味辛温。主治风寒湿痹,咳逆上气,开心孔,补五脏,通九窍,明耳目,出音声。久服轻身,不忘,不迷惑,延年。一名昌阳。生池泽。

石菖蒲辛温,可以开窍豁痰,为宣散之品,又名昌阳,寓意阳气畅通。阳气之所以不畅通,或因阳气本身不足,或因痰饮、瘀血阻滞。想要让阳气畅通,首先应该寻找病根。如果因为痰饮所致,则需要进一步分辨是寒痰还是痰热,进而选择出相应的方剂。

石菖蒲是因祛除寒湿痰饮而起到开窍作用的,《黄帝内经》有言:"清阳出上窍。"想要开窍,必先畅通阳气。细辛、羌活、柴胡、川芎等药皆有升清开窍作用。如果因精血不足导致清窍失灵,则另当别论。石菖蒲的作用机理大概如此,"开心孔,补五脏,通九窍,明耳目,出音声,久服轻身,不忘,不迷惑,延年"等作用皆可以通过分析而理解了。但是该物辛燥,与半夏类似,不能久服或单独服用,久服轻身之说不能尽信。

13. 梅实(乌梅)

梅实,味酸平。主下气,除热烦满,安心,肢体痛,偏枯不仁,死肌。去青黑志,恶肉。生川谷。

乌梅味酸,性温(部分书籍中认为性寒),酸性收敛,益肺气之降,可生津止渴。喘促或泄泻而元气欲脱时可以运用,故而有固元神的作用,有点元气归根的意思。又主腹内蛔虫导致的腹痛。

乌梅是一味非常不好把握的药物,一般仅取其酸敛、生津的作用。我们都知道"望梅止渴"的故事,生津效果最好理解,其他药性则难以深入开发,犹如千里马未遇伯乐。

从《神农本草经》原文逐字分析乌梅:乌梅"主下气,除热烦满,安心",其性质是收降的,能降气、降虚火,即肝肾亏虚之火。如果是胃实火、肝火太旺、心火上炎,则不适合用乌梅。乌梅主下虚上实之火,从而达到"安心"之效。可以推测,乌梅对于部分失眠有效,这点我已经多次验证了。

其主"肢体痛,偏枯不仁",是因为乌梅补肝,肝虚则筋脉不柔,故而出现肢体疼痛。这里的"偏枯不仁"是否为脑中风类型的偏枯,还有待于进一步验证。关于乌梅治疗肢体疼痛，我有治疗经历：曾有一个 70 岁左右的女性患者，在农村劳动过度，出现腰腿疼痛，呈抽筋样疼痛，并且有多年的腹泻毛病，脉弦滑长有力，有高血压、冠心病病史。当时我想给她解决腰腿疼痛的问题，因为经验尚少，给用独活寄生类方剂，效果不好，经过调方也无明显疗效。最后我给她使用乌梅 20 g、当归 15 g、白芍 30 g、甘草 10 g、薏苡仁 30 g、桑螵蛸 15 g 等药，3 副即见效，多年的腹泻也有缓解。后来我间断调方，治愈其 20 余年的腹泻，其间多个方剂都运用了乌梅。

乌梅主"死肌。去青黑痣，恶肉"，因其有一定的腐蚀作用，比如用乌梅、板蓝根、细辛浓煎煮外涂，对跖疣有一定疗效。

还有一个受多年便秘的高龄患者来诊，主诉大便排出无力，质不干燥，手脚冰凉，腰疼。舌暗，苔略水滑，脉沉细弱无力。吾对其辨证为肾虚型便秘，处方有乌梅、巴戟天、肉苁蓉、淫羊藿、仙茅、白术等药，吃了四天，效果很好。其家人又来开了几天的药，服用后基本解决便秘问题。

对于这个案例，大家不容易理解的药物大概就是乌梅。乌梅丸治疗久泻，乌梅有酸敛之性，且性燥。我当时在看《圆运动的古中医学》时，见彭子益说乌梅大补肝阳、助疏泄，肝弱而疏泄无力者适用乌梅。大便无力或者小便排出无力都属于疏泄不足的范畴，所以我在使用补肾药物的同时，加入了 10 g 乌梅，当时我有点担心会起反作用，结果疗效还挺好。

要想进一步理解乌梅的药性，非常推荐阅读彭子益对乌梅的讲解，然后再参考其他医家和现代医家的病例等。待心中有数之后，积极找机会运用，运用多了，自然能够把握其性能。

14. 薯蓣

薯蓣（山药），味甘温。主治伤中，补虚羸，除寒热邪气，补中益气力，长肌肉。久服耳目聪明，轻身不饥延年。一名山芋。生山谷。

山药是一味非常平和的药物，也属于药食同源的药物。此药基本没有什么不好的作用，凡有不足之症，皆可运用。张仲景用薯蓣丸治疗虚劳不足症候，肾气丸中也重用山药。张锡纯对山药情有独钟，因山药可以补脾、益肺、滋肾，富含汁液，可固摄气化，强壮精神。诸喘证、泄泻、肾虚证等，皆可委以大任。如薯蓣纳气汤、滋培汤、黄芪膏等方，皆重用山药。张锡纯主张用生山药，认为炒熟之后会破坏其中有效成分。因此，我在临床中几乎不使用炒山药，一般山药用量在 30 g 以上。

对于肺心病患者治疗后，我一般嘱其平时服用山药粥或蒸山药。对于比较瘦弱、挑食的儿童，我也经常推荐其使用以山药、黄豆为主的食疗方剂。因为这些食疗方比较平和，无伤正之弊端，服用日久，能稳步见效。

15. 甘草

甘草,味甘平。主治五脏六腑寒热邪气,坚筋骨,长肌肉,倍力,金创,肿,解毒。久服轻身延年。生川谷。

甘草色黄,味厚甘甜,生则性微凉,炙则性温。此药最具土德,入脾,建立中气,其性缓和,缓可去急,可解诸药之毒。与热药同用,可使热性不至于过热。与寒药同用,可使寒性不至于过寒。使泻不至于过猛,使补不至于过速。

四逆汤中使用炙甘草,一则解附子之毒,二则缓和附子、干姜之辛热峻烈。大承气汤、小承气汤不使用甘草,而调胃承气汤却使用甘草。大柴胡汤也不使用甘草,这些知识点均需要仔细考虑。大小承气汤治疗胃肠实热结聚之证,结热伤阴,需要紧急攻下,与甘草缓和的性质不相符。再者,甘草本身也伤津液,燥结、内热、津液不足之证不可使用。中虚、脉滑者可以使用甘草。调胃承气汤治疗胃中邪热导致的谵语症状,并未形成有形的结聚,故而可以"少少温服之"。同时,《伤寒论》第70条言:"发汗后,恶寒者,虚故也;不恶寒,但热者,实也,当和胃气,与调胃承气汤。"此处的调胃承气汤是顿服。我认为该处有可讨论之处:第一,该条的调胃承气汤有可能是小承气汤,因为"不恶寒,但热者,实也"。第二,调胃承气汤方应该是少少温服,以泻去邪热而已。如有成形实邪,则考虑用小承气顿服,视是否排便决定是否续服。我想该处很难得出统一的答案。读《伤寒论》时间长了之后,会发现有些地方是值得思考的,因为该书的传抄过程之中定然存在误差。当然,其主体思想已传承下来。

大量甘草水煎服会导致浮肿的副作用。一般来讲,超过20 g就有可能导致水肿。据研究,这是因为甘草影响水钠排泄。我曾经在治疗一位腿抽筋的患者时使用了芍药甘草汤,炙甘草用20 g,白芍40 g,服用后出现面部浮肿,停药几天后自行消退。以后我在治疗水肿病时,一般不再使用甘草,平时使用甘草也不超过10 g。

然甘草性缓,可助壅滞之病,故而心肺火旺、中满肿胀等证,不适用该药。《伤寒论》言酒家不喜甘,故而长期饮酒者尽量减少使用甘草。甘草是一味最熟悉的药物,也是最难理解的药物。一般医生开方都喜欢加一味炙甘草,名曰"调和诸药"。其实,这是一句空话。试问,如果把方中的甘草去掉,会不会降低疗效?很少有人能明确解释。其实,这种讲不清的药物,尽量去掉。药物越精炼,越容易体会出方剂的疗效。增加或者减少一味药物,应做到心中有数。

16. 柴胡

柴胡,味苦平。主治心腹肠胃中结气、饮食积聚、寒热邪气,推陈致新，久服轻身、明目、益精。一名地薰。生川谷。

柴胡是一味非常重要的中药，咱们从本草经原文逐一分析：柴胡主"心腹肠胃中结气、饮食积聚"，心腹、胃肠中的结气、饮食积聚都属于实证的描述，比如大柴胡主的"呕不止、心下急、郁郁微烦"。柴胡具有把成形的结聚之邪推出体外的作用，其邪气排除的路径应该是消化道。一般情况下，要起到推陈致新的作用，需要配合大黄。伤寒邪入半表半里之后，正邪相争，难解难分，出现往来寒热，气机升降紊乱，胆胃不降，邪热郁而生热，并且恶心欲呕、目眩、口苦咽干等症状随之出现。这时候需要用小柴胡汤祛寒热邪气，这也属于推陈致新的范畴。当然，并非所有的寒热往来症状都归柴胡主治。张锡纯认为，肝木虚极的危重患者也会出现寒热往来表现，这时候需要大补肝气，重用山茱萸方可。

关于柴胡损伤肝阴之说，我认为当从具体情况而分析，此说是有其适用条件的。从大的方面来讲，柴胡是"祛实"的，不是补虚的，起到的作用是疏导，略具升散之性。如果用于虚证的患者，自然会弊大于利。再者，患者服用柴胡剂的过程中，疾病矛盾也会随之变化，故而久服柴胡剂会出现弊端，这些都是可以理解的。张仲景的小柴胡汤中柴胡剂量是半斤，根据换算，应该是 120 g 左右。张仲景用的剂量是治疗急性病的，急性病的变化快，要切断病势的发展，要辨证准确，用量足，所以形成稳、准、狠的风格，但是现在我们多数情况是在治疗慢性疾病，自然不能模仿其用量。慢性疾病的病机矛盾和急性疾病是不同的，其处方自然不能照搬。我们可以学其辨证思维，按实际疾病而定方剂和剂量。

一般来讲，柴胡要起到疏肝解郁、推陈致新的作用，15～20 g 足矣；要起到升清作用，6～8 g 便可。关于柴胡的运用，推荐大家学习刘绍武的书籍。刘绍武的调神、调胃、调心等方剂都用小柴胡汤进行加减。大家不要忽略这种组方风格，他并不是机械化治疗，而且他是一名能攻克顽疾的医生。我通过学习他的书籍，感觉临床中更加有信心。平时在临床中使用其方剂较多，当然也在其基础上进行改造。比如，我会重用前胡代替调心汤中的柴胡以治疗冠心病，效果有一定提升。使用前胡治疗胸痹类疾病是我学习刘志杰的《金匮要略增补》而受到的启发，这也使我重视《千金方》的学习。《千金方》中有一系列前胡汤类方治疗胸痹类疾病，有些是在大肠腑篇章，却对胸痹治疗有一定借鉴，这也是中医整体观念的一种体现。比如，大家来看这条记载："治胸中久寒澼实，隔塞胸痛，气不通利，三焦冷热不调，饮食减少无味，或寒热身重，卧不欲起，可使用下方治疗。前胡，人参，半夏，甘草，黄芩，生姜，当归，大黄，防风，麦冬，吴茱萸，杏仁。"

再看下面一条记载："治胸中逆气,心痛彻背,少气不食,前胡汤方。前胡,甘草,半夏,黄芩,人参,生姜,大枣,芍药,当归,桂心,竹叶。"大家看前五、六味药,是不是有了小柴胡汤的影子? 只是把柴胡换成了前胡,这应该不是一种巧合吧。

据《别录》记载,前胡治疗痰满、胸胁中痞、心腹结气,能下气,治伤寒寒热,推陈致新,明目益精。大家对照《神农本草经》中柴胡的原文可以发现,两种药物主治范畴大同小异,文字描述也非常接近。因为前胡止咳作用更好,所以我使用刘绍武的调肺、调心汤的时候,往往将柴胡换成前胡。

17. 乌贼鱼骨

乌贼鱼骨(海螵蛸),味咸微温。主治女子漏下赤白经汁,血闭,阴蚀肿痛,寒热,症瘕,无子。生池泽。

海螵蛸味咸,性温涩,可收敛止血、涩精止带,可用于治疗诸血证和带下病。与贝母合用为乌贝散,治疗反酸胃胀有效。

该药也属于动物类药物,从《神农本草经》原文来看,该药有补肝肾、通滞涩、敛精气的作用,可以说该物集通、涩矛盾于一身。我多数情况下是用该药治疗妇科疾病,如月经漏下不止,对于腰酸属于肾虚者,往往有使用海螵蛸的机会。

18. 人参

人参,味甘小寒。主补五脏,安精神,定魂魄,止惊悸,除邪气,明目,开心益智。一名人衔,一名鬼盖。生山谷。

从地域关系来猜测,《本草经》记载的人参应该是党参,而传说中能够起到起死回生作用的人参应该是东北地域产的野山参,非常稀有。人工种植的东北人参,虽然可以起到一些补益作用,但不能回阳固脱。

党参价格低廉,产量相对足,性温味甘,气香,气味俱厚,入脾生津,兼可益肺,治诸虚损,外感之初不宜使用。《本草经》所言"补五脏,安精神,定魂魄,止惊悸,除邪气,明目,开心益智",提示其可用于治疗心神不安、心脾两虚、气血不足之症,类似于神经衰弱综合征。其性质偏热,肝火旺者可配伍其他药以纠正其热性,同时也要注意用量。

19. 牛膝

牛膝,味苦(酸)平。主治寒湿痿痹,四肢拘挛,膝痛不可屈伸,逐血气,伤热火烂,堕胎,久服轻身耐老。一名石倍。生川谷。

牛膝味甘,性质略凉,能引血下行,有疏通血痹的功效。可以治疗小便涩痛、小便不利、妇女经痹、癥结下腹等病症。

牛膝"主治寒湿痿痹,四肢拘挛,膝痛不可屈伸",提示其可以流通气血,治疗腰膝酸痛、拘挛难伸。"逐血气,伤热火烂,堕胎"之语可以证实其性偏凉,能引上焦火热下行,且具有滑利之性,容易导致堕胎。牛膝配合二妙散加薏苡仁成四妙散,用于治疗湿热痿痹、下肢乏力酸疼。因牛膝有疏通血痹的作用,且有滑利疏通之效,在治疗前列腺增生导致的小便不畅方面应该会有一定作用。

20. 车前子

车前子,味甘寒,无毒。主气癃,止痛、利水道小便,除湿痹,久服轻身耐老,一名当道,生平泽。

车前子味淡,性滑主降,该药煎煮后黏稠滑利,主要用于下窍,可泻膀胱热,利尿而不伤阴。该药利尿并不是增加尿量,而是使小便更加畅通。车前子"主气癃,止痛、利水道小便,除湿痹",提示其有疏通下焦湿热的效果,利窍止疼。

中医有利小便以实大便之效,故而车前子可以治疗泄泻。张锡纯有一首薯蓣车前粥方,治疗阴虚肾燥、小便不利、大便滑泻,兼治虚劳有痰作嗽。药用山药一两、车前子四钱,二味药俱生用,同煮粥服之。

21. 独活

独活,味苦平,无毒。主治风寒所出,金创,止痛,奔豚痫痓,女子疝瘕,久服轻身耐老。一名羌活,一名羌青,一名护羌使者。生川谷。

羌活、独活是两种药,临床作用基本类似,味苦,性温,气味雄烈,能散筋脉伏寒,通阳除湿。配合血分药物,可通脉除湿,舒展筋脉拘挛,如独活寄生汤;配合健脾药物可升举阳气,发散肌肤郁热,如升阳散火汤。另外,凡是能散寒的药,经过适当配伍,也可起到散热作用。例如,独活配合细辛、川芎、黄芩、石膏、大黄等,可以散上焦热邪,治疗风火牙痛。独活气味雄烈,能升清阳之气,有开窍作用,故可加入治疗鼻炎、鼻窦炎的方中。

关于独活治疗"奔豚痫痓,女子疝瘕",其机理应当从升清降浊的角度去解释,与桂枝降逆的机理相同。奔豚是由于阴邪上冲所致,阴邪之所以上冲,乃是由于上阳不足,多一分阳气即损一分阴邪,少一分阴邪即复一分阳气。独活能散除阴邪,升举阳气,故可治疗奔豚。痫痓应该是抽搐之病,独活可升阳开窍,配合息风止痓之品,可以治疗癫痫,这点已有医家在实践中运用,大家可以参考。在治疗癫痫时,我们往往会考虑镇肝息风、通络息风、化痰息风,其实还有一个通阳息风的方法可以选择,应引起重视。阴寒之气积聚于下焦日久,则成女子疝瘕之病。独活能散寒通脉,阴邪祛除,气脉通常,有形之疝瘕可愈。

22. 升麻

升麻,味甘平。主解百毒,杀百精老物殃鬼,辟温疫瘴邪蛊毒,久服不夭,轻身长年。一名周升麻。生山谷。

升麻体清,其质中空,味苦,略具寒性(也有人认为升麻平和,无寒性)。主上升,有升散作用。有人认为升麻可以升胃肠之气,但其实胃肠之气以降为顺,升其何用?我认为升麻是一味清热解毒的药,可以治疗各种热毒和郁热病症,且药性比较平和,无明显毒性。《名医绝招》一书中记载,升麻用量达到30 g以上时,用于治疗病毒性肝炎,无明显不良作用。

升麻"杀百精老物殃鬼",古人认为人们精神异常、胡言乱语是因为精老物殃鬼作怪,升麻可能对安神有一定效果,但在临床中很少使用升麻来安神。第二种解释是与"辟温疫瘴邪蛊毒"相联系,升麻可以治疗瘟疫、瘴邪、蛊毒等传染性疾病,古人认为瘟疫是由瘟神作怪所致,所以"百精老物殃鬼"也可能是指瘟疫。限于古代的认知水平,人们对传染性疾病很是害怕,并且不知道怎么预防和治疗,故有"送瘟神"之说。

说到传染病,这里多延伸一点。新中国成立之初,长江流域血吸虫病广为传播,患者感染之后会出现肝脾肿大、腹部膨隆、四肢消瘦、腹泻便血等症状,失去劳动能力,致死率相当之高。我国古代开始就有血吸虫病的记载,而古人没有找到其病因,也没有办法控制该病的传播,只能用"送瘟神"的办法求得心理安慰。新中国成立后,毛主席发出消灭血吸虫病的号召,人们通过兴修水利、洁净水源的科学办法,基本消灭了血吸虫病,这堪称医学史上的奇迹。

在新冠疫情出现后,我格外注意治疗瘟疫的中药,但是在流传比较广的协定处方中很少见到升麻。后来在田春礼治疗瘟疫的十神汤加减方中看到了该药的影子,大家有机会可以验证一下其疗效。

23. 菟丝子

菟丝子,味辛平。主续绝伤,补不足,益气力,肥健,汁,去面䵟,久服明目轻身延年。一名菟芦。生山谷。

菟丝子性温味辛,是一种植物但没有根,也被称为豆寄生。菟丝子的藤蔓附着于其他植物上(一般是豆类植物),吸收其他植物的营养而生长。它善补肝肾、益阴固阳。凡遗精、白带、虚劳腰疼、四肢困倦无力等症状由肾虚引起者,使用菟丝子会有良好效果。著名成方五子衍宗丸中有菟丝子,说明该药有治疗不育、生精的效果。该药比较平和,无燥热之性。

《神农本草经》中没有讲到菟丝子的安胎作用,但张锡纯根据临床实践和对菟丝子的药性分析,认为菟丝子有很好的安胎作用。他认菟丝子吸收其他植物营养的生成过程与婴儿吸收母体营养的过程相类似,并且菟丝子补肾固腰。实践证明,菟丝子确实有安胎作用。与菟丝子生长习性类似的还有桑寄生,也出现在张锡纯的寿胎丸中。菟丝子和桑寄生性平,无明显偏燥、偏热、偏寒之性,这两味药有"百搭"的特点,临床运用时可根据患者的具体辨证而配合其他药物使用。

24. 菊花

菊花,味苦平。主治风头,头眩肿痛,目欲脱,泪出,皮肤死饥,恶风湿痹,久服利血气,轻身耐老延年。一名节华。生川泽。

菊花秉承金秋之气,可克制肝木之旺,故主头风。若目欲脱、泪出之症由于肝气过旺所致,使用菊花比较适合。临床中,我们一般使用该物清利头目,散上焦风热。有的医家认为野菊花才有相应效果,但是我并没有特别确切体会。

菊花多数情况下与桑叶同用,以清上焦风热。我认为,凡是肝旺导致上焦症状者,均可使用桑叶、菊花。因这两味药药性比较柔和,所以应该用到 20 g 以上才有相应效果。

25. 当归

当归,味甘温,无毒。主治咳逆上气,温疟热洗洗在皮肤中,妇人漏下绝子,诸恶疮疡,金创,主饮之。一名乾归。生川谷。

当归味甘略辛,质濡润,气味俱厚。"肝欲散,以辛散之;肝欲缓,以甘缓之。"当归辛而甘,符合肝脏所喜的禀性,并能养血。治疗女子月经稀少、跌扑金疮、血虚而精神不振、萎靡无力者,当归为要药。

然其性滋腻,大量服用会碍脾之运化,有滑肠的弊端,故而治疗血虚之证常配白术、砂仁等药助脾运化。

根据《神农本草经》原文,当归的第一种功效是主"咳逆上气"。当归有辛散之性,或与肺之收敛肃降不相合,故外感之咳嗽不可使用,但慢性咳嗽应该有运用的机会。"温疟热洗洗在皮肤中"之语不好理解,在此不妄加解释。主"妇人漏下绝子"则比较好理解,肝主藏血,漏下不止则血海空虚,不能受孕;或月经稀少、月经不下,当归均有应用的机会。主"诸恶疮疡,金创",说明当归可以促进疮疡愈合的作用。在刘绍武的《三部六病精义》中有一首理心复脉汤,由当归四逆汤化裁而来,用于治疗血管闭塞性病变导致的肢体溃烂。有一个病例突出了当归的疗效:一个血管闭塞性脉管炎患者,肢体溃烂,使用此方治疗,逐步见效。当方中缺少当归时,肢体溃烂会加重;加入当归则稳步见效,最终治愈。

26. 黄芪

黄芪，味甘微温。主治痈疽久败疮，排脓止痛，大风癞疾，五痔鼠瘘，补虚，小儿百病。生山谷。

黄芪气香，味甘淡，性温，气厚而味薄，力可益气固表、升阳补虚。气有余者不可用之。中风半身不遂常用补阳还五汤治疗，但是对于有肝阳上亢、痰瘀气闭病机者不可使用。另外，三焦火实、表邪初得者均不可用。

脾主升清，中气健忘全赖脾胃之功。营卫之气根于中气，如果脾胃受损，运化无能，升清无权，则会出现卫外不固之证，如腠理疏松、自汗恶风、疮口不愈合等。这时需要使用黄芪固表止汗，促进疮口愈合。气虚而小便不畅、小便无力、小便涩痛者，有使用黄芪的机会；小便失控者也有使用黄芪的机会，因为黄芪有统摄之力；但下焦湿热型不可使用。

然而我们现在使用黄芪，只取其"补气"作用，见到乏力症状首先想到黄芪。如果是由中气不足导致的乏力，用黄芪会有作用；但如果是湿浊导致的乏力，黄芪则不适合。

黄芪"痈疽久败疮，排脓止痛，大风癞疾，五痔鼠瘘，补虚，小儿百病"，《本草经》重点记载的是黄芪的补虚排脓、生肌作用。黄芪可补气助运，万物生长靠阳气，黄芪把水谷精华运输至空虚部位，促进伤口愈合。

张锡纯对于黄芪有很深的研究，他认为黄芪是治疗大气下陷的关键药物，并可用于气虚型先兆流产、崩漏，取其托举之力。张锡纯还记载了名人胡适得消渴证，用黄芪汤治愈的佳话。通过临床实践验证，黄芪对消渴确实有效，但要想治愈糖尿病却非常困难。我在临床中曾有单纯使用中药治疗糖尿病的经验，能够在较长时间内控制血糖，但无治愈的把握。

黄芪治疗消渴的机理大概也是因其能升举阳气。张锡纯认为黄芪可鼓动津液上行，又能补气统摄下焦气化，不使小便过多。张锡纯的玉液汤、滋膵饮皆为治疗消渴之方，都重用黄芪。

如果糖尿病未得到及时治疗，会影响微循环功能，进而并发血管病变，形成肢体溃疡，其中足部溃疡和坏疽最常见，严重者甚至需要截肢。在这一系列病理过程中，都有使用黄芪的机会。如果夹杂局部热毒，则需要加大量双花、玄参、天花粉等药的用量以克制黄芪的热性。如果发展到糖尿病足这一阶段，黄芪的用量必须达到 100 g 甚至更多。

还有一首著名方剂——王清任的补阳还五汤，其中重用黄芪治疗中风偏瘫后遗症，也是取黄芪的运输、推动作用。古人把偏瘫叫作偏枯，认为其是偏侧肢体失去营养所致。实际是大脑偏侧失去"营养"所致，中风后遗症是很难治疗的，我在行医之初就在神经内科病房工作，每年接触几百个脑中风患者,其康复效果最终取决于脑梗死部位。

27. 黄连

黄连,味苦,无毒。主热气,目痛,眦伤泪出,明目,肠澼腹痛下利,妇人阴中肿痛,久服令人不忘。一名王连。生川谷。

黄连大苦,味厚,性寒,苦能燥湿,寒能清降,三焦火热皆能主之。善理心脾之火,诸口疮、牙疼、呕吐、痞闷、腹泻、热疮疡等皆有运用的机会。

黄连"主热气,目痛,眦伤泪出",以上症状均为热邪上攻所致。黄连有清降之力,故可治之。此处主治"肠澼腹痛下利",是湿热型腹痛下利,不是寒湿型泄泻,大家应该注意。黄连清热燥湿,有厚肠胃之功。其治疗"妇人阴中肿痛",乃是由于热胜则肿,火旺则痛,妇科炎症亦有使用黄连的机会。

少量黄连有开胃之效。我在临床中见到脾虚胃热病机时,调胃健脾方中常加入 1.5 g 黄连,火旺严重者可加大黄连用量。据我的经验,胃热越大,越可以增加苦味药的用量,患者服用后并不觉苦甚。如果患者没有胃肠之热,服用黄连会觉得苦甚,难以下咽。只要合乎其病机,则患者容易下咽。这是我临床的一点体会。

吴茱萸、黄连组成左金丸,寒热并用,巧夺造化之功。然吴茱萸也是辛辣难以下咽,水煎前清水多洗几遍能减少其难喝的味道。

肉桂、黄连配伍可以起到助睡眠的作用。黄连可引阳入阴,苦可坚阴,有宁静之功。《伤寒论》中使用黄连的方剂很多,比如诸泻心汤、黄连阿胶汤等,应当认真学习。

28. 蒲黄

蒲黄,味甘平。主治心腹膀胱寒热,利小便,止血,消瘀血,久服轻身,益气力,延年神仙。生池泽。

农村人对蒲黄应该比较熟悉,该物生长在池塘,是香蒲的干燥花粉。香蒲叶子可以编草鞋。蒲黄成柱状,干燥后可以点燃。

蒲黄色黄,味甘平,为粉末状,质轻,一般包煎。该药集化瘀与止血功能于一身。一般来讲,生用祛瘀破血,炒用偏于止血。上治吐、衄、咯血,下治肠红崩漏。该物生用性凉,有凉血消肿之效。《本草经》言其"主治心腹膀胱寒热,利小便",说明该药可以祛瘀、通利,可以治疗泌尿系结石导致的小便涩痛,并且兼有清凉之性,故而下焦郁热者较为适合使用。心腹寒热症状乃是瘀血导致脉络不和、阴阳失调所致。我治疗顽固腹痛时,经常使用蒲黄、五灵脂组成的失笑散组合。其实散剂效果更好,但我一般使用煎剂也有效,各用 5～8 g,配合大柴胡加减方,效果一般较好。对于某些慢性腹痛、胁痛,排除其他重大疾患之后,我经常使用该思路治疗。祛瘀药物用量不要过大,因为瘀血的形成时间较长,磨化瘀血也不能性急。

29. 赤箭

赤箭(天麻),味辛温。主杀鬼精物,蛊毒恶气,久服益气力,长阴,肥健,轻身增年。一名离母,一名鬼督邮。生川谷。

天麻质重,味甘略辛,气和,药性缓。肝苦急,以甘缓之。该物入肝息风,也能舒展筋脉,治疗腰腿疼痛。

天麻又叫定风草,有风不动,无风自摇。药用部分是该植物的干燥块茎。奇怪的是,该植物没有根,也没有绿色叶片,不能进行光合作用,而是依靠蜜环菌分解吸收土壤里的养分以生长。

平时在临床中,大家都用天麻、钩藤治疗头晕。凡是有头晕症状的患者,处方中往往不能缺少天麻,因为"诸风掉眩,皆属于肝",天麻有息风作用,故而该物正对眩晕之症。其实不然,临床的头晕分很多种,性质截然不同。从症状上看,有头部昏沉沉而主诉头晕的,有视物旋转、恶心呕吐、耳鸣听力下降的,也有走路不稳、动作失调的,还有一些症状不典型,临床不好分类的。从病变部位看,有些头晕病变在颈部,有些在内耳,有些在小脑,也有些是药物副作用或药物过量、神经衰弱等引起的头晕,甚至有一些头晕很难找出原因。

我在临床之初,基本不用天麻治疗头晕,临床效果也不错。曾有一个美尼尔病患者,我给她开方时,她告诉我不要使用天麻,因为使用天麻会加重其眩晕,这才引起了我的注意。其实天麻也是有偏性的,并不是治疗头晕的万能药。

首先,该物性质偏于甘温,属于偏补的药,适用于肝虚风动用之证,而肝胆火旺型眩晕万不可用该物。肝阳上亢兼有上实下虚者可用天麻,下不虚者则不适合使用。

30. 龙胆

龙胆,味苦涩。主治骨间寒热,惊痫邪气,续绝伤,定五脏,杀蛊毒,久服益智不忘,轻身耐老。一名陵游。生山谷。

龙胆草味苦如胆,性寒,药性下沉,专能清泄肝胆火。凡肝火上炎所致的目痛、头疼、头晕、失眠、尿赤等证,均有运用机会。名方龙胆泻肝汤专主肝胆火旺而致的胁痛、耳鸣、耳痛、阴部发痒、带下黄臭、阴汗、阴肿发亮等。带状疱疹导致的局部烧灼痛,用龙胆草治疗也有较好效果。龙胆草水煎放凉后,局部外敷治疗皮肤湿疹也有一定效果。

小儿多动症,表现为挤眉弄眼、在学校不能集中注意力学习、口中发出动物叫声而不能自控、夜寐不安、脾气急躁等,多属于肝旺病机。木旺则脾土必虚,此时需要用泻肝健脾的思路,可以使用龙胆草、夏枯草、茯苓、山药、柴胡、白术、炙甘草、白芍、当归、牡蛎、全蝎、太子参等药物。龙胆草用2～3 g就有一定疗效,成年人服用含龙胆草8～10 g。对于小儿多动这类的疾病,龙胆草是关键药物,因为龙胆草主"惊痫邪气"。至于"骨间寒热,续绝伤,定五脏,杀蛊毒"等作用,则无确切的临床体会。

31. 芍药

芍药,味苦。主治邪气腹痛,除血痹,破坚积,寒热疝瘕,止痛,利小便,益气。生川谷。

《神农本草经》和《伤寒论》等书中使用的芍药,未注明是白芍还是赤芍。一般情况下,默认为白芍。根据我多年的学习积累,现对白芍、赤芍略作解释。

白芍色白,味苦微酸,性寒凉。此药入肝养阴、养血,能平肝之过旺,有柔肝之能。此药又有酸收之能,也可收敛肺气以治疗咳嗽。《本草经》中芍药主"邪气腹痛",此处腹痛是肝旺所致。白芍有土中泻木之效,能缓肝之急而治腹痛。小建中汤是由桂枝汤倍用白芍并加高粱饴而得,原文载:"伤寒,阳脉涩,阴脉弦,法当腹中急痛,先与小建中汤,不差者,小柴胡汤主之。"

小建中汤方

桂枝三两(去皮)　甘草二两(炙)　大枣十二枚(擘)　芍药六两　生姜三两(切)　胶饴一升

小柴胡汤证加减法中也记载了腹痛加白芍之法,原文:伤寒五六日,中风,往来寒热,胸胁苦满,嘿嘿不欲饮食,心烦喜呕,或胸中烦而不呕,或渴,或腹中痛,或胁下痞鞕,或心下悸、小便不利,或不渴、身有微热,或咳者,小柴胡汤主之。

小柴胡汤方

柴胡半斤　黄芩三两　人参三两　半夏半升(洗)　甘草(炙)　生姜各三两(切)　大枣十二枚(擘)

上七味,以水一斗二升,煮取六升,去滓,再煎取三升,温服一升,日三服。若胸中烦而不呕者,去半夏、人参,加栝蒌一枚;若渴,去半夏,加人参合前成四两半、栝蒌根四两;若腹中痛者,去黄芩,加芍药三两;若胁下痞鞕者,去大枣,加牡蛎四两;若心下悸、小便不利者,去黄芩,加茯苓四两;若不渴、外有微热者,去人参,加桂枝三两,温服微汗愈;若咳者,去人参、大枣、生姜，加五味子半升、干姜二两。

此条文是非常重要的，一定要背诵。虽然该条文的"七或"证加减法不一定是张仲景的原文，但可以肯定的是，即便不是出自他本人之手，也一定出自精通张仲景学术思想的高手，因为七个加减法基本是按照张仲景的用药风格来进行的，并且在其他条文中可以找到证据，大家应该仔细阅读。

白芍治疗腹痛的效果，由"除血痹，破坚积，寒热疝瘕"可见，白芍也具有攻坚祛瘀之效。《本草经》中的"疝瘕"不是疝气的意思，应该也是腹痛的意思。当归芍药散、桂枝茯苓丸中均重用白芍，大家应该仔细体会。

白芍有通便之效，大便干燥、津液亏虚者，白芍用至 30 g 以上时有明显的通便效果。然脾胃虚寒、气虚型便秘则不适合使用白芍。

赤芍色赤，味苦较白芍重，性寒，主要用于清热凉血，行血之滞，诸毒热痈用之可以消散毒气。白芍与赤芍的功效有重叠之处，从目前资料来看，赤芍更偏向于入血分，消散血中瘀滞，具有清热凉血的功能。

32. 沙参

沙参，味苦微寒，无毒。主治血积惊气，除寒热，补中益肺气，久服利人。一名知母。

沙参质轻疏松，皮肉淡黄，气和，味微苦，性凉，专清肺气滋阴。肺清则气顺，可治咳嗽、喘逆，鼻塞热壅，皮肤瘙痒，肠热下血等症。《神农本草经》中沙参又名知母，然而，那个时代的沙参到底是今天的知母还是沙参，尚难确定。现在的知母与沙参是两种药，知母为百合科植物，沙参为桔梗科植物。知母与沙参的功效有类似之处，均有滋阴养肺益气之效，但知母偏向于治疗肾阴虚水亏。知母合用黄柏为降下焦火热的经典组合，脾虚内寒者不可用。知母清胃生津作用略胜一筹，白虎汤中知母清热生津，治疗烦渴之症。

沙参清肺益气，有肃降之功。肺心病、心衰等如有肺阴虚症状者，可以使用沙参，用量在 30 g 以上。李孔定有一首治疗喘逆的方剂，沙参用量有 70 g 之多。

33. 丹参

丹参，味苦微寒，无毒。主治心腹邪气，肠鸣幽幽如走水，寒热积聚，破癥除瘕，止烦满，益气。生山谷。

丹参色赤性凉，味微苦。色赤味苦，入心与心包络。邪热入心，脉络不宁，睡眠不安，用此清心益气。此物能清心益气，心清则气顺，气顺则血和，而达气血两旺之效。

丹参主"心腹邪气,肠鸣幽幽如走水"。"肠鸣幽幽如走水",应该是气机升降失司,胃肠不和所致,并非肠道有水饮之类的疾患,似与胃肠自主神经功能紊乱之症相符。丹参又主"寒热积聚,破癥除瘕",提示该物有祛瘀通利、攻坚之效,并且该物有益气之效,不会因为攻伐而伤正,适合治疗虚瘀夹杂之病机。

我在临床中常用丹参治疗冠心病,一般用量是 30 g。焦树德医师用良附丸、丹参饮、百合汤组成三合汤治疗长期不愈的胃脘痛疾患,效果良好。三合汤组成如下:丹参,百合,乌药,高良姜,香附,砂仁。焦树德医师使用三合汤几十年,疗效确切。刘绍武的调心汤中也重用百合、乌药、丹参三味药,配合小柴胡汤以调节整体,临床效果良好。

34. 白薇

白薇,味苦平。主治暴中风身热,肢满,忽忽不知人,狂惑邪气,寒热酸疼,温疟洗洗,发作有时。生川泽。

白薇苦寒,古方用白薇者有《金匮要略》的竹皮大丸,《小品方》的二加龙骨汤,以及《全生指迷方》中的白薇汤,其效用主要在于清虚热、血热。但是根据《神农本草经》原文来看,白薇适合治疗中风疾患,"暴中风身热,肢满,忽忽不知人,狂惑邪气"等症状符合中风病发病急骤的特点。然而,该物治疗中风并非主要针对偏瘫,而是对清窍不灵、神志不清的症状有效。该药走上焦,能开窍醒神、疏散内风,有清肝之效。

我们在治疗肝阳上亢型头晕、肝火上炎导致的头晕失眠症或更年期综合征时,常有机会使用白薇。我曾用白薇治疗一些头目昏沉的症状,配合开窍醒神的药物,取得了一定效果,但是方剂没有进行精简,不能明确体会白薇的疗效。一般来讲,方剂的药物越是精简,越有助于认识某些药物的疗效。

35. 蒺藜子

蒺藜子,味苦温。主治恶血,破癥结积聚,喉痹,乳难,久服长肌肉,明目轻身。一名旁通,一名屈人,一名止行,一名豺羽,一名升推。生平泽。

蒺藜辛苦温,入肝经,有开郁散结、平肝熄风之效。治疗肝气不舒、气郁作痛、皮肤瘙痒等症,兼能平肝熄风,治疗头晕、头疼,目昏等。

农村人对刺蒺藜应该很熟悉,它往往生长于墙头干旱的地方,不喜潮湿环境,因此又叫旱草。小时候喜欢光着脚到处跑,最怕踩到此物。

还有一种叫作沙苑子的沙蒺藜,用于治疗肝肾不足、腰膝酸痛、尿频遗精等症。而具有疏肝散结作用的蒺藜是刺蒺藜。根据《本草经》文意,该处记载的应该是刺蒺藜,因为下文提到它又名"屈人""止行"。

刺蒺藜善行善破,可以驱逐瘀血。凡胁痛、胃胀、乳房胀痛等肝气不舒症均有应用此药的机会,一般配合柴胡、郁金、白芍、枳壳、香附等药物使用。

蒺藜有疏肝和胃之效,治疗胃脘胀痛有良效。

该物善息风明目,一般配合菊花、桑叶、木贼、决明子等药物使用。

治疗甲状腺结节、乳腺结节等可以配合蒲公英、连翘、浙贝母、牡蛎、夏枯草等药物。

治疗皮肤瘙痒疾患时,往往可以用到制何首乌、蒺藜组合,一些过敏性疾患也有用此组合的机会。

蒺藜治疗"恶血,破癥结积聚"的疗效容易理解,因为该物善行善破,可以驱逐瘀血。我对于治疗喉痹之效则体会不深,该处治疗的喉痹应该是慢性喉痹。急性喉痹往往需要清热解毒、消肿利咽之药,而慢性咽炎应该有使用刺蒺藜的机会。

36. 巴戟天

巴戟天,味辛微温。主治大风邪气,阴痿不起。强筋骨,安五脏,补中,增志,益气。生山谷。

巴戟天味甘性温,为补肾妙品,无燥热之性,常用于男子不育、女子肾虚不孕、腰膝酸痛、阳痿不起等症,为一种强壮性补益之药。

巴戟天为补肾之药,一些医生在临床中遇到阳痿早泄患者时,便会想到堆砌补肾之药。若是符合肾虚有寒病机者,效果尚可;但遇到下焦湿热病机者,则不会有效。很多现代人缺乏运动、熬夜,再加上高热饮食等因素,形成肾阴虚兼下焦湿热的病机者甚多。这时用一些补肾壮阳药物可能会起反作用,千万注意。

下焦湿热夹杂肾阴虚体质者,往往会有阳痿早泄、阴汗多、性情急躁等症状。应当使用利湿清热补肾之法,药用龙胆草、黄柏、薏苡仁、滑石、竹叶、蒲公英、玄参、猪苓等以利湿清热;补肾可以用山茱萸、杜仲、沙苑子等;再加入生牡蛎以化水饮、敛汗;蒺藜以舒展肝经。这种处方往往效果不错,大家可试用。

我在临床中使用巴戟天、肉苁蓉等药物时,往往是取其补肾健脑之效。治疗更年期综合征时,如果遇到腰腿发凉、脉沉弱有寒象者,我往往会加入巴戟天、肉苁蓉,以起到健脑安神、调和情绪的作用。

另有一位癫痫患者,她从出生后就有癫痫发作,曾到过很多家专科医院治疗,用中西药无数,现已步入中年,仍然不能控制癫痫发作,尤其每到夜间发作明显。她的脉象细微无力,精神萎靡,眼神、表情略有呆滞,与其交谈时发现反应偏慢。我给其用巴戟天等补肾药物,以及茯神等安神药物。服用十天后,患者癫痫发作减轻,表情明显变得灵活,与其交谈时发现应答反应较前好转,但是其家长不想给其继续进行中药治疗,因此未能继续观察临床疗效。

此患者的脉象、症状符合阳气不足的表现,夜间发作则更加证实其阳气不能镇摄阴邪的特点。给其使用补肾壮阳之药取得一定效果。

37. 川芎

川芎,辛温,无毒。主治中风入脑头痛,寒痹筋挛缓急,金创,妇人血闭无子。生川谷。

川芎辛温,其香,"芎"乃"穹"之意,至高的意思,所以川芎可达头部,祛头部风寒。它芳香雄烈,能升清阳之气。其气辛温,善行气血,流通血脉,为血中气药,行周身血脉,治气血停滞。然此药动而不守,久用或多用会损伤人之正气。古人发现久服川芎会令人暴亡,这与柴胡久用劫肝阴的道理类似,应当从辩证的角度来分析和使用。

川芎辛温,走血海胞宫,对于寒气导致月经延迟,宫寒不孕者有应用的机会,如温经汤等。川芎祛头面之风,头疼者多用川芎以治疗,寒气侵袭上焦导致的头疼最为适合,夹杂热象者可加黄芩,石膏等。

川芎治疗中风入脑头痛,又能治疗"寒痹筋挛缓急",因其能流通血脉关节气血,故而川芎上可以走头面以祛风寒,下可以入血海以开血闭,中可以解郁行气以调脾胃气滞,外可以周行肢体关节之气血,用处大矣!然不要只知其利而忽视其弊,川芎性走而不守,雄烈发散,久用耗人精血。

38. 防风

防风,味甘温,无毒。主治大风,头眩痛,恶风,风邪,目盲无所见,风行周身,骨节痛痹,久服轻身。一名铜芸。生川泽。

防风味甘,性微辛温,质润,走而不守,气味俱轻,善升浮走表,有散性,可散上焦及肢体关节风邪,有通利血脉、透利关节之功。

防风主风,是治风之意。又风能胜湿,故而防风可以祛湿。其实这是一句自相矛盾的话,想用五行生克制化理论推演中药作用,是行不通的。防风克制风邪,风邪弱,焉能有力克湿?这种做加减法的思路不值得大家深入思考。

只有从药物和五行的本质意思去思考,才能得到顺畅的解释。防风性质是走而不守,性散,性润,疏通之力是其核心作用。何为风邪?风邪侵袭关节、血脉会导致血脉痹阻不畅,血脉滞则局部津液化湿,产生水肿,在北方地域感受更加明显。无论是风还是寒,都是机体不能适应的环境因素,机体不能适应则导致不适症状,若能适应则不会导致病症。风寒、风湿只是一种疾病症状性质的描述和代码。防风体润而能通,脉络通则湿邪自去,血行则风自灭,血脉流畅则风邪性质的症状得到缓解。大家没必要纠结于生克制化这类的术语。

"防风主大风,头眩痛,恶风,风邪,目盲无所见,风行周身,骨节痛痹。"抓住药物的本质性质,再来看《神农本草经》原文则容易理解了。头眩、头疼是因湿气侵袭头颈部关节,导致上阳不足而来。"目盲无所见"是与头眩、头疼相互联系的症状,是头目昏沉、视物不清的自觉症状,并不是所有目盲症状都可以运用防风治疗,因为导致目盲的因素甚多。

"风行周身,骨节痛痹"之语则比较好理解,因为防风善行、善通。《金匮要略》中桂枝芍药知母汤是治疗痹症的代表方剂,该方治疗诸肢节疼痛、身体尪羸、脚肿如脱、头眩短气、温温欲吐等症状。该方治疗病机比较错杂,有寒湿侵袭关节的病机,也有化热的成分存在。湿浊之气下行则脚肿如脱,上逆则头眩,蕴郁中焦则温温(愠愠)欲吐,影响肺气宣降则短气。因此,该病证的病机包含上下、内外之证。防风流通全身、内外,配合白术、附子、桂枝则除寒湿,配合知母养阴、利水、清肺则助肺气宣降。该处不适合川芎,是因为该方证寒湿、湿热错杂,且肺阴虚有损伤,川芎辛温偏燥,而防风体润,流通而不伤阴。防风性质柔和,一般需要用至 30 g 许效果方好。

39. 五味子

五味子,酸温。主益气,咳逆上气,劳伤羸瘦,补不足,强阴,益男子精。生山谷。

五味子性温,味酸,色紫黑,气香,皮肉酸甘,核略有辛咸味道。该药主要有敛肺下沉之性,可补肾精之不足,治疗诸喘逆虚劳之病。对于元气不足、肾精不固、久泻、久痢、久喘嗽等,可用五味子,以起到收敛固涩、益精强阴之效。

五味子主益气,治疗劳伤羸瘦,补不足,强阴,益男子精,这些均是强壮温补之效。然而,湿热体质者不太适合使用。《本草经》往往记载药物的有利作用,而疏于记载其不好的方面。但在临床中,欲用其利,必先详知其弊:五味子属于温性之品,肝热、湿热、胃热体质者均需要注意。

五味子主咳逆上气,但病在表或仅是外感初起者莫用。在内科临床中,其应用范围甚广。对于心血不足、心悸、睡眠不佳者,可用之养心益气。五味子的酸性有镇静之效,如刘绍武的调心汤中就有五味子,方中五味子与麦冬、党参形成生脉饮组合。心脏病变日久往往虚实夹杂,该组合可以起到益气、宁神之效,用于治疗心烦、失眠、心悸、多梦等症状。

对于寒饮咳嗽,五味子、干姜、细辛是必用组合,如小青龙汤中就有这三味药的组合。《伤寒论》原文记载:"伤寒表不解,心下有水气,干呕,发热而咳,或渴,或利,或噎,或小便不利、少腹满,或喘者,小青龙汤主之。"又云:"伤寒,心下有水气,咳而微喘,发热不渴,服汤已渴者,此寒去欲解也,小青龙汤主之。"

小青龙汤方

麻黄(去节)　芍药　细辛　干姜　甘草(炙)　桂枝(去皮)各三两五味子半升　半夏半升(洗)

小青龙汤也属于表里同治之方,痰饮停在胃脘处,引发寒痰上逆咳嗽、喘促,即便表邪未除,单纯解表无济于事,必须先解决痰饮问题,解表药物才能发挥作用。

顺便提一下大小青龙汤的意义。在我们的农业文化传统中,龙是主管风雨的,农民最希望风调雨顺,这样才能保证收成。龙能治水,升天治风雨,入海治水道。大青龙汤主治表邪不解、上焦郁热,主上焦,宣发郁热于外;小青龙汤主导心下痰饮下趋,通过半夏、五味子、干姜、细辛等温化水饮,导之而下。张仲景不是根据药味的多少来定大小青龙汤,而是根据其作用的部位来定。大青龙升天主上焦,小青龙入江河主导下。这是中国传统文化的一种传承和延续,我们今天则需要以更加实事求是的态度进行分析。

40. 麻黄

麻黄,味苦微温无毒。主中风伤寒头痛,温疟,发表出汗,去邪热气,止咳逆上气,除寒热,破癥坚积聚。一名龙沙。生山谷。

麻黄色青,中空质轻,味微苦,性温主升散,通腠理。对于伤寒表实无汗之证,可用麻黄散寒宣表、开腠理。近代名医张大昌把麻黄剂归为轻剂之属,认为"轻可去实",这是对麻黄性能的高度概括。

中药书籍多记载麻黄属味辛,但是水煎该物并无明显辛味,略有苦涩味道。学医之初,出于好奇,我曾单独水煎麻黄 15 g 口服,并没有发汗的效果,反而导致失眠。后来我分析认为,麻黄的发汗作用是建立在表寒实的基础上的,只有存在这种矛盾才会有此反应。

《神农本草经》记载麻黄主"中风伤寒头痛,温疟,发表出汗,去邪热气,止咳逆上气"。其中中风伤寒头痛较好理解。我认为温疟不是疟疾之意,而应该是指表邪不解导致的发作性周身发紧、发热等症状,也就是正邪胶着引起的反应。麻黄止咳逆上气是因其能宣散表邪,肺主皮毛,腠理通透则肺恢复正常的宣发肃降功能,并非麻黄主一切的咳逆上气症状。

麻黄可以宣散表寒,也能推出邪热气。其实无论是寒邪还是热邪,都属于阴邪之属。热邪郁肺时,麻黄可以推其外出。麻杏石甘汤是清宣肺部郁热的代表方剂,也可以认为麻黄与石膏配合后起到去肺部壅热的作用。

麻黄有"破癥坚积聚"的效果,但是临床上使用此功效者少。麻黄性锐,能宣散皮毛之闭,轻可去实。凡成形之邪,麻黄也能缓慢攻伐之。有颈椎病骨质增生并伴有寒湿体质者,用葛根汤加少量麻黄、黄芪、细辛、白术等有效。能否确切消骨刺尚缺乏考证,但是能迅速缓解颈肩部僵疼症状。麻黄、细辛药量不能过大,一般 3～5 g 即可。对于成形之邪,加大药量也不能迅速达到目的,并且可能会导致失眠。如果早晨和中午服药而晚间不服药,则不会导致失眠;晚间服含有麻黄的方很容易影响睡眠,这是我的一点小经验。

41. 茅根

茅根,味甘性偏寒。主治劳伤虚羸,补中益气,除瘀血,血闭寒热,利小便,其苗主下水。一名兰根,一名茹根。生山谷。

茅根味甘,其根中空,质轻,善透散,轻轻飘洒,善清热养阴。此物在农村很常见,但一般人不知其药用价值。将茅根从地里挖出,能直接嚼着吃,汁液丰富,甘甜可口。其根在地下错综联系,生命力旺盛。学医后才知道此物药用价值很高。首先,白茅根可以清肺止咳。李凤林有一首五根汤,治疗外感发热、咽痛效果很好,其中就有白茅根一物。为深入了解白茅根的药效,我曾让家人采收白茅根,切碎晒干备用。冬季流感时,人们若出现咽痛咳嗽的症状,用白茅根 50 g 煮水喝,有很好的疗效。此物没有任何毒性,并且味道不错,小孩也能愿意喝。

另外,该物有利水作用。刘绍武有一首治疗水肿的决渎汤,重用茅根、丝瓜络、车前子、金银花四味药。此方也是刘绍武在民间单方的基础上加减而成,效果确切。我发现单独煮白茅根口服后,小便量有增加的现象。决渎汤治疗水肿诸病,方中并没有健脾、补肾药物,主要是清肺、通络利水的思路。

《易经·说卦》有言:"震为雷、为龙、为苍莨竹,为萑苇。"张锡纯认为茅根具有震卦之象,茅根与萑苇、苍莨竹同类。茅根最善透发脏腑郁热,能透散表邪。此物入肺清肺热、益气定喘,治咳血吐血;入胃可生津止渴;入肾可利尿行水。该药从调肺入手,助其宣发肃降,通调水道。金气下降则生水化津,故可养胃阴治消渴。我个人认为,茅根一物就能起到水精四布、五经并行的作用,临床应该重视此物。新鲜茅根作用更好,如果茅根不易得,也可以用芦根代替,芦根、茅根疗效有很多相似之处。

42. 陈皮

陈皮,味辛温。主治胸中瘕热逆气,利水谷,久服去口臭,下气通神。一名橘皮。生南山川谷。

陈皮辛温,气香,辛而不烈,能降气化痰止呕,长于理气。对于诸气壅滞、胃脘胀闷、痰湿中阻等症状,可以用陈皮配合厚朴等药物来理气消胀。陈皮性质纯良,为止呕圣药。配合半夏使用,偏寒可加砂仁,偏热可加少量黄连、竹茹等。陈皮止咳作用亦佳,主要用于治疗痰湿咳嗽,咳白痰较多者配合杏仁、厚朴、半夏、海浮石等使用。

陈皮助健脾理气,也可缓解滋腻药物的壅滞之性。如熟地配合陈皮,可避免胃脘胀满、碍食欲等问题。

陈皮主"胸中瘕热逆气,利水谷,久服去口臭,下气通神",其核心作用在于降气、宣透、通利壅滞,作用点在于肺和胃。陈皮能肃降胸中郁热、胃中逆气,自然可以通利肠道气机,对大便排出困难者有一定作用。陈皮气香,有化湿浊的作用,可以治疗湿浊中阻型口臭。

陈皮药性偏柔,用量需大。一般治疗胃脘胀闷症状需要30 g甚至更多,下气除胀效果甚好。但瘀血导致的腹胀使用此药则无效,需要另寻他法。如果使用陈皮减少滋腻药物的壅滞之性,陈皮用量一般10 g许即可。

我在临床中一般将陈皮、枳壳当作同类药物使用。只是枳壳性锐,药力较陈皮更为强劲,破气甚速,推荡之力强。陈皮也有相同作用,只是药性偏于柔和。

43. 阿胶

阿胶,味甘平。主治心腹内崩,劳极洒洒如疟状,腰腹痛,四肢酸疼,女子下血,安胎,久服轻身益气。

阿胶为驴皮熬制的固体动物胶,主要成分是蛋白质,是滋阴养血、安胎的妙药。该药气味俱厚,能补肾、益肺、养血,为名贵的滋补类药物。

正宗阿胶需要取黑驴皮,因黑能入肾,取北方玄武之意,熬制时需用山东东阿井水,据说该处井水是济水所经之地,济水为四渎之一。张锡纯在书中提到,济水伏流(即暗河)经过东阿井水,所以水清而重,善下趋,可清上焦之火,滋肾之阴。阿胶又属动物类药品,药性非草木可比,大能滋阴养血,性质温和。

阿胶主"心腹内崩,劳极洒洒如疟状",心腹内崩应该是指内出血的疾病,阿胶能补血止血。劳极洒洒如疟状,应该是因过度疲劳,气阴两虚,津液不足,进而损伤阴血,之后会有肝血虚的表现,如周身恶寒、寒战、面色苍白等。

腰腹痛、四肢酸痛是因血不养筋所致。阿胶安胎,因其能养血、止血,具有平疏泄的作用。关于阿胶平疏泄的作用有点不好理解,其原理在于阿胶能入肝养血,疏泄太过可出现小便过多、慢性泄泻,或者部分急性阴虚泄泻、胎动不安、崩漏下血等症状,这些均属于疏泄太过的范畴。肝主藏血,肝阴血不足会导致肝阳相对太过,出现疏泄太过,即静不足则动太多。

阿胶价格较高,有时我会用龟甲胶代替,因龟性喜静,善养阴。鹿角胶则偏于温热,因鹿喜动属阳,体质偏寒、偏虚者适合用鹿角胶。

44. 大黄

大黄,味苦寒。主下瘀血,血闭,寒热,破癥瘕积聚,留饮宿食,荡涤肠胃,推陈致新,通利水谷,调中化食,安和五脏。生山谷。

大黄色黄,气香,性寒,味苦,气味俱浊,其性下行。一般来讲,气味清淡者可升阳,走清窍,气味浊厚者,可导浊阴下趋。大黄性猛,有斩关夺门之力,号称将军,可破癥瘕积聚、留饮宿食,荡涤肠胃。此物亦有化瘀作用,走血分,故而可治"瘀血,血闭"。少许大黄可以起到通利水谷、调中化食、安和五脏的作用。大黄虽然猛烈,少量使用性质亦可温和。

我在临床中对大黄情有独钟,凡有胃肠积热、舌苔略黄腻、脉弦不虚者,均有应用大黄的机会,一般用量为3～5 g。这个剂量可以使大便稍稀溏,但不至于腹泻。我用大黄是取其泻热、和胃、化瘀、推陈致新的作用。因为现代人运动偏少,饮食又偏高脂高热量,物质生活极大丰富了,城市居民往往缺乏体力活动,故而胃肠积热病机很普遍。同时,胃热随即要考虑到脾寒的病机。高脂高热饮食导致胃热之后,会出现口干喜冷饮症状,人们自然去寻找冷饮以暂时缓解,进而导致胃热、脾寒的病机。这时候要采用寒热并用的治法。刘绍武的调胃汤中大黄、川椒合用是很好的思路,寒热并用能起到激荡磨化的作用。我在运用该组合的时候,用量稍减,大黄、川椒均用3 g许。如果嫌川椒辛辣难喝,可以配稍大量的砂仁,一般3 g大黄配5 g砂仁。

临床中阳明之热往往被诊断为肝阳上亢。有些更年期女患者性情急躁易怒,属于交感神经亢奋型体质,不要仅考虑到肝阳上亢,通利胃肠也很重要。《伤寒论》中治疗神经亢奋其人如狂者,往往从瘀血和胃肠积聚入手,如桃核承气汤证。太阳病不解,热结膀胱,其人如狂,血自下,下者愈。其外不解者,尚未可攻,当先解其外。外解已,但少腹急结者,乃可攻之,宜用桃核承气汤。

另外,一些心神不安、睡眠不稳的患者,也有运用攻下瘀血、积热思路的机会,不要只考虑安神方药这一种治法。

柴胡、大黄同用是攻克顽疾的重要组合,刘绍武的很多方剂都有这两味药物的组合。柴胡主升清,气味俱薄,引清气走上窍;大黄气味厚浊,主降浊化瘀,引浊邪归肠道而下之。柴胡、大黄一主升清,一主降浊,相互配合共同起到推陈致新的作用。

还有一个重要的药物组合,即大黄、细辛、附子三味药物寒热并用。该组合在推荡寒积作痛、顽固性偏侧身体方面有应用的机会。

45. 柏木

柏木(黄柏),味苦寒。主五脏肠胃中结热,黄疸,肠痔,止泄利,女子漏下赤白,阴伤蚀疮。一名檀桓。生山谷。

黄柏色黄,味极苦,性寒,性降,苦能坚阴,克制相火,善清肾火、膀胱火。我曾在公园发现一些树木被人扒皮,这种树叫黄柏,其皮价格比较贵。黄柏树一般直上直下,并无曲折,其皮可以克制火邪,治疗三焦之火:上焦火热导致的目痛、口疮,中焦火热导致的呕逆、恶心、消渴,下焦火导致的尿痛、肠红下血、遗精白带等。黄柏能引火直下,欲泻下焦火,往往用盐制之。

《医学纲目》曾记载,单独一味黄柏可以成方,曰潜行散,治疗阴火痛风及下焦湿热腰痛等。黄柏又为治痿证要药,下焦湿热导致的腰膝无力常用之。现代医家常用苍术、黄柏、牛膝、薏苡仁加减,治疗格林巴利综合征恢复期的四肢无力症状,大概是取黄柏能使腰膝气力涌出之效。

46. 半夏

半夏,味辛平。主治伤寒寒热,心下坚,下气,喉咽肿痛,头眩胸胀,咳逆,肠鸣,止汗。一名地文,一名水玉。生山谷。

半夏质燥,味辛,性降,辛可散结,燥可去湿,故而该物还有攻坚作用。临床中,我们使用半夏开痰燥湿、降逆止呕、治疗惊悸失眠、该物有毒性,一般经过炮制后入药,也有一些经验多的医生使用生半夏入药。

半夏主"伤寒寒热"不好理解,此处不释。"心下坚,下气",是半夏降逆、和胃的功效,胃气不降,导致胃脘部痞闷感,应该属于心下坚的范畴。半夏散及汤可以治疗"喉咽肿痛",取其散结、降气的作用,此处的"喉咽肿痛"多因湿浊郁在咽喉部位所致,以慢性者居多。《辅行诀五脏用药法要临证心得录》一书中有一首治疗慢性咽痛的方子颇合乎组方原则,由半夏、甘草、川贝、枳实、桔梗组成,该方散结、解郁、利气、除湿,有助于理解半夏的功能。

半夏主"头眩胸胀,咳逆",也是因为其具有豁痰、下气的作用。痰饮作祟,会导致清阳不升,出现头晕;胸胀也是因上焦之气不得下所致;咳逆症状也是同理。

半夏主"肠鸣,止汗",从机理上讲得通,虽然临床中很少重用半夏去止汗。因半夏有沟通阴阳的作用,阳加于阴谓之汗,汗是阴阳不和的表现,故而半夏止汗从理论上讲得通,有待以后临床验证。此处的肠鸣应该是痰饮导致的肠鸣。

47. 夏枯草

夏枯草,味苦辛寒。主寒热,瘰疬,鼠瘘,头疮,破癥,散瘿结气,脚肿湿痹,轻身。一名夕句,一名乃东。生川谷。

夏枯草,辛而微寒,味淡,状如麦穗,质轻。夏枯草入肝经,主治肝阳上亢、肝经瘀滞之证。该药性质平淡,用量宜大,入煎剂一般取 20～30 g。若取其攻坚作用,用量还可以再加大。

夏枯草主"寒热,瘰疬,鼠瘘,头疮,破癥,散瘿结气",这些病症一般都是出现在头颈部,并且与肝火上炎有一定关系。夏枯草的作用机理是轻散肝经郁火,故而可以治疗以上诸症。

临床中,凡肝阳上亢导致的眩晕、失眠、心悸、高血压病等,均有应用夏枯草的机会。

夏枯草主治的"脚肿湿痹"病变位置在下,头颈部病变正好相反,不太好解释。一般来讲,肝火可上冲,可横逆,可下注。上冲则出现头颈部上焦症状,如眩晕、头痛、目珠疼、瘰疬、鼠瘘、头疮等;肝火横逆则出现腹部肝经循行部位症状,如乳房胀痛、胸胁刺痛等;肝火下注则出现前后二阴及足部等下焦症状,如尿痛、下阴潮湿、便血等。

虽然从理论上解释夏枯草主脚肿湿痹略显牵强,但是我在临床中经常使用夏枯草治疗脚肿症状,一些原因不明的偏侧下肢浮肿有应用夏枯草的机会。

48. 枳实

枳实,味苦寒。主治大风在皮肤中如麻豆苦痒,除寒热热结,止利。长肌肉,利五脏,益气轻身。生川泽。

枳实味苦微辛,偏寒,气香,主降,泄胃实,开通坚结,有推墙倒壁之功。主胃肠实满,开气闭,如大柴胡汤中的枳实治疗心下急、郁郁微烦,大承气汤中枳、朴、硝、黄四味药物治疗胃肠实满。枳实还能消痰饮、祛停水,如清气化痰丸、温胆汤中均有应用。

在临床中,我们很少使用枳实治疗皮肤瘙痒等疾病,但《本草经》中第一句就提到"主治大风在皮肤中如麻豆苦痒",以后在临床中应加以注意。《外台秘要》中有记载用枳实醋泡外用治疗皮肤风疹。

枳实有"除寒热热结,止利,长肌肉,利五脏"的功效,这得益于其有理气和胃、疏通肠道气滞的作用。我根据彭子益的一首泄泻方剂,组成了一个治疗慢性肠炎的常用方剂,该方主治肝郁克脾型慢性肠炎,效果不亚于痛泻要方,由当归芍药散、四逆散组成,其余药物可随证加减。

然而,枳实毕竟是性燥行气之品,不能多服、久服。枳实与枳壳是同一种植物,小则为实,大则为壳。个人认为,《伤寒论》中所用的枳实,实际为枳壳。大承气汤中枳实用五枚(大承气汤组成:大黄四两〈酒洗〉、厚朴半斤〈炙,去皮〉、枳实五枚〈炙〉、芒硝三合),小承气汤中枳实用三枚。根据方中其他药物的用量推算,厚朴达 120 g 以上,大黄 60 g 许,如果现在用的枳实五枚仅 20 g 许,那么切成枳壳的大枳实五枚可能有 100 g 许,因此我作出如上推测,大家可进一步考证。

49. 山茱萸

山茱萸,味酸平。主治心下邪气,寒热,温中,逐寒湿痹,去三虫,久服轻身。一名蜀枣。生山谷。

山茱萸色滋,味酸,性平(也有人认为性温),气薄而味厚,入肝养肝,也可补肾。因肝为子脏,肾为母脏,子令母实,故山茱萸主治小便太多、腰酸腿疼等症。酸可收敛,能收神气之涣散,治疗多梦不寐、多汗、心悸等病症。我认为山茱萸与五味子的药效有类似之处,这两味药在酸收、补益、强壮方面的作用相似。

山茱萸主"心下邪气,寒热",该处的寒热不是外感症状。张锡纯认为山茱萸主治的寒热是因肝虚极而出现的往来寒热表现,此时不该发散,而需大敛补肝气。张锡纯的这种说法不是凭空而谈,而是有临床实践支持的,大家可自行查阅相关资料。

山茱萸可以"温中,逐寒湿痹"。由此来看,山茱萸偏温是合理的,其逐寒湿痹的功能并非因其大辛大热,而是因其能补肝肾、强壮筋骨,兼能流通血脉。山茱萸可用于治疗肝肾亏虚,偏寒性的腰膝疼痛、肢体疼痛。

山茱萸具有固脱、强壮功效。张锡纯曾运用山茱萸挽救危重症。李可老中医的破格救心汤也重用山茱萸,曾成功救治了心衰患者。我曾有使用固脱法治疗心衰重症和肺栓塞的经历,对山茱萸挽救危急重症的功效有所体会。

山茱萸还能去三虫。我对其杀虫的功效无太多认识,大概是因为山茱萸入肝,酸性收敛,虫得酸则伏的缘故吧。

另外,临床中有一些顽固性汗证治疗起来比较困难。西医认为异常出汗是因为自主神经功能紊乱所致,可能与甲亢、血糖异常、离子异常、脑内病变、维生素缺乏等因素有关。中医认为汗证是由阴阳失调所致,但这其实是一句空话。首先应该分虚实,有些需要清热止汗,有些需要调和营卫,有些则需要固脱止汗。如果患者出汗病程较长,且脉象、症状等如果合乎肝肾亏虚的表现,重用山茱萸有较好的疗效,大家可以试用。

50. 牡蛎

牡蛎,味咸平。主治伤寒寒热,温疟洒洒,惊恚怒气,除拘缓,鼠瘘,女子带下赤白。久服强骨节,杀邪鬼,延年。一名蛎蛤。生池泽。

牡蛎是贝壳类中药,味咸,性平,质重,善潜阳,能软坚,具有收敛、安神的功效。牡蛎主"惊恚怒气",其中怒为肝之志,恚为愤恨之意,惊乃惊悸不安的意思。牡蛎安神,故可治疗惊悸;怒与恚由肝太旺与郁而不舒导致,牡蛎可以平肝之太旺,助肝之舒郁。

牡蛎治疗鼠瘘,是利用其软坚散结、收敛的作用。牡蛎、贝母、玄参组成的消瘰丸名方,至今仍在沿用。牡蛎治疗"女子带下赤白"可以从两个方面分析:一是牡蛎的收敛固涩作用;二是带下赤白可由肝经湿热下注导致,牡蛎能潜镇肝阳,缓肝之冲,故而可以治疗带下赤白。

由牡蛎治疗赤白带下,可以延伸到其敛汗作用,特别是阴囊潮湿。牡蛎打粉外用可以敛阴汗,水煎服也可以敛汗。对于一些下焦湿热的阴囊潮湿,用苍术、黄柏、杜仲、牡蛎等药有良好效果,一般牡蛎需要用至 60 g以上。牡蛎可以治疗泄泻,其实便秘患者也不禁止使用牡蛎。

51. 杏仁

杏仁,味甘温。主治咳逆上气,雷鸣,喉痹,下气,产乳,金创,寒心,贲豚。生川谷。

杏仁色白,味苦略辛,性温(有谓杏仁性凉者),体润,主降,可降肺气之逆,治疗诸咳喘病。又因其体润,兼可顺降肺气,肺气降则大肠气顺,故而杏仁可以治疗便燥便秘。桃仁主入血分调血分之瘀,杏仁主入气分调气分之滞,并可以润气分之燥。

杏仁主"咳逆上气,雷鸣,喉痹,下气"比较好理解,杏仁降肺气之逆,无论是外感咳嗽还是哮喘久病,均有运用杏仁的机会。外感咳嗽配合发散之品,如桑叶、薄荷、麻黄之类;寒痰伏肺咳喘病有小青龙汤加杏仁之组合;哮喘恢复期养正则可以用健脾补肾方加杏仁。

杏仁治疗奔豚之证,临床不常用此疗效。奔豚为上逆之证,杏仁可下气,故治疗奔豚也在可理解。杏仁有疗金疮的作用,在《必效方》中有记载:"治金疮中风,角弓反张,以杏仁碎之,蒸令溜绞取汁取一小升兼以疮上摩",《千金方》也有:"治破伤风肿,厚傅杏仁膏,燃烛遥炙。"根据古书记载,杏仁有治疗破伤风的效果,可作了解。

杏仁治疗便秘常配合宣通气分之药,并且选药宜润而轻,避免燥而行气之品。明代医家贾所学认为杏仁可以润大肠结燥,因肺与大肠相表里。老年便燥便秘,可用杏仁配合桑白皮、紫菀、秦艽等药,可作参考。

关于杏仁的产乳功效,我认为不是促进下奶的意思,应该是能治疗难产,帮助分娩。因杏仁可顺气而降,兼有润性,故而有上述推断。杏仁治疗喉痹,我认为该处喉痹是咽痛的意思,应该是肺气上逆,兼有痰饮阻痹导致的失音之患。有些中风患者突然失音,可以用化痰息风开窍之品加入杏仁治疗。

52. 吴茱萸

吴茱萸,味辛温。主温中下气止痛,咳逆寒热,除湿血痹,逐风邪,开腠理。根,杀三虫。一名藙。生川谷。

吴茱萸辛温大热,水煎之味道辛辣苦麻,难以下咽。入煎剂之前,需要水洗几遍。吴茱萸的驱寒作用比干姜、肉桂要强烈,并且还可以的了解开始于湿血痹、开腠理,其功效不仅限于单纯的温性作用。

我们对吴茱萸的了解开始于吴茱萸汤。吴茱萸汤因其"温中下气止痛"的作用而被广泛应用,该方出现在《伤寒论》的阳明病篇、厥阴病篇、少阴病篇中,具体条文如下:

阳明病篇:"食谷欲呕,属阳明也,吴茱萸汤主之。得汤反剧者,属上焦也。"

少阴病篇:"少阴病,吐利,手足逆冷,烦躁欲死者,吴茱萸汤主之。"

厥阴病篇:"干呕,吐涎沫,头痛者,吴茱萸汤主之。"

食谷欲呕,为胃中虚寒、不能腐熟水谷所致。胃因寒而不降,有上逆之势,故而使用吴茱萸汤温中下气。

吴茱萸汤方

吴茱萸一升(洗)　人参三两　生姜六两(切)　大枣十二枚(擘)

上四味,以水七升,煮取二升,去滓,温服七合,日三服。

该方为辛温甘温的组合,辛甘化阳、补火,人参、大枣能补充津液、强壮胃气,吴茱萸、生姜均有辛而降的作用。

少阴病中,若见吐利、手足逆冷、烦躁欲死等症状,为阴寒内盛之证。

呕吐、下利为升降逆作之证,伴手足四逆、烦躁欲死,为危急重症。在这种情况下,使用吴茱萸汤也不能保证好转。我们参考其他条文就可以了解了,如《伤寒论》第296条:"少阴病,吐,利,烦躁,四逆者,死。"《伤寒论》第300条:"少阴病,脉微细沉,但欲卧,汗出不烦,自欲吐,至五六日,自利,复烦躁不得卧者,死。"所以,少阴病篇中的吴茱萸汤有时可能不能胜任。

厥阴病篇中提到:"干呕,吐涎沫,头痛者,吴茱萸汤主之。"虽然本条文出现在厥阴病篇,但大家不要用肝经循行颠顶去解释本条文。从脏腑理论看,本方用药与肝或者肝经联系不大,药物组合是入胃府的思路。

此证的病机仍然是阴寒内盛、寒饮上逆而导致的头疼。学习《伤寒论》时,不能用单纯的脏腑或经络学说去解释,而应综合看待。伤寒六经是疾病性质的概括,是否有更深一层的意思,能否找到一种更加圆融的理论框架去解释六经条文,大家可以探索一下。

另外,吴茱萸大辛大热,有引火归原的作用。将吴茱萸打粉后用醋调外敷双涌泉穴,可以治疗小儿口疮反复出现,对一些高血压病也有作用。

若想了解吴茱萸的功效,温经汤和当归四逆加吴茱萸生姜方也是应该详细研究的。《伤寒论》第351条:"手足厥寒,脉细欲绝者,当归四逆汤主之,若其人内有久寒者,宜当归四逆加吴茱萸生姜汤。"当归四逆汤温阳通脉养血,治疗手足逆冷,如果内寒较重,病程较长,则需增用吴茱萸、生姜,且用量宜大。因吴茱萸有除湿血痹、逐风邪、开腠理的作用,药效猛烈。此药对寒性血痹有很好的疗效,故而温经汤中也重用吴茱萸一药。

53. 大枣

大枣,味甘平。主治心腹邪气,安中养脾,助十二经,平胃气,通九窍,补少气,少津液,身中不足,大惊,四肢重,和百药,久服轻身长年。

枣是大家很熟悉的一味药食同源的药品。我的家乡山东乐陵产的小枣质量好,据说是因为当地土质比较好。枣树生命力顽强,能活几千年,耐旱且生长缓慢,木质很硬。

枣树春天开花,深秋收获。大枣甘温补中,益津液。《伤寒论》中运用大枣的方剂甚多,如大小柴胡汤、桂枝汤、小建中汤等都含有大枣。大枣起到的作用是补气、养津液,为机体补充后续力量。例如,葶苈大枣泻肺汤用于治疗肺痈、喘不得卧。葶苈子可以泻肺之邪,然邪气去后,需要有新生的正气补充。大枣则能补充津液、扶正,所谓"邪去正复"就是这个意思。津液和胃气对疾病的恢复至关重要,如桂枝汤服药后需要热稀粥以助药力,方能达到最佳效果。

越是简单的药物越不好掌握。既然大枣能扶正、养津液,那么是不是所有方中都需要大枣呢？当归四逆汤中就没有大枣，而麻黄汤作为祛邪发汗的方剂，按理来说也需要及时补充津液，但其中也没有大枣。柴胡桂枝干姜汤中同样没有大枣。这些问题我思考了很多年，咨询过很多医生，也没能得到想要的答案。看来，这些还需要自己去深入探索。

另一首重要的方剂是甘麦大枣汤，它能够帮助我们理解大枣的作用。该方仅有三味药，其中两种是常见的食物。它用于治疗女子脏燥，症状包括"喜悲伤欲哭，象如神灵所作，数欠伸"。该方主治症状是精神类症状，表现为突然出现的性格变化和爱哭。一般解释这个方剂是从心失所养的角度去理解，但我认为还可以从另一个角度去解释。从五脏藏五志、五行生克的角度解释，肺之变为悲，金燥则悲，悲秋之意正是如此。肺藏魄，肺燥则患者有失魂落魄之表现。因此，我认为甘麦大枣汤作用的关键是健脾生金，补肺之津液，兼能养心。

另外，《金匮要略》的百合病篇也能印证如上解释："意欲食，复不能食，常默然……饮食或有美时，或有不闻食臭时；如寒无寒，如热无热；口苦，小便赤……"这些症状表现也是精神类的，用润肺的百合养津液作为主药来治疗。

大枣主"心腹邪气，安中养脾，助十二经，平胃气，通九窍，补少气，少津液，身中不足，大惊，四肢重，和百药"。这些文字相对好理解，不一一解释。

54. 黄芩

黄芩，味苦平。主诸热黄疸，肠澼泄利，逐水，下血闭，恶疮疽蚀，火疡。一名腐肠。生川谷。

黄芩色黄，味苦，性偏寒（《神农本草经》谓黄芩性平）。根据临床药物功效来看，该药偏寒性，质疏松而轻，善入上焦清肺之火热，除胸中逆气，主膈上痰热、目痛、吐血等症。该药又能治疗肝胆湿热和胃肠中湿热。如治疗肝胆湿热，可入龙胆泻肝汤；治疗湿热泄泻、肠红下血、内外痔等证，可入葛根黄芩黄连汤、加减乙字汤等。综合来看，黄芩可清三焦之火，兼具疏通之性，经过配伍也可清血分之热。

根据《伤寒论》中含有黄芩的方剂来看，黄芩大约有如下几种配伍比较常用。第一，柴胡与黄芩的组合，此组合见于大小柴胡汤、柴胡桂枝汤、柴胡桂枝干姜汤等，用于治疗少阳证及其相兼证，疏散半表半里之热。内科疾病见口苦、口干、脉弦也可应用之。

第二，黄芩、黄连的组合，此组合可见于葛根黄芩黄连汤、半夏泻心汤、甘草泻心汤、生姜泻心汤、三黄泻心汤等。黄连、黄芩组合清利中焦、下焦湿热,除心下痞满,泻火甚速。

黄芩还有安胎作用,对于血热、肝火导致的胎漏、胎动不安,可以使用黄芩治疗。但如果是肾虚有寒型胎动不安,则不可使用黄芩。

55. 干姜

干姜,味辛温。主治胸满,咳逆上气,温中,止血,出汗,逐风湿痹,肠澼下利。生者尤良,久服去臭气,通神明。生山谷。

姜也是药食同源的药物,味辛辣,性温热。干姜为生姜晒干而成,生姜能宣散水气、降逆止呕,而干姜则温而收敛。干姜、生姜在药用上有别。

生姜可散寒,有豁痰开窍的作用,一些治疗痰浊蒙蔽清窍型中风的方剂中便含有生姜汁。生姜还能散表邪,有开胃之效。生姜、大枣同用可以补津液,入脾助运化之力。生姜还能制南星、半夏毒性。

干姜味辛辣,然药性偏于收敛、温阳,守而不走,其温热之性大于生姜,专散里寒。对于寒湿在里之腹泻症可用干姜,如用理中丸,大有妙用。干姜可助附子破阴回阳,有起死回生之力。干姜配合参、术、草之类药物,能温中散寒、健脾开胃,为脾胃虚寒证的要药。另外,干姜还有止血之功,对于非血热妄行类的出血,尤其是虚、寒型的虚弱型出血,有运用干姜的机会,往往配合阿胶、侧柏叶等。

干姜主治"胸满咳逆上气"一类症状,即干姜能温肺化饮而止咳,如小青龙汤方证中,五味子、细辛、干姜三味药的组合尤其重要。

其主"温中,止血,出汗"的功能,源于干姜的收敛性质,如胶姜汤用于治疗妇人陷经漏下不解之症。关于干姜是止汗还是发汗,不再过多解释,在汗证方面,干姜的作用是双向的,重在辨证施治。干姜久服去臭气,这点可以从机理上分析,臭气的产生多因郁而不畅,或因阳气不足而郁,或因肝气不舒而郁,或因湿热下注而下焦肝经郁滞,干姜能温阳鼓动阳气,故而可去臭。例如,口臭可以因饮食不节、食积而成,也可因冷饮入胃阻遏脾阳所致,这时候采用温阳、健脾、化食积的治疗方法会有效。

干姜"逐风湿痹,肠澼下利",是指干姜能治疗寒湿型的腹泻、下利,具有逐寒湿的作用。如肾着汤中,干姜、茯苓、白术、炙甘草四味药,用于治疗腰部湿冷、腰疼之症,辨证准确,则见效迅速。

56. 葛根

葛根,味甘平。主治消渴,身大热,呕吐,诸痹,起阴气,解诸毒。葛谷,主下利十岁以上。一名鸡齐根。生川谷。

葛根色白,味甘,性略寒凉,入胃与大肠经,能升津液、解肌肉挛急,并能解表升散、开发腠理,为寒性解表药,可宣发肢体的郁热,如升阳散火汤中便有葛根。葛根性寒,能鼓动胃气,治疗胃津亏口干、胃中郁火、牙疼口臭等症。

在《伤寒论》中,葛根主要出现在太阳病篇,如葛根汤、葛根黄芩黄连汤等方。葛根能补充津液,并能解除颈肩部肌肉僵疼感。临床发现,葛根对一些腰疼、腰部肌肉酸疼也有效。一般来讲,对于寒湿侵袭关节导致的颈椎、腰椎病症状,可选择桂枝加葛根汤为基础方,加白术祛寒湿,加羌活散寒通经;怕风者加黄芪、防风。如患者无明显寒湿症状者,则可采用通络解痉的思路,以葛根为主药,加入桑枝、丝瓜络、薏苡仁、防己等。

葛根为升清阳、升津液要药,对于头晕、头疼、鼻窦炎、耳鸣等症皆有运用的机会。从这些主治范围来看,葛根具有改善微循环的作用,可改善局部供血。有一种治疗冠心病心绞痛的中药提取胶囊,其有效成分就是从葛根提取的。我在临床中虽很少单独使用葛根治疗冠心病心绞痛,但偶尔会把葛根加入治疗心脏的方中,尤其是当患者兼有头晕、项痛的症状时。

葛根主“消渴,身大热”,具有辛凉解表作用,能运输津液至缺乏津液的部位,使机体郁热通过其透散、辛凉解表的作用而消散,如升阳散火汤便是例证。刘绍武有一首治疗普通感冒的方剂,取葛根与麻杏石甘汤的组合,取名葛根麻黄汤,对于外感发热且兼有颈项部位紧张不舒者的治疗效果良好。

另外,古人认为葛根有“治疗天行上气呕逆”的作用,即对于传染性的呕逆、上气症状有疗效,还有解酒毒的作用。葛谷(应该是葛根的种子)有治疗慢性泄泻的作用。

57. 桑螵蛸

桑螵蛸,味咸平。主伤中,疝瘕,阴痿,益精生子,女子血闭腰痛,通五淋,利小便水道。生桑枝上,采蒸之。一名蚀肕。

桑螵蛸即螳螂的卵,该物不只是产在桑树上,榆树和其他树木上也有。在农村,家长会给反复尿床的孩子用桑螵蛸熬水喝,据说有一定疗效。

根据《神农本草经》原文,该物主要治疗生殖泌尿系统疾病,具有补益肝肾的作用,还有疏通小便水道、治疗淋证的作用,并非只有固涩作用。再者,桑螵蛸所治疗的小便淋涩不畅是由于肾虚导致,补肾则小便自畅。

桑螵蛸主“伤中,疝瘕,阴痿,益精生子”,对于肾虚型男子不育有一定疗效。据历代医家论述,桑螵蛸偏于温热,肾阴虚有热者不宜单独使用。《太平圣惠方》中有治疗小便不通的方剂,使用了桑螵蛸、黄芩的配伍组合。

疝瘕之病应该是指因肝肾亏虚导致下焦络滞,进而出现的下腹连外阴疼痛之疾。该药还可以治疗妇科病,如女子血痹腰疼符合肾虚有寒者可以运用之。我在学医之初,经常将桑螵蛸、海螵蛸二味同用加入温经汤中治疗月经过少之疾,效果尚好。该药对肾虚型腰痛有一定效果,应引起重视。古人认为生于桑树上的桑螵蛸药效好,因桑树禀生发之气,入肝肾;生于其他树上的则可佐以桑皮。

58. 连翘

连翘,味苦平。主寒热鼠瘘,瘰疬痈肿,恶疮瘿瘤,结热,蛊毒。一名异翘,一名兰华,一名折根,一名三廉。生山谷。

连翘色青,味微苦,性凉,质轻,能清散三焦火。轻可去实,凉可清热,且又有散性,故而能治疗三焦火热之邪。上可散心肺之热以治喉痹咳嗽,中可清胆胃之热以止呕逆,下可清膀胱之火以利小便。

连翘治疗"寒热鼠瘘,瘰疬痈肿,恶疮瘿瘤"等症,具有散结清热疗疮的作用,与夏枯草有类似之处,可互参学习。"结热,蛊毒"中的蛊毒应该不是指肝硬化臌胀之病,而是指热邪、肝郁的病机,或者某些传染性疾病。

连翘有散性,属于攻邪之药,会损伤津液,故不可久服。保和丸中便有连翘,保和丸用于治疗胃热、食积化热等实证尚可,但若服用疗程稍长,则会出现胃脘部不适。因为该方中的药物(陈皮、连翘、神曲、山楂、莱菔子等)均是消导之品,若攻伐过甚,或掌握不好停药时机,都会导致不适症状,不可大意。

59. 百合

百合,味甘平。主治邪气腹胀心痛,利大小便,补中益气。生川谷。

百合味甘,性平,色白,也是药食同源的药物,具有养阴润肺的功效,能治疗肺阴虚导致的咳嗽、喘逆、咯血及虚劳诸病。

百合治疗"邪气腹胀心痛",根据其药性分析,百合治疗的腹胀应该是肺胃阴虚导致的肺胃之气不能肃降的情况。结合其"利大小便"的功能,可见该药主润降,且有益气功效,属于王道之品。

关于百合治疗心痛的作用,有点不好理解,因为该物没有辛温宣通、活血化瘀作用。大家一定要清楚,治疗心痛不一定要用入血分之药,并且该处的心痛不一定是指心绞痛。因此,大家理解药物不要按图索骥。实践证明,百合对于冠心病是有效的。从理论上讲,肺具有"朝百脉"的作用,百合润肺降气、益气,对血脉之疾是有治疗作用的。焦树德老中医的三合汤治疗诸胃脘痛有很好的疗效,刘绍武的调心汤含有三合汤的一些成分,用于治疗冠心病心绞痛也有比较好的疗效。我在临床中治疗更年期综合征使用调心汤也有较好的疗效。

60. 桑寄生

桑寄生，味苦平。主腰痛，小儿背强，痈肿，安胎，充肌肤，坚齿发，长须眉。其实，明目、轻身、通神。一名寄屑，一名寓木，一名宛童。生山谷。

桑寄生与菟丝子类似，属于寄生科植物，靠吸收其他植物的营养而生存。该物具有祛风湿、强筋骨、补肝肾、益血脉的作用。现代实验研究还发现，桑寄生还有降血压和改善心肌供血等作用。

桑寄生主"腰痛，小儿背强"好理解，因为这与其能强筋骨、补肝肾的功效相符。其安胎作用与补肝肾有关，且桑寄生可益血脉，改善胎盘供血，其安胎作用或许与此有关。

桑寄生祛风湿与其条畅血脉的功能有关。桑寄生苦平，无辛苦温燥湿的功能。中医的风湿之证是一种症状表现，不是指大家印象中的风和湿。血脉不畅可出现风象，如头晕、皮肤瘙痒等，故而又有"血行风自灭"的说法。血脉不畅导致组织水液代谢失常，故而出现湿象。桑寄生祛风湿的意义在于此，与其他祛风湿药物的机理不同。

其主"充肌肤，坚齿发，长须眉"，均与该药的补益作用有关。肌肤、齿发、须眉均为外在表象，中医有"司外揣内"的说法，外在的健康状态必然反映内在的脏腑功能。桑寄生的补肝肾、益血脉功能改善了肌肤、齿发、须眉的外在状态。然而，对于桑寄生主痈肿之效，我尚无临床体会，或许与其条畅血脉的功能有关。

61. 白芷

白芷，味辛温。主女人漏下赤白，血闭，阴肿，寒热，风头，侵目泪出，长肌肤，润泽，可作面脂。一名芳香。生川谷。

白芷色白，味辛，气香，性温，药性属于阳，善走窍，能疏散头面部风寒之邪。配合苍耳子、辛夷、薄荷可以治疗鼻渊壅塞之证，因其能开窍散邪。体表痈肿也能治之，因其能宣散邪气。对于热性痈肿，则需要配合清热解毒药物如大黄、黄芩等。《疮疡神秘验方》有记载，大黄、白芷等分使用，可治疗一切疮毒，尤其适用于脉实便秘者。

白芷配合蒲公英，金银花等可以治疗乳痈，也可以配合疏肝散结之品治疗乳癖。白芷有升阳、燥湿作用，故而可以治疗"女人漏下赤白"，即崩漏、带下之类疾病，属于寒湿下注者可用，但湿热下注者则不适宜使用。"风头，侵目泪出"一句，怀疑是传抄有误，应该是"风侵目泪出"，意思是迎风流泪。另外，白芷"长肌肤，润泽，可作面脂"，可以做成面膜，对保养皮肤有好处。冬瓜子、甜瓜子等做成面膜也有一定作用。

白芷辛散,长期大量服用会有耗气的弊端,应该注意。古人常用苍术、白芷燃熏房,可以起到辟秽的作用,预防传染病。我认为苍术、白芷等物芳香雄健,属于纯阳之品。古人所说的秽邪多指细菌或者病毒,导致传染性疾病的微生物在阴冷潮湿的环境中易于生存,而在干燥、通风良好的环境中则不易生存。苍术、白芷燃烧可以调节室内温度,故而具有辟秽的作用。

62. 石韦

石韦,味苦平,主劳热邪气,五癃闭不通,利小便水道。一名石䩾。生山谷石上。

石韦味苦微寒,可入肺清热化痰,肺热壅盛者可以用此药清热化痰;入膀胱则可清热利尿,各种急慢性尿道感染、泌尿系结石,符合下焦湿热者皆可用其通利水道。

石韦主"主劳热邪气,五癃闭不通,利小便水道"。《本草经》对石韦的记载也基本符合其清热、利尿的作用,为治疗泌尿系统感染的常用之药。现代医学研究表明,石韦有治疗支气管哮喘的作用,提示其对支气管平滑肌有舒张作用。一些研究还证明其有一定的抗肿瘤作用,在肺癌、泌尿系统肿瘤的治疗中有应用的机会。

63. 杜仲

杜仲,味辛平。主腰脊痛,补中,益精气,坚筋骨,强志,除阴下痒湿,小便余沥。久服轻身耐老。一名思仙。生山谷。

杜仲微苦,并无辛散之性,故而原文献中的"味辛"可能为传抄错误。杜仲为杜仲科植物杜仲的树皮,杜仲折断可有白色胶丝,连续不断。略炒可使丝断,利于有效成分煎出。一般用盐水拌炒,称为盐杜仲。

杜仲补肝肾,强筋骨,安胎。凡肝肾不足而导致的腰酸腿疼、头晕目眩、胎动不安,皆有应用的机会。古人云"合筋骨之离,莫如杜仲",故而《神农本草经》认为杜仲"主腰脊痛,补中,益精气,坚筋骨"。

另外,杜仲还有固涩下焦的作用,可除阴下痒湿,小便余沥。阴下痒湿多为肾虚所致,但肝胆湿热者也不少,应注意鉴别。杜仲治疗的阴下湿痒、小便余沥(即小便不净)是由肾虚导致的,肾虚则小便开合不利。临床中,我在治疗下阴潮湿时常用杜仲、牡蛎、土茯苓组合。湿热者加黄柏、龙胆草、知母、苍术等;寒湿重者加巴戟天、苍术、蛇床子等,效果一般良好。曾遇一位中年男性患者,苦于下阴潮湿多年,每到夏天阴囊可出现皮肤溃疡创面。我用以上思路给其治疗 20 余天,治愈。

第四章

方剂临床筑基简述

一、方剂原理初探

用药如用兵,几味中药有机组合在一起,便形成了一支有明确目标的队伍,去攻克和完成相应的任务。队伍是否精良,是否能打胜仗,主要取决于组方医生的水平。这种水平是综合性的,最能体现医生的能力。组方医生需要对病人的各个方面进行全面细致的了解,对病人的各种症状进行分析,找到症状下所隐藏的矛盾,此即辨证的过程。有时患者身上有多个矛盾需要解决,我们要抓主要矛盾,抓主要矛盾即抓主证,这可不是简单的事情。以上过程统称为诊断过程。

在对疾病的诊断大体心中有数之后,我们还要了解患者的心理状态、饮食习惯、既往疾病等多方面的内容。了解这些内容会影响下一步的处方。比如,患者想节省资金,那在处方的时候就要考虑到价格因素,也要考虑到疗程。甚至有些患者是素食者,或有其他信仰,坚持拒绝服用虫类药物,各种情况都有可能出现。这些信息都需要医生在脑海中进行统筹考虑。

医生诊断病情时候下什么样的结论,那在处方的时候便会考虑用什么样的方剂。对待同一个病人,多个医生可能会下多种不同的结论,处方也会更加多样化。所以,有效的处方不是唯一答案,而是多种正确答案之一,这也是中医难于掌握的原因之一吧!有时在面对患者时,需要多次调方才会取得效果。中医这门实践学问很难学,有无限的进步空间,我们需要有实事求是、谦虚谨慎的治学态度。

组合方剂不是简单的事情。我不太有组合方剂的能力,一直沿用前人的方剂,最多稍微改动一下。能把前人的方剂理解好、运用好,已经很不容易了。创造高效方剂则更加不易,这不是初学者应该做的事,大家一定要认清这个道理。

根据患者症状增添药物的做法,是开药的做法,而非开方。中医传承几千年,有名气的医生约有几百人,我们能够学习到的医学著作能够达到几十本,能够深入理解的书籍也就几本。有些人泛泛而学,更是无所收获。我所推荐的学习方法是深入学习前人经验,包括现代医家的成熟方剂,重点攻克某一方面的疾病。待得心应手的时候,再逐步扩展到其他领域。我不推荐根据脏腑理论自拟方剂。据我所知,自拟方剂收效很不稳定,其综合性价比不如前人的成熟方剂。

我们从研究前人的成熟方剂入手，能够对中医理论体系有一个新的认识。这些成熟方剂虽然称不上百发百中，但也是前人心血的结晶，成熟度高，能够反映出组方之理。我建议从汉唐时期的方剂到近现代医家的方剂，选择十余个方剂来重点研究。研究这十余个方剂需要参考几十本书籍，其实工作量很大。比如，以大家都熟悉的柴胡龙骨牡蛎汤为例进行研究，需要参考刘绍武、胡希恕等医家的经验，才能比较生动地学习，因为枯燥的学习往往使人失去学习热情，然后可以尝试柴胡龙骨牡蛎汤的临床运用。因为近现代医家对该方的运用频率比较高，安全性应该比较高，符合该方证的患者量比较大，所以是一个比较好的练手突破点。好比狮子练习捕捉猎物一样，由小及大、由简单到复杂，最后能否练就一身本领，那就要看自身的努力和悟性了。

我从最初学医时据症开方治病，到现在比较有体系地开方，期间有过想要抛弃前人验方的想法，但后来我还是回到了"求稳"的路子上来。目前基本还是以运用前人成熟的方剂为主，尽量少作加减，这样才能体会出方剂的效果。如果在治疗过程中频繁地调方加减，最后医生自己都不知道是哪首方剂在起作用。

本书将方剂单列一章是为了方便阅读，但千万不要割裂中医各个方面的关系，因为它们是一体的。我除了条分缕析一些方剂的运用之外，还把自己的思想变化也作一点陈述。本书方剂也不能按照外感、内伤以及心、肝、脾、肺、肾五脏病等次序展开。因为我接触的病种有限，能够筛选出的方剂也有限，故而不能做到全面细致。只是选择部分有运用心得的、经得起反复使用的方剂进行剖析，顺便把其他方面的知识融合在一起，突出中医思维的培养和综合能力的锻炼。

1. 探析古人的组方之术

中医组方原理是一门深奥的学问，无法用一种理论去阐释。从经典著作入手，学习几年后略能体会出一些组方规律，但仍不能做到透彻掌握。遇到一些顽固、复杂的疾病的时候，仍然会有不知所措的感觉。还有一些时候，处方分明合乎理论和自己的经验，但收不到理想效果，我们很多时候有过这种困惑。临床看病是一项复杂的实践活动，自古至今，也没有百发百中的医生，医圣张仲景也不能尽愈其病，能够做到见病知源就是高手了。

我们学习中医方剂的组方理论，是为了更好地理解中医、更好地理解方剂。目前来看，我们还不能用化学的方法分析方剂进而运用到临床。

药物化学是研究中药、方剂的一种现代化方法，而非一种可以代替古中医理论的方法，对此大家要有正确的认识才行。古老的组方理论仍然有积极的实践价值，我们仍然要下功夫学习。

此外，我们不要拒绝一些看似"无理"的单方验方。所谓"单味中药气死名医"，这些"独门绝技"很难用理论去解释，显得不够"有气场"，但长篇大论讲理论的方剂也不一定有实际疗效。在《红楼梦》一书中，有很多关于中医治病的描述，其中，有几个官方医生的分析案例看似精彩，处方也合乎其分析，但是效果平平，因为他们过于迎合患者家属，病情分析得深奥且头头是道，得到患者家属赞赏。

关于组方原理一节，我重点参考了张大昌前辈献出的《辅行诀五脏用药法要》一书，借以说明方剂之理，对中医方剂进行剖析、分类和归纳，并融入了自己的一些体会。此篇章不是为了罗列高效方剂，而是希望带给初学者一些学习启发。

2. 五脏、五行与方剂的对应

通过学习《张大昌医论医案集》，结合自己多年对中医理论的理解，我认为，就目前临床处方理论体系来看，共有两大处方体系：一为五脏用药体系，即入五脏的处方用药，这是咱们平时常用的用药体系，用于处理内伤杂病，如健脾泻肝、补肾健脾、养心安神的处方等。这类方剂是针对五脏病变的处方。二是六经用药体系，是用来治疗外感病的。这类疾病有一定变化规律可循，医生要识别患者疾病所处的阶段。六经辨证是治疗这类病的典范。

记录五脏处方理论体系最早的书籍是陶弘景所著的《辅行诀五脏用药法要》，里面大小补心泻心、补肝泻肝、补肾泻肾等方剂，组方严谨、药味精简，可以认为是五脏用药最基础的理论，属于根基性的理论体系。

五脏用药理论的核心内容是酸、苦、甘、辛、咸五味与心、肝、脾、肺、肾五脏以及木、火、土、金、水五行的对应关系，还有五味之间的生克制化关系。即：

"肝德在散，故经云，以辛补之，酸泻之，肝苦急，急食甘以缓之，适其性而衰之也。"

"心德在软，故经云，以咸补之，苦泻之，心苦缓，急食酸以收之。"

"脾德在缓，故经云，以甘补之，辛泻之，脾苦湿，急食苦以燥之。"

"肺德在收，故经云，以酸补之，咸泻之，肺苦气上逆，急食辛以散之，开腠理以通气也。"

"肾德在坚,故经云,以苦补之,甘泻之,肾亏燥,急食咸以润之,致津液生也。"

以上论述是五脏用药的指导理论。在此之前,我们最应该熟悉掌握何种症状符合何脏病变,不然则很难做到理法方药的统一,徒怪古方之不灵也。

何谓心脏病?需要按照原书中给出的标准去判断。我们不能用冠心病去应对"心脏"疾患,并据此选择补心汤或者泻心汤治疗,那样就抛弃了作者原来的组方精神。下面简要列举五脏虚实对应的症状。

(1)肝木组

肝虚则恐,实则怒。

小泻肝汤治疗两胁下痛、痛引少腹迫急、时多怒。药用枳实、芍药、生姜。

大泻肝汤治疗头痛目赤、时多恚怒、胁下支满而痛、痛连少腹迫急。药用枳实、芍药、生姜、甘草、黄芩、大黄。

大小泻肝汤本着"酸可泻肝"的方义进行组方,方中药物主要有破气、疏肝、泻热的作用。大小泻肝汤可以治疗消化系统疾病,部分高血压病也有如上症状。

小补肝汤治疗犹疑不安,头目眩晕,时多噩梦,气上冲心,汗出,周身无力。药用桂枝、干姜、五味子、山药(或大枣)。

大补肝汤治疗恐惧不安,气自少腹上冲咽,呃声不止,头目苦眩,不能坐起,汗出心悸,干呕不能食,脉弱而结。药用桂枝、干姜、五味子、山药(或大枣)、旋覆花、牡丹皮(或代赭石)、竹叶。

大小补肝汤主要本着"辛可补肝"的原则进行组方,使用了酸味的五味子,但此药酸而补,无泻之性。大小补肝汤主治症状符合肝虚不安的症状群,如失眠、惊悸、部分心律失常、多梦、部分眩晕病症及亚健康状态等,均有应用该方的机会。

(2)心火组

心实则笑不休,虚则悲不已。

小泻心汤治疗心中卒急痛,胁下支满,气逆攻膺背肩胛间,不可饮食,食之反笃。药用通草,淡豆豉,升麻。

大泻心汤治疗暴得心腹痛,痛如刀刺,欲吐不吐,欲下不下,心中懊恼,胁背胸膺支满,迫急无奈。药用通草、淡豆豉、升麻、栀子、戎盐(含有其他矿物质的氯化钠结晶)、酢(醋)。

大家可以分析一下本条文,虽然说心实则笑不休,但是大小泻心汤主治症状中均没有笑不休的表现。临床中笑不休的患者比较罕见,脑中风后有些患者会出现哭笑无常的症状。

此处大小泻心汤是围绕栀子豉汤进行加减的,所治症状也是围绕宣散胸中蕴热而展开的。咸可补心,苦可泻心,升麻味苦,大小泻心汤组方苦而宣散,用于治疗胸膺支满、迫急无奈的症状。

小补心汤治疗胸痹不得卧,心痛彻背,背痛彻心。药用瓜蒌、桂枝、干姜、薤白。

大补心汤治疗胸痹,心中痞满,气结在胸,时从胁下逆抢心,心痛无奈者。药用瓜蒌、桂枝、干姜、薤白、五味子、半夏、白截浆(醋的意思)。

以上两条文描述症状与《金匮要略》胸痹篇中枳实薤白桂枝汤、瓜蒌薤白汤等条文基本类似,组方也有类似之处,也不见"心虚则悲"的意思,咸可补心,但全方组合中不见咸味药的使用。然而,瓜蒌薤白剂治疗胸痹证的疗效可靠,无可争议之处。

(3)脾土组

脾实则腹满,飧泄,虚则四肢不用,五脏不安。

小泻脾汤治疗脾气实,下利清谷,里寒外热,腹冷,脉微。药用附子、干姜、炙甘草。

大泻脾汤治疗腹中胀满,干呕不能食,欲利不得或下利不止,善饥不能食,食不下,心下痞。药用附子、干姜、甘草、黄芩、大黄、白芍。

大小泻脾汤的基本思路是治疗中焦寒湿,以四逆汤进行加减。大泻脾汤属于脾寒湿加胃热的病机,增加了黄芩、大黄、白芍以泻胃火。大小泻脾方符合"以辛泻脾"的原则。

小补脾汤治疗饮食不化,时自吐利,心中苦饥,或心下痞满,脉微,无力身重,足痿,善转筋。药用人参、炙甘草、干姜、白术。

大补脾汤治疗饮食不化,呕吐下利,其人枯瘦如柴,立不可转动,口中苦干渴,汗出,气急,脉微而时结。药用人参、炙甘草、干姜、白术、麦冬、五味子、旋覆花。

大小补脾汤主脾虚运化不足、饮食不化、腹满心中痞等症状。以甘补脾,主药是人参、炙甘草甘味补脾,白术苦可燥湿助脾。小补脾汤为理中汤原方。大补脾汤主治证在脾虚不运的基础上又见气阴两虚证候,故而加入麦冬、五味子,再合人参为生脉饮组合。大补脾汤治疗的病症有向虚劳病转化的趋势。脾主肌肉,脾不足而发展为枯瘦如柴、口中苦干渴、汗出气急等症状,病程已经较长。根据主治症状表现,一些肿瘤后期患者有运用此方的机会。

（4）肺金组

肺虚则鼻息不利,实在喘咳,凭胸仰息。

小泻肺汤治疗咳喘上气,胸中迫满,不可卧者。药用葶苈子、大黄、芍药（枳实）

大泻肺汤主治胸中有痰涎,喘不得卧,大小便闭,身面肿,迫满,欲得气利者。药用葶苈子、大黄、芍药（枳实）、干姜、甘草、黄芩。

大小泻肺汤主要治疗肺实症状。肺实则气迫逆于上,因肺主宣发肃降,气迫逆于上则出现咳喘症候,但不是所有咳喘证都属于肺实,这点需要注意。肺气迫逆于上,则需要泻之于内。肺实则用咸泻之,并可用辛散祛其实。葶苈子甘苦寒,具有泻肺功能。咸可泻肺,应该不是单纯指药的味道,我对此并无更深一层的见解。然而,葶苈子大伤津液,张仲景配以大枣以纠正之。小泻肺汤中的葶苈子、大黄、芍药（或枳实）均为伤津液之品,使用时应该注意。

大泻肺汤主治症状有水肿的表现,并且出现大小便闭症状。临床中所见的尿毒症、心衰可以出现此症状。现代医学研究证明,葶苈子确实有强心作用。然而,病症发展为大泻肺汤证阶段已属于危重病症,不是单靠此一个方剂所能解决的。

陶弘景的五脏大小补泻方剂是处方元素,这些方药味少而精炼。用彭子益的比喻来讲,如同写文章一样,这些药物的组合好比是词语和小的段落,是理解方剂的突破点和中药元素。待理解熟练之后,才有做文章的可能。学习这些补泻方剂,重在加深对药对的理解。

小补肺汤治疗汗出口渴,少气不足息,胸中痛,脉虚。药用麦冬、五味子、旋覆花、细辛。

大补肺汤治疗烦热汗出,少气补气息,口干耳聋,脉虚而数。药用麦冬、五味子、旋覆花、地黄、细辛、竹叶、甘草。

肺主宣发肃降,用药需要顺肺之升降之性而调之。酸可降可敛,主药是五味子;辛可散可升,选用细辛;佐以咸软的旋覆花,旋覆花主降逆气。大小补肺汤有生脉饮、竹叶石膏汤和麦门冬汤的影子,症状也符合气阴两虚的表现,临床运用可以相互参照。

（5）肾水组

肾气虚则厥逆,实则腹满,面色正黑,泾溲不利。

小泻肾汤主治小便赤少，少腹满，时足胫肿者。药用茯苓、甘草、黄芩。

大泻肾汤治疗小便赤少，时尿血，少腹迫满而痛，腰如折，不可转侧者。药用茯苓、甘草、黄芩、大黄、枳实、生姜。

肾主二便，主水道，大小泻肾汤为利下焦热的方剂，用于下焦湿热型小便不利。

小补肾汤治疗虚劳失精，腰疼，骨蒸羸瘦，脉数。药用地黄、竹叶、甘草、泽泻。

大补肾汤治疗精气虚少，腰疼，骨痿，不可行走，虚热冲逆，头晕目眩，小便不利，脉快而软。药用地黄、竹叶、甘草、桂枝、泽泻、干姜、五味子。

我认为大小补肾方比较难理解。以苦补之，貌似只有生地、竹叶二味能当苦味药来理解。然而，生地为甘寒之品，五味子为酸收之品，补肺取金水相生之意；干姜、桂枝为辛温补肝之品，取子令母实之意；泽泻咸而利湿，为水之生铺垫。

陶弘景的五脏补泻方较系统地记载了五脏的补泻方法及五味制化理论。这些方剂和理论从今天的眼光来看有点不好理解，也不容易运用，但是对这套理论却应该熟悉。我们学医之后掌握的方剂有几百个，能够熟练运用的也就十个左右，故而不要勉强理解。张大昌弟子有一本运用五脏补泻方的案例集，可以阅读。该系列方剂还是有用武之地的。

3. 六气、六经与方剂对应

从阴阳的观点出发，有其形质，必有其气化。五与六也是阴阳相对的构成，一为奇数，一为偶数，阴阳激荡，产生了沟通转化之力。上面是五脏补泻的大体内容，六经气化的整体内容便是张仲景的六经辨证理论。六经之病来之速，传变也速。

《辅行诀五脏用药法要临证心得录》中载弘景曰："外感天行，经方之治，有二旦，四神大小等汤，昔南阳张机，以此诸方，撰为《伤寒论》一部，治疗明悉，后学奉之，山林僻居，仓促难防，外感之疾，日数传变，生死往往在三五日间。"也就是说，关于外感总疾的方剂可遵循"六经"用药大法。张仲景也是在前人基础上进一步完善的。阴阳二旦和四神方名为阳旦汤（桂枝方类）、阴旦汤（柴胡汤类）、青龙汤（大小青龙汤）、玄武汤（真武汤）、白虎汤、朱雀汤（黄连阿胶汤）。在张仲景的《伤寒论》中，并没有完全采用阴阳二旦、四神方的方名。《伤寒论》中没有朱雀汤。《伤寒论》中方剂是在大小二旦、四神方的基础上改进而来的。现在没有必要纠结于名称之异,略了解一下六经各方的渊源关系就可以了。

中医方剂的外感、内伤之治大概如此,是从"五、六"之数衍生而来的。发展到今天,外感内伤之方往往也能相合使用。比如,小柴胡汤在治疗内科各病时非常常用,效果也不错。有人用六经理论统领治疗各种疾病,我认为如何运用方剂就得看个人的悟性了。我从溯源的角度来探索外感、内伤的方剂,算是一种研究方剂的思路,并不是唯一的方法。方剂理论太难研究了,但这个问题又是每个中医学者无法逾越的,必须面对。下面我尝试着分析一下"六经方剂",希望各位读者发挥学习的主动性,积极探索方剂之理,不要拘泥于我的个人见解。

（1）阳旦汤

阳旦汤即桂枝汤、桂枝加黄芪人参方等,此类方有升阳益表的作用,治疗卫气不足、不能卫外,从而出现的恶风寒、易出汗、乏力症状。桂枝汤中,桂枝、甘草、生姜辛甘化阳健脾胃,白芍、大枣、甘草酸甘化阴补津液。全方既可以补充津液,又能托津液外达肌表,起到固腠理、实卫气的功能。桂枝汤原方中各药味剂量都在 40 g 左右,而我们现在使用桂枝汤时,药量也就取 15 g 许,并且服用疗程偏长。张仲景使用桂枝汤时,往往一两剂即可,症状消失就停药,症状变化就换方。因为他的桂枝汤是治疗外感天行的,病情来得急,去得也快,变化也多,对医生的要求高,稍有治疗偏差就会出现坏证。

我们现在使用桂枝汤是取其升阳固表作用,偶尔也用此方止汗、强健胃气、调理虚寒型体质、治疗一些感冒症状等。方中各药用量和药物比例也会有所调整。因此,今天我们学习经方,实则是学习其理论,了解方剂、药物功效,不要盲目模仿其"原汁原味"的药量、组成。这是我的观点,可能与一些经方学者的观点不同,希望大家主动思考。

外感类疾病的本质是机体在对抗病邪的过程中产生的反应,形成类似于"综合征"的系列表现。这些反应是有规律可循的,从而产生六经辨证的思维模式。内伤病有内伤病的表现规律,外感病有外感病的变化规律。我们的祖先正是在摸索这些规律的过程中形成了中医体系。中医是来自于实践的,是唯物的,非凭空想象出来的。

（2）阴旦汤

阴旦汤即小柴胡汤类方,阳旦汤为升阳之剂,阴旦汤为清降之剂。上焦火热郁而不去,取柴胡汤方以达"上焦得通,津液因下,胃气因和"之效。柴胡方治疗半表半里之证,如果邪气入里,那就不属于柴胡剂的治疗范围。柴胡方证是治疗邪热欲入里而未入里之际的方剂。柴胡有疏散作用，然比较柔和，不至于发汗。黄芩配合柴胡疏散热邪，开上焦。上焦得开，热气因降，阳气自可入阴，而阴阳调和。阴旦汤的意思大概如此。

（3）大小青龙汤

青龙剂的主药是麻黄。麻黄宣散表实邪，桂枝汤治疗表虚、卫气不固。麻黄剂宣散表郁，腠理不能通透。麻黄质轻，轻可祛实。大青龙汤开表实，兼祛肺部郁热，属上焦方剂。小青龙汤治疗表实，兼心下痰饮。小青龙汤可导痰饮而下。大小青龙汤的方义大概如此。陶弘景书中将药味多的定为大青龙汤，药味少的定为小青龙汤。不用纠结这些名称的问题，能把握青龙剂的治疗主证才是主要的。

（4）白虎汤

白虎汤中石膏为主药，起到清肃、肃降的作用。白虎汤为"收重"之方，此类方剂主要针对阳明燥热、津亏的病机。阳明燥热则消渴、多饮、口干；热邪迫津外出则会有多汗的症状。石膏并非大寒，是解决燥邪的最关键药物。如果燥热导致津液亏虚严重者，则需要加入人参大补津液。

（5）朱雀汤（朱鸟汤）

即黄连阿胶汤，《伤寒论》中不载朱雀汤。有些学者专门研究一番，考证何方能充当朱雀汤。当年张仲景避道家之称，改变了方剂称谓。他大概是希望大家不要斤斤计较于名称，应该重视方剂的主症和实质内容。

陶弘景曰："朱鸟者，清滋之方，以鸡子黄为主。"其实鸡子黄为温性之品，黄连阿胶汤整体能起到清滋之效。方由黄连、黄芩、阿胶、芍药、鸡子黄组成。治疗天行热病、心气不足、内生烦热、坐卧不安、时下利纯血等症状。此方所治症状符合阴虚火热证。热扰心神则坐卧不安，热入血分则便血。黄芩、芍药入血分清热；阿胶大滋阴血；黄连清热退火。黄连、黄芩清热与石膏清热有本质的不同，大家应认真思考。

朱雀为南方之神，主明，主热，为离，离者丽也，离卦☲，阳气外张，然中含真阴，为下降之根；肾水坎卦中含真阳，为上升之根，而成阴阳交互，水火既济之势。真武汤为温阳之方、朱雀汤为滋阴之方。朱雀汤补离中之真阴，真武汤补坎中之真阳，取阴阳互根互用之妙。

（6）真武汤（玄武汤）

真武为北方之神，主水。真武汤用于治疗天行病，即肾气不足、内生虚寒、小便不利、腹中痛、四肢冷等症状。陶弘景的小玄武汤由茯苓、芍药、白术、附子、干姜组成，大玄武汤又加人参。真武汤主水，而为温阳之方,在朱雀汤中已经作出解释,不再赘述。用阴阳之学去解释中医是很烦琐的事情,并且收益也不大。有些学生把阴阳五行之学当成一种公式,力求推演出所有事物,结果所得甚少。学习几年,心有不甘,继续探索周易之学,结果耗费大量精力,能够用到的知识并不多。我曾有一段时间也认真学习过五运六气、周易等,学习之后发现这类学问对理解中医有帮助,但在实践时还是辨证论治更为直接有效。

有些名象问题是很困扰人的,如朱雀汤的名象就能困扰人几个月之久。然而,临床是根据症状表现来定治疗方案的,而不是靠阴阳推演,因此大家不要过多纠结于名象之类。

五脏补泻、二旦、四神方剂简要分析如上。然而,中医方剂浩如烟海,不是某些理论所能完全涵盖的。我们先从主干方剂、简单的方剂入手,进而扩展至复杂的方剂,这应该是一条可行的学习方法。

4. 五味化合的一点见解

五味化合的理论应与五行五脏联系起来研究。五味化合的理论与五行生克制化相联系,但是看其化合机制却又很难发现规律。当年我用了很长时间反复思考,发现了其中规律。药味有酸、苦、甘、辛、咸之异,药理作用即基于此,如辛开苦降、酸收苦坚、甘缓咸软等,均属于中医的药理作用。这些理论是从复杂的治疗实践中抽象出来的,越是简约,越难理解。大家学习这些理论时不要性急,因为理解这些理论需要丰富的临床实践作为支撑。

五味化合规律为:辛酸化甘,苦甘化咸,酸咸化辛,甘辛化苦,咸苦化酸。要想理解记忆此规律,那就要改变一下五行五味的对应关系。我们在上学时学到的对应关系是:辛—金、酸—木、咸—水、甘—土、苦—火,这是五行之体。然而,五行之用却恰恰相反,"体阴而用阳"就是这个意思。在五味化合中,五行五味的对应关系是:辛具发散之性而属木,酸具收敛性质而属金,咸具软坚性质而属火,苦可坚阴制火而属水,甘味缓和仍属土。五味化合实际是相克关系的体现:

辛酸化甘:酸克辛,辛克甘,故化甘。

苦甘化咸:甘克苦,苦克咸,故化咸。

酸咸化辛:咸克酸,酸克辛,故化辛。

辛甘化苦:辛克甘,甘克苦,故化苦。

咸苦化酸:苦克咸,咸克酸,故化酸。

大家可以推演一下，五行体用相反，即可发现此规律。然而，在临床中我们并不能直接运用此规律于临床组方，因为此规律是高度的抽象，而非具体的实践。我们平时应常翻阅经方之书，慢慢消化此规律。在《辅行诀五脏用药法要》一书中载有《汤液经法》原理图，大家自行学习。其理论与我们现有的方剂学有根本的不同，需要慢慢研究才行。

二、方剂理例

此部分内容我没有能够分享给大家的秘方，主要是剖析一些小方剂，借以阐释中医治疗的原理。原理一旦明了，临床便能不惑。这些小的方剂是大家都很熟悉的经典方剂，着重参考了彭子益的《惟物论的系统医学》中的观点，

1. 理中汤（理中丸）

组成：人参（党参）　白术　干姜　炙甘草

学习此方需要扩展至四君子汤、香砂六君子汤等健脾补中方剂。理中汤是治疗脾虚内寒导致的腹胀、泄泻、神疲乏力等症。脾为后天之本，用于气机升降的枢纽。

疾病是有性质的，我们的祖先用寒热、虚实、表里、阴阳去描述和判定疾病的性质，还有六经辨证思维、三焦辨证思维等。无论用何种辨证思维去分析，都是为了把握疾病的性质，进而找到对治的方法。当年我们在学习完中医诊断、中医内科后，再学习温病的思维时有些抵触。我当时有这样的疑惑：疾病症状差不多，为何要弄一批陌生的名词来判定这些疾病？在学习经方时，大家强调六经辨证是解决疾病的最有力武器；而对于温病，大家则强调要摆脱伤寒思维，当时真是太迷茫了。在我的意识中，应该有一个标准化的思维去判定疾病，这样才能更科学，好比数学、物理、化学一样，有一个标准的答案在等候着你。

其实，这种无标准答案的辨证思维也正是我们最为宝贵的文明财富。凡是有标准答案的事情都容易被掌握，而要学习中医必须扎根于中国的文明土壤才可以。

我们回归到本来的、最简单的思维：无论何种疾病，都需要有判定和描述它的一套语言，这套语言便是我们的中医思维。单单从理论去研究中医这套语言，很容易被搞糊涂，因为疾病很复杂，中医语言又太精炼、太

概括,个人的思维难以在短时间内理解这些知识。大家不要着急。

我对于中医辨证思维略有一点模式化的认识,但不够深刻,原因是临床积累仍然不够。想要更加清晰地认识中医思维,还需在临床中摸爬滚打。从一类疾病开始,逐步找到这类疾病的规律,临床效果比较得心应手之后,我们大概就掌握了如何去判定疾病性质了。如果条件允许,尽量多治疗不同学科的疾病。我主要治疗内科疾病,有时也治疗一些皮肤科疾病,后来发现内科思维完全可以用到皮肤科中。这种关联是很难用文字讲清楚的,只能通过实践去体会。在实践中摸索,手中的方剂被反复打磨、精炼,这样才能逐步接近正确的辨证。

下列方剂是我临床中反复运用且效果较好的方剂,多数是通过学习前辈医生的经验而得。通过运用和调整这些方剂,我增强了自主思考的能力。这些方剂是我前进中的垫脚石,没有这些基础支撑,我没法进入下一个阶段。

2. 理鼻汤

理鼻汤是我课间实习时所学,属于刘绍武的代表方剂之一。

组成: 苍耳子　麻黄　王不留　陈皮　大黄　白芍　鱼腥草　柴胡
　　　　苏子　　川椒　黄芩　　党参　甘草　大枣

剂量大家可自行查询,加深印象。另外,我们也需要在临床中适当调整剂量,一是为了节约患者的费用,二是为了更好地把握药物的药性。药物作用与剂量有直接相关性,有人说方剂的不传之秘在于剂量,其实是不同的剂量,起到不同的作用,而非一种剂量应对所有疾病。例如,3 g 柴胡会起到什么作用? 6 g 柴胡呢? 15 g 柴胡呢? 30 g 柴胡呢? 治疗某些感冒时需要用几十克柴胡。我对柴胡的剂量把握仍在不断摸索之中,但一般情况下,治疗内伤疏肝解郁用 10 g 左右;配合白术、黄芪等升提中气则仅需 6～8 g;柴胡的退热作用则需要 30 g 以上,退热时需见好就收,推出邪气之后适可而止。

该方对于慢性鼻窦炎、鼻炎、过敏性鼻炎均有应用的机会。鼻部疾患属于局部问题,而刘绍武老中医认识到局部疾病可能根于整体的失调,所以他选用小柴胡汤作为该方的基础。该方并没有罗列开窍药物,整体方剂药味也不烦琐,临床运用效果甚好。该方涵盖刘绍武的调胃汤,可见鼻部疾患与消化系统有较大渊源关系,这点大家应该注意。

此外,有一些患者来我处就诊时要求治疗眩晕或者头痛症状,没有要求治疗鼻炎症状,可能患者认为慢性鼻炎是治不好的,所以不抱希望了。

通过问诊得到患者的全面信息之后，我处以理鼻汤加减，患者的头晕和鼻炎症状往往都能得到缓解，患者甚为满意。甚至有一些头晕而无鼻部症状的患者，使用理鼻汤仍然有治疗头晕的效果。这需要从药性和方剂作用上分析原理：鼻部症状属于上焦症状，属于上焦壅滞不通、清阳不升，故而该方整体上有升清阳、降浊阴之效。头晕从整体上来讲也属于清阳不升，故而该方对部分头晕患者有效，有时起到一箭双雕的意外效果。

方中麻黄用量为 10 g，有一些人服用该方后会出现失眠或者心慌症状，这是麻黄导致的，可减轻用量，多数情况下可使用 6 g。麻黄药性宣散，质轻，轻可祛实，开通鼻塞，不只可以祛除寒邪，配合其他药物还能推出热邪。麻黄在方中处于重要位置，关于麻黄的药性，大家应该反复看《神农本草经》。

苍耳子主寒热邪气，能治疗寒湿风痹、肢体关节寒痛挛缩等症。需要注意的是，该药不能捣碎，因为苍耳子仁有毒性蛋白。有的药局药师偷懒，该捣碎的不给捣碎，影响药物的煎熬效果，如荔枝核。有的药局药师是热心肠，看到成块的药会帮忙捣碎，所以在每次抓完药后我都会自己看一眼，确保无误。如果有需要注意的事情，我也会跟药局提前沟通，因为整个医疗活动会涉及多个环节，而每一个环节出问题都会影响疗效。

其他开窍药物能不能往里面加？如白芷、细辛，我认为可以；对于风热壅塞型鼻炎，可以加入牛蒡子、桑叶等；当患者内热明显时，可用沙参或者知母代替党参。另外，该方也不能通治所有的鼻炎、鼻窦炎。据我的经验，理鼻汤对过敏性鼻炎以及寒性体质、脉微弱者的效果并不令人不满意，这点大家可以自己体会。

我在读其他书籍时，也曾注意到别人治疗鼻炎的方剂。比如，有一个方从胆热入手治疗鼻渊，是从胆移热于脑的角度来处方的，药物组成比较合理，在此供大家参考。至于处方来源，我已经记不清了，大概有龙胆草、黄芩、甘草、白芍、玄参、知母、辛夷、薄荷、连翘、双花、生石膏。大家可以参考使用。

附：过敏性鼻炎的中医治疗

过敏性鼻炎即机体对一些外来因素反应过度，出现喷嚏、鼻塞、流涕等症状，反复发作者有诱发支气管哮喘的可能。在北方地域，气候寒冷干燥，昼夜温差大，四季温差也大，过敏性鼻炎属于多发病。其中，季节更替时发病的患者很常见，症状持续 1 月余后会逐步缓解。

我最早治疗过敏性鼻炎是在理鼻汤的基础上进行加减选药，效果不是很稳定,这使我逐步改变思路。在学习李可老中医的思维方法后,我有很大收获。他认为过敏症状的本质是虚证和寒湿,夹杂有风邪或者其他的因素,主张使用麻黄附子细辛汤为主干方剂进行治疗。

基于李可老中医的经验,我根据本虚标实的病机进行选方,拟定了一个治疗过敏性鼻炎的方剂,初步试用效果比较满意。方剂组合如下:杏仁、炙甘草、干姜、乌梅、五味子、前胡、黄芩、防风、党参、茯苓、白术、麻黄、细辛、附子、桑叶、藿香。

该方涵盖了甘草干姜汤、脱敏煎、麻黄附子细辛汤、四君子汤的方义。鼻塞喷嚏、鼻痒症状属于风邪特征,故而选方时要有祛风之药。风邪根源于肝脏,肝虚则风动,故而用乌梅、五味子以补肝。桑叶有清风燥的作用,风邪化燥者可以加入,但桑叶并非必需之品,可根据症状进行加减。藿香质轻气香,可升散、可降逆、可化湿,根据其升散解表的药效可推测其具有开窍作用。现代人营养过剩,脾胃受损,生湿化热,存在湿邪阻塞轻窍的病机。凡舌苔腻者,无明显阴虚之象者,皆可以少加藿香以化湿开窍。

个人认为,过敏性鼻炎的原因一言以蔽之,即患者对环境不适应,机体不能适应环境的改变,所以产生了过敏症状。在治疗过敏性鼻炎时,我们还要从五脏六腑、气血津液的角度去分析,从天人合一的理念出发,此类疾病(包括哮喘)是有比较好的解决办法的。首先要坚定信念,坚信此病一定有解决办法。治疗过敏性鼻炎是一件比较复杂的事情,因为每个人的体质都有所差异,所以症状也有细微差别,医生在临床中要有灵活性,及时调整治疗思路。同时,也要吸取百家经验,比如,一些医生使用虫类药物治疗过敏性鼻炎就取得了比较好的效果,如全蝎、蜈蚣、蝉蜕、僵蚕、蜂房之类药物就有很好的效果。我想,虫类药物治疗过敏性鼻炎,应该是抓住了此病症状属于风邪致病的原理,采用虫类药物祛风、脱敏,大家可以参考。

3. 五根汤

五根汤是内蒙古中医李凤林的验方之一,我工作之后才逐步了解这个方子,上学时虽然听过此方的大名,但那时我使用伤寒方剂治疗感冒比较应手,所以没有过多在意此方。现在回想起来,真是有点"无知耽误进步"的感觉。在工作之后,同科室的老医生向我推荐它,我才开始逐步使用五根汤。当时我们科室住院病房中有很多中风康复患者,年龄大者居多,而且黑河地区昼夜温差大,这些患者经常出现着寒后咽痛、发热的情况。我给他们使用五根汤治疗,一般2天解决感冒症状。

五根汤由葛根、芦根、白茅根、山豆根、板蓝根、藿香、大黄、红花组成。院方剂量为：

葛根6 g	板蓝根6 g	山豆根6 g	芦根6 g
藿香6 g	红花3 g	大黄2 g	白茅根6 g

我们使用此方时剂量调整如下：

葛根30 g	板蓝根15 g	山豆根5 g	芦根30 g
藿香10 g	红花5 g	大黄3 g	白茅根30 g

水煎服

以我们多年临床经验来看，五根汤对于着凉后发热、咽痛的治疗效果良好，但对于肺炎咳嗽效果欠佳，而刘绍武的调肺汤加减治疗咳嗽效果更好。整体来看，五根汤属于凉解之方，对于平素有脾肾虚寒患者或太少两感证禁用。一般来讲，上呼吸道感染出现咽痛、发热、头疼、身痛、轻微咳嗽或者无咳嗽，化验可见血象升高，脉滑数有力者，用之效果迅速。如果患者上感后未及时就医，自行服用几种感冒药，来医院时只剩下咳嗽、咳痰为主的症状，这时候使用五根汤效果不好，甚至丝毫无效。感冒后期有咳嗽、咳痰症状者往往需要使用小柴胡汤加减；对于形体强壮、脉不虚者，我往往使用小柴胡汤加前胡、陈皮、芦根、白茅根、知母、贝母、海浮石等，效果理想。

记得大约在2018年前后，每逢入冬或者开春季节，感冒者甚多，部分患者结合血象化验属于病毒性上感，使用五根汤效果也很不错。李凤林老中医在多年临床中使用五根汤达几万次，可见该方的疗效和稳定性是值得肯定的。

在使用五根汤取得疗效之后，我改变了理解《伤寒论》的思路。理解《伤寒论》是一件很困难的事情，我不去勉强理解其真实含义。现代有很多经方大师授课或者写书，都想从自己的角度解释《伤寒论》的意义，我想，仿佛只有张仲景本人才能说出写《伤寒论》的真实意义。我们都是从自己的角度去理解伤寒，不能跨越自己的能力和水平去阐释《伤寒论》。

那到底应该怎么学习《伤寒论》呢？这是最终的问题。我们学习是为了运用，如果不能运用，学习《伤寒论》就如同屠龙之术，毫无实用价值。首先，我们要从经方实践家那里得到一些启发。我们应该认真学习已故经方大师胡希恕的临床经验，从其临床病例中可以得到很多启发。进而，我们再学习刘绍武的《三部六病》理论和实践病例。同时，我们还要阅读《神农本草经》和其他一些本草著作，不能用现在教科书上的中药学去解释《伤寒论》方。在此之后，我们要逐步在临床中运用经方治疗疾病，形成自己的体会。长此以往，我们会逐步理解《伤寒论》。我们不能在文字的海洋中咬文嚼字，因为中医是实践学科，不是文学。我也见过一些讲课漂亮而临床一般的老师，其实他们是为了提升讲课效果的工作表现，但作为单纯的临床医生，则应当把重点放在提高实践水平上。

通过《伤寒论》序，我们可以了解到仲景的家族是一个当地大家族，但是由于当时的流行病，家族中的人死亡甚多，这才使得他博采众方，观察当时疾病的发展规律，并且运用于临床，找到一种规律性的辨证思维，写成《伤寒论》一书。《伤寒论》是为当时的一种流行病而写的，这是无疑的。那么，何以用他的理法方药来对待现代的杂病呢？这是因为疾病的发展是有规律的。西医重视病名，中医重视"证"。我认为"证"可以理解为人体对抗疾病的内部机制。机体对抗疾病的表现症状是有规律的，这就是我们学习的伤寒方剂也可以运用在一般杂病上的原因。这是仲景的伟大之处，他把疾病的发展规律用六经思维去总结，有点万变不离其宗的感觉。这种总结是根源于实践的，所以意义重大，故《伤寒论》流传千年而不衰。

我们继续来看《伤寒论》的条文。每一个条文仿佛一个病例的记载，这个说法是我与医院刘医生沟通时得到的，可以参考。比如："太阳病、头痛，发热，汗出，恶风，桂枝汤主之。"本条可以看作是一个浓缩的病例。

"太阳病，初服桂枝汤不解，反烦不解者，先刺风池、风府，却与桂枝汤则愈。"本条文更加生动地记录了一个"桂枝汤证"患者的治疗过程。我们来试着把这个案例充实一下：一个桂枝汤证的患者，症状符合桂枝汤证表现，如发热、汗出、脉缓、恶风等，给他喝下桂枝汤，却没有预想的效果，反而出现烦躁。于是，医生给予患者针刺风池、风府穴后再给患者口服桂枝汤，结果患者治愈。

"服桂枝汤，大汗出后，大烦渴不解，脉洪大者，白虎加人参汤主之。"我们来试着还原当时的治疗过程：一个患者符合桂枝汤证的表现，然后给患者口服桂枝汤，未能治愈，反而出现了烦躁、口渴、脉洪大。结果，医生使用白虎加人参汤将患者治愈。

由上两条我们可以得出一点启示：一来，张仲景在治病过程中也需要反复调整方剂才能奏效，并不是抓住桂枝汤证就给予桂枝汤，然后就完全可以治愈了，而是会出现很多变化，需要进一步地观其脉证，知犯何逆，然后随证治之。二来，我们经常听一些中医学者说，"只要准确把握住主证，那你就会获得百分百的疗效"，这种说法有点一厢情愿了。一个疾病的治疗过程往往是曲折的，不是掌握某一个诀窍就能顺利进行的，就连张仲景也是在疾病变化的过程中摸索治疗的。

再如："太阳病三日,已发汗,若吐,若下,若温针,病仍不解者,此为坏病。"张仲景对一个患者何以既用汗法,又用吐法,还用温针法,仍然不见效? 张仲景一定是在临证时见到了某些症状符合汗法体征、符合吐法体征而用的,为何仍然不见效? 到最后,他提醒大家,此为坏病,观其脉证,知犯何逆,然后随证治之。这个曲折的过程才是一个真实的医生临床实践的过程。张仲景并非神一样的医生,妙手回春的神医只是大家一厢情愿的想象罢了。大家切记,临床实践是一个探索的过程,遇到复杂病症,则探索过程更加艰辛。

4. 升阳散火汤

升阳散火汤是李东垣的一首名方。然而,我在临床之初很少运用此方,原因无他,是犯了先入为主的错误。当时学习彭子益的《圆运动的古中医学》,彭子益对升阳散火汤组方理念不是很认同,认为升散之药会损伤人的中气,并且升阳理念更是行不通,他认为阳气宜潜藏而不能升散。当时我没有运用此方的经验,故而失去了深入理解这首良方的机会。可见,单纯的理论是片面的。我猜测彭子益本人应该也没有运用升阳散火汤的经历,纯粹从文字和现有的中医理论框架去解释一首方剂是远远不够的,因为中医是实践而来的。

我能够对此方有所了解,还得益于一位普通的患者。他是一位中医爱好者,平时研究一些中医经典,经常给自己开方。我出诊时,他拿着一个抄写的处方让我看,我一看方剂组成是升阳散火汤原方。我询问他用处时,他对我讲这是一名中医给他的方,治疗手心发热难耐,效果良好,想要再用几天方药。该患者脉象缓和,舌苔厚腻,苦于手心烦热多年,口服多种滋阴降火药无效,后来得到论升阳散火汤,效果良好。

从那时起,我又重视起升阳散火汤来,重新研究该方,得知此方适用于脾损伤之后生痰湿,阻遏了脾气的升发,郁而生热的情况。此后在临床中,我尝试运用此方。不久,有一位常年面部发热的女患者来诊。她苦于面部阵阵烘热 10 余年,多方求医,口服滋阴降火、疏肝解郁、清肝火方剂不计其数,但均无效。其脉弦滑长,有上溢象,舌质淡红,苔白厚。她是一位老患者介绍而来,对我还有几分信任。我根据她的脉象和症状,认为其符合调神汤的主治范畴,使处以调神汤原方 5 剂。然而,用药后居然无丝毫疗效。复诊时,我开出升阳散火汤原方,患者服用该方后,其面部烘热现象逐渐好转。服药 10 天左右,症状基本解决。

大家可以思考一下,我们仅凭脉象诊断并开方是否可行? 此患者症状解除之后,脉象也无明显变化,至少我没有体会出差异。上溢脉象是刘绍武的脉学经验结晶，该脉象用于判定是否具有自主神经功能紊乱。符合上溢脉象者，用调神汤治疗，一般效果非常好。然而，此患者面部烘热阵发，也属于自主神经功能紊乱范畴，用之却无疗效。俗话说"狡兔三窟"，医生也应该多备几种思路来应对错综复杂的临床病症。医生通过脉象判定疾病是有局限性的，即便某种脉象的应验度很高，也不要过于自信，疾病的复杂程度远远超过我们的认知。

临床日久，医者会有一种孤舟航行在汪洋大海的感觉。我们渴望一种理论给我们方向感，然而各种理论都是在一定程度上好用，总有特殊患者存在。脉象理论、体质辨识、舌象理论、五运六气理论等，统统都是参考，并不是指南针。其实大家不用彷徨，张仲景写《伤寒论》时也没抱着"尽愈其病"的希望，只是希望大家努力学习，能够做到见病知源就不错了。路漫漫其修远兮，我们需要努力求索而不息。

5. 小柴胡汤

小柴胡汤是我临床中最常用的一个方剂，有时是单独应用此方，有时是合用他方。总之，每天开出的几十个方剂中，一半以上的方剂都会有小柴胡汤的影子。其实，我们使用小柴胡汤时，已经不遵循张仲景原来的用药比例了。小柴胡汤原有的用药比例和剂量是为了治疗急性病的，中病即止；而今天的临床所见，多数是内伤病，疗程较长，所以用药比例必须改动。要想理解小柴胡汤的方义，还应该从原文入手，用中医思维去慢慢分析。充分理解其方义后，才能使用此方。

先来看《伤寒论》中关于小柴胡汤的条文：

第 96 条："伤寒五六日，中风，往来寒热，胸胁苦满，嘿嘿不欲饮食，心烦喜呕，或胸中烦而不呕，或渴，或腹中痛，或胁下痞鞕，或心下悸、小便不利，或不渴、身有微热，或咳者，小柴胡汤主之。

柴胡半斤　黄芩三两　人参三两　半夏半升（洗）　甘草（炙）　生姜各三两（切）　大枣十二枚（擘）

上七味，以水一斗二升，煮取六升，去滓，再煎取三升，温服一升，日三服。若胸中烦而不呕者，去半夏、人参，加栝蒌实一枚；若渴，去半夏，加人参合前成四两半、栝蒌根四两，若腹中痛者，去黄芩，加芍药三两；若胁下痞鞕者，去大枣，加牡蛎四两；若心下悸、小便不利者，去黄芩，加茯苓四两；若不渴、外有微热者，去人参，加桂枝三两，温服微汗愈；若咳者，去人参、大枣、生姜，加五味子半升、干姜二两。"

第 97 条："血弱气尽，腠理开，邪气因入，与正气相搏，结于胁下。正邪分争，往来寒热，休作有时，嘿嘿不欲饮食，藏府相连，其痛必下，邪高痛下,故使呕也,小柴胡汤主之。服柴胡汤已,渴者属阳明,以法治之。"

第98条:"得病六七日,脉迟浮弱,恶风寒,手足温,医二三下之,不能食,而胁下满痛,面目及身黄,颈项强,小便难者,与柴胡汤,后必下重。本渴饮水而呕者,柴胡不中与也,食谷者哕。"

第99条:"伤寒四五日,身热恶风,颈项强,胁下满,手足温而渴者,小柴胡汤主之。"

第100条:"伤寒,阳脉涩,阴脉弦,法当腹中急痛,先与小建中汤,不差者,小柴胡汤主之。"

小柴胡汤出现在太阳病篇,属于太阳证发展过程中出现的一组症状群,该症状群出现的频率很高,多数医家认可小柴胡汤为少阳证主方。关于小柴胡汤证的原理,《伤寒论》第97条已经给出简要的论述:小柴胡汤证属于邪气与正气相搏,结于胁下,正邪分争而出现往来寒热、休作有时、嘿嘿不欲饮食、喜呕症状。

小柴胡汤有解决正邪胶着的作用,从而使气机升降恢复正常,肝脾清气得以生发,胆胃浊气得以下降。它是调节气机升降枢纽的关键方剂,凡上焦有热、胃脘不适者,均有应用此方的机会。夏天因饮食不当而出现急性胃炎,呕吐、腹泻者很多,很多患者适合用小柴胡颗粒配节一点补液盐就能解决。

小柴湖汤是我临床中使用频率最高的方剂,是张仲景治疗急性病的方剂,用每味的用量很大。我们治疗内科慢性病时几乎不使用原剂量,大家参考一下现代名家的医案,然后逐步摸索该方的使用剂量。

下面我从宏观的角度分析一下该方的方义。每味药的药效要参考《神农本草经》:柴胡属于宣散升发药,能推陈致新,宣散中焦、上焦之郁闷不舒。人的气机是升降开合的,由于疾病的原因,升降开合中出现不畅,进而出现一些症状。柴胡作用的部位在中、上焦,病性属于实而非虚(虚实首先分清),上焦、中焦被郁之后产生一系列症状:往来寒热,胸胁苦满,嘿嘿不欲饮食,心烦喜呕;或胸中烦而不呕,或渴,或腹中痛,或胁下痞鞕,或心下悸、小便不利,或不渴、身有微热,或咳者。往来寒热者是正邪进退之症;胸闷苦闷是郁而不舒之症;不欲饮食是中焦被郁,胃气不降之证,喜呕也是此理。"七或"症是在主证上的兼证、变证,因人体质不同而有变化。

柴胡的药性就是起到宣散中、上焦郁闷不畅的作用。郁闷不畅则容易化热,故而用黄芩清热。为何不用黄连、黄柏?因为黄芩善清上焦痰热,入气分、血分,入肺、胃、肝胆;而黄连、黄柏更主苦寒燥湿。大家再细品一下,柴胡、黄芩把郁热宣散出去;人参、大枣、甘草为补充津液而设,可以理解为扶正。柴胡、黄芩把邪热推出去,需要由自身津液去推动,有坚实的后盾才行。半夏、生姜降逆止呕,上焦不通则中焦不降,故而使用生姜、半夏去降逆止呕。

在疾病的发展过程中,有些症状因人而异,因个人体质而作药物加减。"七或"症就是对变数的灵活调整。

记得在上大学第二年春天,我一次上感后出现口苦、头晕,总觉得昏沉乏力、没有食欲。当时翻到《伤寒论》的这个方,果断给自己开了小柴胡汤,柴胡用 18 g,其余药量忘记了。口服一剂后所有症状瞬间缓解,心中很是高兴。大约在同时,隔壁寝室一名同学上感一周后迁延不愈,教我们诊断学的老师给开了小柴胡汤加生石膏,该同学吃了一剂,效果也非常好。从此我对小柴胡汤有了一个新的认识。

再来说小柴胡汤,刚才我反复提到中焦、上焦,讲的是部位,其实太阳病的病位也在上焦,一般涉及头脑、心肺部位。该如何分辨呢?太阳病涉及上焦多,中焦症状是附带的,并且上焦主要在后颈部有症状;而小柴胡汤证则在两侧。说到上感病,其实不是那么容易治疗。从事临床十几年的医生也不一定能十拿九稳地用中药治疗上感,还真需要一番研究和实践才行。

我讲一点粗略的经验:上感疾病,正邪交争,因个人体质不同,可能初期就有小柴胡汤证。再加上现代人的内热体质,使用石膏、大黄的概率比较大。最重要的辨证是分辨虚实。如果患者体质比较好,脉象滑数不虚,使用麻杏石甘汤的外透内清思路便可以了;如果有头痛、颈部不适,则加葛根30 g;如果有口干、口苦、大便不稀,则加柴胡、黄芩、大黄、甘草、沙参。

一般人外感后出现太阳、少阳、阳明合病的可能性高,我对此形成一个惯用方剂:葛根、麻黄、石膏、杏仁、甘草、柴胡、黄芩、沙参、大黄。咳嗽、黄痰、黏痰则加鱼腥草、白茅根;咽痛加板蓝根、山豆根;鼻塞加苍耳子、辛夷等。这个方剂组合是我最初治疗外感病的惯用方剂,效率很高。

大柴胡汤、柴胡桂枝干姜汤、柴胡桂枝汤、四逆散,都属于柴胡剂,都可以理解为小柴胡汤的变方。

6. 小续命汤

小续命汤由桂枝、附子、川芎、人参、白芍、麻黄、杏仁、炙甘草、防己、防风、生姜、黄芩组成。续命汤类方还有古今录验续命汤、西洲续命汤等加减方,组方稍有不同,但治疗方向大致相同。续命汤类方是治疗头部疾患和肺部疾患的方子。续命汤可以理解为麻黄汤加减方,使用此类方剂治疗脑卒中确实很难理解,原因是我们对脑卒中的原理认识有差异。目前大家普遍认为脑卒中的重要病机是肝阳上亢、瘀血阻络，或是肝风夹杂痰浊，而非寒邪外侵。然而，大家对续命汤的理解不够全面，续命汤类方主要是发越上焦之郁，无论是寒郁还是热郁都有效，同时能清除血分之热，降上亢之逆，这其实与肝阳上亢的病机也无冲突。此外，续命汤还治疗咳喘不得卧的喘逆之症。中风之病若卒得之，便可使用续命汤。目前脑中风急性期都去急诊溶栓或者选择其他药物治疗，进入慢性恢复期时也错过了使用续命汤的最佳时机，所以试用的机会很少。

我本人也没有使用小续命汤治疗脑中风急性期的经验，但我一般用它来治疗一些顽固性高血压病，尤其是联合用药仍不能有效控制、脉沉伏不虚的患者。我曾给几例患者用过，效果尚可，但是因治疗疗程太短，没有达到停服降压药的效果。小续命汤可以散发血管内的压力，清热通脉。脉沉而不虚提示湿浊瘀滞的病机，故而用此。凡脉弦滑上溢超出本位者，属于肝阳上亢的病机，可用李孔定和魏执真治疗高血压病的思路进行调理。

续命汤药物分析：桂枝、麻黄、杏仁、甘草、防风，属于发越上焦邪气的组合，为增强发越上焦邪气的力量，我认为应该加入石膏、葛根更好；白芍、川芎、黄芩活血清热，通利血脉；附子、生姜、人参振奋阳气、补充津液，而发越上焦邪气正需要充足的阳气津液；防己药性偏寒能除湿通络；中风病人很多都有痰热阻塞清窍的病机，为增强涤痰通窍的作用，还可以加鲜竹沥。

7. 真武汤

真武汤属于温阳除湿的方剂，凡具有下焦阳虚、寒湿内侵病机者均可使用该方。很多肥胖之人想减轻体重，很多时候可以用到该方。虽说现代人脾胃积热病机很多见，但脾肾虚寒、运化停滞者也不少。使用清利湿热法减肥效果一般时，可以反其道而行之，试试温阳祛湿法。因饮食原因之故，嗜食寒凉肥甘厚腻者往往既存在脾肾虚寒的病机，又存在胃肠湿热的病机。这类患者脉象往往不虚，湿热表现更明显，故而首选清利湿热方剂。然而，若不考虑其隐藏的脾肾虚寒病机，湿气运化乏力，可能减肥效果并不好。这时不要忘记温阳利湿法。

真武汤、五苓散、地黄饮子均属于温阳利湿法。地黄饮子虽有滋阴药，但如果适当调整药物比例，也可以收到温阳利湿的效果。另外，地黄饮子治疗脉虚之中风后遗症有不错的效果，不仅对中风后语言謇涩有效，对肢体力量的恢复也有帮助。

另外，真武汤治疗心衰液体潴留也有很好的效果。心衰患者的根本病机是肾阳虚衰，不能主水，导致水气凌心、脏器瘀血，其根本是动力不足所致。除少部分表现为水热蕴上的心衰外，真武汤对很多心衰都有效果。

第五章

内科临床各论

一、咳喘的中医治疗

肺系疾病是以咳嗽、喘促、呼吸困难、咳痰等症状为主要表现的一类疾病,包括现代医学中的呼吸道感染、肺炎、慢性支气管炎、肺心病、心衰、过敏性鼻炎、哮喘等疾病,范围甚广。其中,急性上呼吸道感染、轻症肺炎等所致的咳嗽较易治疗,而过敏性呼吸道疾病及一些原因的不明的咳喘症则很难治疗,常令人产生技穷之叹。所以,我会经常查阅古籍,学习研究前人治疗咳喘病的经验。其中,清代医家王孟英治疗咳喘病用药精湛独特,疗效突出,有时能挽救危重症,系统学习研究其医案有助于扩展临床思路、提高疗效。

北方地域气候严寒干燥,昼夜温差大,肺为娇脏,受寒邪、燥邪侵袭后容易诱发呼吸道疾病,其中慢性支气管炎、支气管哮喘、过敏性鼻炎等病多见。每逢季节更替或者气温变化时,咳喘症状加重。有基础疾病的高龄患者会出现肺心病、心衰等严重并发症,且颇为顽固。慢性肺心病、哮喘病的患者需连续住院以暂缓呼吸困难症状,出院后稍有不慎即会加重。我在研读王孟英医案之后,治疗咳喘病的思路得到扩展,临床疗效得到提升。王孟英治疗咳喘病处方灵活,辨证用药灵活严谨,根据中医理论将其医案进行大致分类,分述于下,方便大家参考。

1. 证型简述

(1) 阳虚水泛型

"素体阳虚,肢冷颧红,喘逆不能平卧,真武汤治之而安。"真武汤用于治疗肾阳虚、寒水上泛之证。从王氏医案来看,使用真武汤治疗咳喘病的病例数量稀少,目前不能系统总结其用药规律。从此例医案描述来看,"素体阳虚,肢冷"为四逆症状,阳虚有寒则肾不能纳气,故有喘促症状。肾为气之根,肾虚证出现则提示病根较深。颧红为阴寒内盛、格阳于外之病机,喘逆不能平卧为肾水上犯之证。现代医学中的心衰病症也多见喘逆不能平卧症状,治以真武汤。但后续应该如何固本治疗,王氏未能记载,我们可根据中医理论和临床经验进行补充。后世医家有用真武汤治疗肾阳虚型心衰喘促不能平卧病症得到较好效果,真武汤治疗咳喘病应引起重视。

(2) 阴虚冲气不纳型

此类咳喘病程较长,患者多为高龄或素体先天不足,肺肾阴虚,金水不能相生,肾不纳气。服用健脾温燥之品会加重病情。王氏主张以滋肾养阴、镇纳冲气为治,佐以降气。药用西洋参、熟地、肉苁蓉、天冬、麦冬,滋肺肾之阴。肉苁蓉温润,为补肾妙品,温而不燥、润而不腻,兼可克制天冬、麦冬、西洋参的寒性。龟板、牡蛎、紫石英、茯苓具有镇纳之功。少佐枇杷叶、陈皮降肺顺气。全方共奏滋阴益肺、补肾纳气之功。

王氏使用该法治愈痰嗽数年患者,症见咳嗽甚则呕吐,治以滋阴降气,加以潜镇。此种治疗思路在王氏医案中较多,非局限于咳喘症。在治疗外感误投温散之后出现的神昏抽搐危症时,也常运用滋阴潜镇之法。

（3）肺阴虚型

肺阴虚证与阴虚冲气不纳证在病程长短、病情轻重上有所不同。从中医理论来讲,肺五行属金,其性肃降,金可生水,水性趋下,为正常气机升降之势。肺阴虚,津液枯燥,肃降之令不行,升多降少,遂成咳喘。舌色干绛,溲赤不畅,而成肺阴虚型咳喘病。症见咳嗽痰少、咽干口干或伴咽痒、痰黏稠不易咳出,往往夜间咳嗽加重,脉细数,舌质淡少苔。王孟英在治疗此类型咳嗽时习惯用滋阴温润法,药用西洋参、熟地、肉苁蓉、枸杞、薏仁、麦冬、牛膝、茯苓、白芍等,以猪肉煮清汤煎服,取猪肤汤法。猪为水畜,最能滋阴养液,而无寒凉之弊端。

如果肺阴虚证之人素体虚弱、根基不固,便可发展为冲气不纳证。此证型应该与阴虚冲气不纳证参照研究。另外,金水相生,肺阴虚与肾阴虚证也应当联系研究。王孟英在治疗肾阴虚咳喘证时,大体处方用药与肺阴虚证相仿,不同之处为肾阴虚型咳喘证常加龟板、牡蛎、海蛤等以潜镇、引药归肾。龟板、牡蛎、海蛤等具有潜镇封藏之性。治下焦如权、非重不沉。临床见痰稀味咸者应注重使用补肾、潜镇之药。

（4）痰热郁肺型

脾为生痰之源、肺为储痰之器。痰浊之邪阻塞肺脏,气机升降失调,故而咳喘憋闷。症见咳嗽、咳痰较多,痰色黄或白而黏稠,不易咳出,舌质红,苔厚腻,脉沉滑数有力。患者往往形体肥胖,喜食肥甘厚腻,嗜烟饮酒等,治以化痰清肺降气。王孟英治疗痰热郁肺型咳喘病用药特色突出,选药清热化痰而不寒脾胃,滋阴润肺而无恋邪之弊,选药精炼。痰热郁肺型患者多平素嗜食肥甘厚腻或误用温补燥热药物,症见咳喘、咳痰,痰质黏稠而浓,小便赤,舌苔厚腻,脉滑数。药用千金苇茎汤加减,即薏苡仁、芦根、冬瓜子、丝瓜络、枇杷叶、贝母、杏仁、滑石、栀子等。肺阴虚者加知母、花粉、石斛、沙参等。

痰热内蕴证型在现代社会患者群中也很常见,尤其在黑龙江地区,气候寒冷,居民嗜高脂高热饮食,缺乏运动,从而导致脾胃受损,痰热内蕴。从临床实践来看,不只是咳喘常见痰热内蕴证型,心脑血管疾病更是常见痰热内蕴、阻塞经络的病机。许多内科疾病都可以借鉴王孟英的涤痰通络法。

(5)中虚痰湿型

素体脾虚或寒凉伤脾,中虚运化失司,内生痰湿,阻塞气机升降。偶遇外邪侵袭肺脏,则形成中虚痰湿型咳嗽病机。邪气入里,往往表证轻微,症见咳嗽有痰、咳声不畅、胸闷痞塞、腹胀、大便黏滞不畅,无咽干、口干等阴虚之象,可伴有四肢发凉、腰酸、脉迟弱、舌质淡、苔白等,治以健脾化痰降气。王孟英治疗该证咳喘,惯用四君子汤、茯苓杏仁甘草汤、橘枳姜汤等化裁,健脾而疏通气机;药用人参、白术、苍术、枳壳、旋覆花、半夏、薤白、厚朴、杏仁、生姜。

现在临床中,因中虚痰湿而致咳喘证者比较常见,尤其是一些儿童患者,嗜食生冷,饮食不节,损伤脾胃运化功能,痰湿内生,形体肥胖,卫气不足,易得外感,由此引动内在痰湿,导致咳喘,如现代医学所谓的慢性支气管炎、支气管哮喘等。王孟英的健脾固本、宣肺化痰方法具有借鉴意义。

2. 用药特点总结

(1)用药轻灵,善调枢机

王氏用药轻灵,无堆砌药物的大方,且"药力小"之品居多,药性柔和,却能攻克顽症。原因在于王氏能准确抓住病症的主要矛盾,善调枢机,所以方药简洁而效果突出。在王孟英治疗咳喘病的医案中,很少见到麻黄、细辛、干姜之类,也没有将止咳药物堆砌的方剂,甚至于甘草也很少见到。他多用轻灵柔和之品,如养阴清肺药用玉竹、麦冬、沙参、花粉等;宣肺降气之品如旋覆花、枇杷叶、陈皮等;肺热重者用白虎汤合泻白散,或以千金苇茎汤加减,中病即止。

(2)驱邪扶正,次第有序

王孟英在治疗老年人咳喘病时,病情虚实夹杂,用药则驱邪扶正次第有序。有些老年咳喘病患者有虚衰表现,但不宜过早健脾补肾,以防碍邪;亦不能只顾祛邪而疏略扶正。当祛邪扶正有序进行,分清主次,正所谓用药如用兵,有章有法、灵活运用,方能达到自如之境。

扶正、驱邪二者是矛盾统一的辩证关系,能够准确掌握扶正祛邪的时机在临床中至关重要。王孟英在疾病治疗过程中,经常体现出扶正、祛邪的辨证用药思维,如他在治疗脾虚痰湿型咳嗽时,健脾、补中、祛痰并行不悖,随后以健脾补中收功。

（3）善用药对,重视归经

研读王孟英医案会发现,王氏用药有善用组合药、药对的特点。某些特定药对组合使用的频率非常高,这些药对应该是经过王孟英临床实践长期验证的,值得我们认真学习。比如,王氏经常使用知母、贝母药对组合以润肺化痰;痰热郁肺时经常使用千金苇茎汤和黄连、瓜蒌的组合,取小陷胸汤之方义。宣肺降气常取枇杷叶、旋覆花、陈皮等,其中旋覆花一药值得重视,名中医江尔逊善用旋覆花治疗咳嗽病症。

另外,王氏用药讲究性味归经。咳喘久病患者多有肺肾之虚,王氏善用补肾纳气润肺之法,选取西洋参、石斛、麦冬、玄参等以甘寒润肺;枸杞、牡蛎、龟板、肉苁蓉等咸味温润之品以滋肾纳气;加入陈皮、枇杷叶等以走中焦降气平喘,用药颇合乎性味归经理论。

3. 病案举例

在学习王孟英治疗咳喘病的思路之后,将其经验与临床进行有机结合,临床效果取得了一定提升。2021年春,一名中年男性患者,有脑梗死、脑出血病史,高血压病3级（极高危）,语言謇涩,右半身不遂。脑中风后出现心衰,喘促、呼吸困难,着凉后咳喘症状加重。在医院进行抗炎、抗心衰治疗20余天,咳喘未得到有效控制,来我院门诊就诊。

刻诊所见：患者形胖,半身不遂,轮椅推入诊室。喘促、呼吸困难,平卧时呼吸困难加重,呼吸33次/分。偶有咳痰,不易咳出,饮水偶有呛咳。大便干燥困难,舌质红,苔略滑腻,脉沉数无力。

辨证分析：患者心脑血管基础病较多,此次就诊主诉是要求解决咳喘症状。根据患者四诊所见,该患者有喘脱的趋势,病情危重。肺肾两虚为本,然而此患者形盛、苔滑,有痰湿阻肺为标,故而参考王孟英治疗冲气不纳、脾虚痰湿郁肺证的经验对其进行治疗,采取敛肺固脱、宣肺降气、轻宣痰湿的思路。

处方：百合30 g　　丹参30 g　　五味子10 g　　山茱萸30 g

知母10 g　　白茅根30 g　　前胡20 g　　苏子30 g

鱼腥草30 g　　牡蛎30 g　　杏仁10 g　　厚朴8 g

芦根10 g　　陈皮20 g　　沙参30 g　　枇杷叶10 g

大枣5个（掰开）

以上方药略作加减,前后服药30余副,咳喘症状逐渐好转,呼吸次数

22次/分，平卧时喘促症状无加重。

用药分析： 百合、五味子、山茱萸、牡蛎有酸敛固脱、强壮心肺的功效，用于心衰重症，山茱萸可根据病情增加用量；前胡、苏子、厚朴、枇杷叶、陈皮能宣肺化痰降气；芦根、知母、沙参滋阴润肺；鱼腥草、茅根可清肺化痰；丹参活血清热，有助于改善心衰后的肺瘀血情况。最后，该方的使用也重点参考了刘绍武老中医的调心汤方，在患者服用1周后效果逐渐明显，坚持用药1月许，咳喘症状已经基本得到控制。

此例患者因心衰而出现喘促，因其基础疾病重，治疗困难，在当地住院进行抗心衰治疗效果不佳。我们在治疗该患者时并未局限于西医心衰的病名，而是对患者的疾病信息进行了全面掌握，再进行处方。患者虽然形体健壮，但是脉数无力，提示肾气虚衰。肾不纳气，痰湿之邪阻塞上焦，影响肺气宣降，金不能生水，更加加重了肾气之衰。因此，我们从补肾纳气、固脱、宣肺降气、轻宣痰湿的思路进行处方，效果明显提升。

从现代医学的角度看，心衰是需要终身服药的，从以前的心衰"三驾马车"发展到"心四联""心五联"，现代医学控制心衰的手段越来越优化了。医生往往会嘱咐患者终身服药，定期复查，阶段调整治疗方案。为求更迅速地控制病情，我目前采用中西医结合的方法治疗心衰，我个人认为，部分心衰患者是可以治愈的，下面讲讲我的一点看法：目前，有些年轻人出现心衰重症，身体看似强壮，但因不良生活习惯的长期积累、遗传因素等，心脏功能慢慢受损，超出代偿范围后出现心衰症状，射血分数很低，存在心脏骤停的风险。经过抗心衰治疗后，病情暂时得以控制。如果内科治疗效果欠佳，最后一种治疗便是移植人工心脏。据说，安装人工心脏后，患者本身的心脏负荷得到缓解，心功能存在恢复的可能，心脏结构也有可能恢复正常。从这里可以推断，给心脏充足的休息，心功能是有可能恢复的。中医治疗心衰便是找到加重心脏负荷的原因并进行治疗，所以才有寒、热、虚、实、瘀血、痰浊等辨证分型，进行精准治疗后，部分心衰可以治愈。这是我的一点不成熟的推断。

王孟英治疗咳喘病，临床特点突出，辨证准确，用药轻灵。民国医家彭子益高度评价王孟英医案，认为其用药活泼准确，尤其高度重视其滋阴活络之法。我通过反复研究其病案，大致能理解王孟英的用药思路，对其治疗咳喘病的用药规律进行初步总结，进而探索其临床思维，这对中医临床工作者具有启发意义。由于现代居民饮食、起居习惯、生活方式的改变，内生痰热、脾虚不运化的病机常见，过敏性呼吸道疾病有增加趋势，治疗颇为棘手。此类疾病以咳喘为主要临床表现，全面系统地学习研究王孟英医案，可以为我们临床治疗咳喘病提供有力借鉴，更重要的是扩展了临床思维。

在肺系疾病中，最常见的就是咳嗽一病。呼吸道感染后的咳嗽容易治疗，基础的辨证分型不再细说。如果上感后的咳嗽治疗失当，咳嗽迁延日久，也会成为痼疾。迁延日久的咳嗽很多是忽略了对痰饮的治疗，很多年轻医生在治疗咳嗽时习惯于罗列宣肺止咳化痰药，忽视辨证，这是很不好的习惯。痰饮之邪来自脾胃受损，现代人的生冷饮食习惯往往会导致脾虚生痰，与外感之邪相合，产生痰饮咳嗽，甚至诱发支气管哮喘。治疗该类咳喘，最有效的方剂还是张仲景的大小青龙汤、射干麻黄汤等。干姜、细辛、五味子组合是治疗寒饮的特效药组合，应该重视。寒饮也可以与肺热相合，此时应加石膏。如何判定其肺热呢？可以询问患者痰是否黏稠，如果咳黏稠之痰，无论痰颜色黄白，均为肺热之象，应重用石膏、知母、贝母、鱼腥草；对于咳痰多且偏稀者，三子养亲汤组合非常有效；夹寒者仍选干姜、细辛、五味子组合。

咳嗽如果夹杂胃气上逆、脾胃不和者，不要忘了使用小柴胡汤，该方可解上焦之郁，降中焦之逆。我个人体会，约有一半以上的咳嗽病可以用到小柴胡汤。如果对其止咳作用缺乏底气，则加白前、前胡以增强止咳效果。

痰饮之邪夹杂风邪的咳嗽，属于顽固性咳嗽，为痉咳范畴。如果医生忽略祛风，则此咳嗽很难治愈。风痰咳嗽属于过敏性咳嗽，咳嗽变异性哮喘中有很多就是痰饮夹风的病机。在治疗痰饮夹杂风邪的时候，仍要辨寒热虚实，这是基本功。寒饮夹风者，以小青龙汤为主。如果患者体弱，则麻黄只用少量，因为麻黄会导致心慌，影响睡眠。如果患者心脏传导系统有问题，存在心律失常，则尽量不用麻黄，可用苏叶、薄荷以代替。寒饮的解决方剂是小青龙，而针对风邪的用药，可以适当加入蝉蜕、地龙。多数情况下，饮邪去掉，风邪症状自会减轻。

如果患者痰饮轻，而咳嗽咽痒、喉痒，伴喷嚏连连，则考虑用治疗风邪的过敏煎。药用乌梅、五味子、防风、银柴胡、甘草、蝉蜕。若患者脉不虚，无阴虚表现，可加止嗽散，用以宣降肺气。止嗽散疏通肺气的力量很大，脉虚者莫用。

如果病人无特殊辨证方向，则给予一些小单方验方即可，比如川贝、知母组成的二母散（用浙贝母替川贝亦可）。此方可以化痰、润肺、降气、止咳。此方虽小，如果运用得当，也会取得满意效果。

白茅根煮水喝，是我在治疗病毒性上呼吸道感染的善后方法。每到病毒性上感流行季节，患者自行治疗很长时间，常留有咽干、咽部有痰、声哑等，这属于燥热伤肺之证。在农村，很容易在地里挖到茅根，我让患者将其洗干净切碎，煮水喝，能很好地解决上述症状。茅根一味便能起到清肺散热、滋阴利咽的作用。如果没有鲜茅根，则去药店购买干茅根，为增强滋阴作用，可合用二母散。一般茅根用量在 30 g 以上，煎煮后频服，不限次数。

在治疗肺系疾病方面，我比较常用的方剂还有刘绍武的调肺汤，该方对很多肺系疾病都有效。我之所以用大量篇幅讲一些零零散散的辨证分型，是为了强调基本功的重要性。在使用验方无效时，我们可以根据最基本的辨证找到更适合的方剂。如果总是强调验方、一病一方而忽略基本功的训练，遇到疑难病症就会陷入束手无策的被动局面。

二、心系疾病的中医治疗

冠心病、心衰、心律失常是临床常见的三种心系疾病，其中冠心病尤其常见。本篇从冠心病开始讨论。冠心病作为一种常见的心血管疾病，其病理基础为冠脉粥样硬化及冠脉粥样斑块的形成，这会导致冠脉供血不足，从而引起心绞痛、胸闷、乏力症状，也有无症状者。对于无症状的冠心病，我们更应该重视。想要研究无明显症状的冠心病，就需要认真学习西医知识，以补充中医四诊之不足。

我最早治疗心系疾病时，是从使用《金匮要略》的瓜蒌薤白类方剂开始的，但后来发现该系列方剂不能完全满足临床需求。在学习了刘绍武的调心汤后，我的临床思路得到了明显扩展。刘绍武提倡一脏一方，我在使用调心汤时，往往会根据具体情况进行加减调整。以此方加减治疗心系疾病，效果尚稳定，因此，此篇章将围绕调心汤进行阐述。

1. 调心汤的学习

冠心病的脉象以上溢脉和涩脉为主要特征。涩脉表现为脉的力度、快慢不匀，脉的位置摇晃不定也归于涩脉范畴。关于涩脉，大家可参考刘绍武的论述。其实，刘绍武对涩脉的理解与很多医家不同，可作参考。涩脉表示心脏功能受损。在临床中，我常根据患者脉象、体形的胖瘦、面色、面相、生活习惯等综合因素进行判断。如果怀疑患者心脏有问题，则会建议其进行相关检查。我临床初期在内科病房工作时,治疗该病多从中西医结合的角度进行。据我个人临床体会,中药治疗能有效缓解患者症状,改善其生活质量,有些病例可以达到临床治愈的效果。

目前,我在临床中治疗冠心病时,主干方剂是借鉴刘绍武老中医的调心汤进行加减。刘绍武倡导的整体协调、突出局部的治疗思路非常科学,并且疗效肯定。调心汤载于刘绍武的《伤寒临床三部六病精义》一书,该方用药精炼,专为心脏疾患而设,其组成如下:柴胡、苏子、川椒、党参、甘草、大枣、黄芩、百合、乌药、丹参、郁金、五味子、瓜蒌、牡蛎。

此方主治疲乏无力、心悸气短、心区闷痛、心电图异常,其中脉涩为重要辨证点。刘绍武认为,脉涩为脉的力度、大小、脉律参伍不调,涩脉标志着心脏功能的失调。通过协调整体,达到气血畅达的目的,从而治愈心脏病。

调心汤从组方格局上大致涵盖了焦树德的三合汤、时方生脉饮、丹参饮、小柴胡汤等方剂的特点,属于多种方剂的有机组合,体现了整体协调、突出局部的治疗思路。临床所见,冠心病的表现多种多样,轻重不一。刘绍武医生用调心汤一方统治心脏疾患,似乎有失中医辨证论治的特点,但其协调整体、突出局部的治疗理念却是非常合乎临床实践的。

2. 因地制宜

黑龙江地域冬季严寒漫长,居民体质强壮,喜高脂高热饮食,再加上冬季缺乏户外运动,进食的能量难以代谢出去,导致高血压、高脂血、糖尿病的患病率较高,动脉粥样硬化发病率也非常高。从中医理论来看,外寒内热的生活环境加上肥甘厚腻的饮食习惯,最易形成脾胃损伤、内生痰热的病机。内生痰热阻塞经络运行,导致心脉痹阻不畅,形成胸痹之证。中医治疗时需要重视散结畅气、豁痰清热、疏肝解郁方剂的运用,而调心汤在豁痰通气方面力量似嫌不足。因此,我在临床中一直在寻找一味具有散结、豁痰、疏肝功效的主导药物,以弥补调心汤的不足。

"胸痹"一词最早出现在《金匮要略》中,后世医家多宗张仲景的思路治疗胸痹,其主干方剂为瓜蒌薤白类方,以宣痹通阳涤痰为主导治疗思路。后世医家认为胸痹应为瘀血之患,因此比较重视活血化瘀药物的运用,重视理气活血祛瘀的治疗思路,这提高了胸痹治疗的疗效。龙江医派著名医家高仲山曾使用单味水蛭治疗心绞痛,取得良好效果。

现存《金匮要略》胸痹篇所记载的条文缺乏对瘀血阻络、肝郁气滞、内生痰热型胸痹的论述。后来,我在学习刘志杰著的《金匮要略师承课堂实录》后，开始注意《千金方》前胡汤的研究。《千金方》前胡汤主治胸中逆气、心痛彻背、少气不食等症状。组方如下：前胡、甘草、半夏、芍药各二两，黄芩、当归、人参、桂心各一两，生姜三两，大枣三十枚，竹叶一升。

从此方的组成来看，前胡汤是在小柴胡汤的基础上，将柴胡替换为前胡，再进行加减而成，疏肝解郁、清热活血，又有温通之功，可以主治胸痛彻背的胸痹。

根据古籍记载及后世医家的经验启发，前胡这味药物成为目前替换调心汤中柴胡的最佳选择。前胡味辛，可散可通，微苦、性寒，可清热化痰，擅走上焦，直入心肺。《别录》中记载其可疗痰满胸中痞、心腹结气、风头痛，能去痰实、下气。从前胡一味药的疗效看，它恰合痰热阻滞上焦、肝郁气滞的病机。在黑龙江地域，此种类型的胸痹心痛非常常见，因此前胡调心汤的组方格局基本形成。

结合黑龙江地域的气候特点、居民的饮食生活习惯，以及辨证论治的原则，由此逐渐形成了前胡调心汤的治疗思路。前胡调心汤主要治疗肝郁气滞、内生痰热型胸痹，根据临床所需稍作加减，效果良好。

3. 前胡调心汤组成

北方居民体质多实，故应减少党参、甘草、大枣用量；山楂有化食消积祛瘀的功效，合大黄则有酸苦涌泄之功。经化学方法分析，山楂可有降脂功效，故而加入山楂；大黄用量减至 5～6 g，取其涤荡痰浊瘀滞而不至有腹泻之虞。大黄同诸药同煎，不后下，同时告知患者可能会有腹泻的效果，嘱其不要紧张，然后可根据患者的腹泻程度调整大黄用量；川椒、桂枝有通阳功效，10 g 似嫌过多，减少至 5 g 许即可；石菖蒲开心窍、助心神之安。

组成： 前胡 20～30 g　　川椒 6 g　　　苏子 30 g　　　黄芩 10 g

党参 10 g　　　　炙甘草 6 g　　陈皮 30 g　　　大黄 5 g

百合 30 g　　　　乌药 10 g　　　丹参 30 g　　　郁金 10 g

山楂 30 g　　　　瓜蒌 30 g　　　牡蛎 30 g　　　桂枝 8 g

石菖蒲 15 g　　　大枣 5 枚（掰开）

前胡为诸药先导，用量在 20～30 g 之间。脉象虚弱之人应适当减少此药用量，因该药擅长祛邪，量大则伤正。舌质暗红、舌苔厚腻、脉沉滑有力的胸痹患者应重用前胡，此时应该减少党参的用量或去掉党参，并且适当加入半夏、黄连以清湿热，取小陷胸汤之意。

伴阴虚口干、多饮症状者，应加麦冬 20～30 g、生石膏 30 g，但有时患者出现口干症状是因脾虚不能化生津液所致,不可一味滋阴,应当健脾养津,如加山药、茯苓、白术、大枣。

伴有心律失常、心悸的患者,阳虚者增加桂枝量至 15~20 g,加茯苓 30 g;阴虚者加生地 30 g。心悸、心律失常往往与心神不安有密切关系,可适当加入重镇安神类药物,但是不可过量,因重镇之药容易阻塞气机、碍脾胃运化,多用反而会影响病情的整体恢复。

双寸脉不足、舌质胖大者,加薤白 20~30 g 以温通心阳。瓜蒌薤白剂为《金匮要略》经典方剂,符合心阳不足、痰浊阻塞病机者,可直接使用瓜蒌薤白剂,或以此加减。

4. 临证加减

冠心病心绞痛合并心衰的患者,往往出现胸闷、喘促、乏力、平卧困难等症状,属于难治的慢性症候,应结合中医喘证的治疗经验进行治疗。心衰有双下肢浮肿表现者,在调心汤基础上加丝瓜络、白茅根、车前子以利水。此三味药平和味淡,利水而不伤正。喘促且有痰浊病机者可加入葶苈子、桑白皮。

有些心衰符合肺肾两虚、肾不纳气的表现,考虑使用真武汤、全真一气汤等方进行治疗。

心衰患者往往会出现腹胀不思饮食的消化系统症状,为胃肠静脉回流不畅所致。在使用中药治疗时,应该减少或避免使用刚猛厚味之药。此时虽有腹胀、不思饮食的症状,但尽量减少使用破气消胀之药,破气消胀之药损伤正气,不利于心衰的长期恢复。

5. 病案举例

某中年男性患者,既往有冠脉支架手术史和高血压病史,现口服西医抗血小板聚集、降压等药物治疗,但胸闷、胸痛仍有发作,伴乏力、头晕、情绪烦躁。患者形体高大,舌质暗、苔白腻、脉弦长。处以前胡调心汤,大约治疗 1 月后,患者胸闷、胸痛几乎无发作,头晕乏力症状消失,嘱患者继续用药至 2 个月停药,半年后随访,患者病情未反复发作。

另一老年女性患者,发作性胸闷痛 10 余年,行冠脉造影检查后,西医建议冠脉支架手术治疗,患者未同意。后口服西药治疗,效果欠佳,胸痛仍发作,每次发作 5 分钟许,明显乏力,行走 100 米则出现喘促。

既往糖尿病史,血糖控制欠佳,且患者不控制饮食;高血压病史,血压控制尚可。舌质暗,苔略黄腻,脉沉短不虚。处以前胡调心汤治疗,大约1 个月后,患者胸闷痛发作减轻。继续服药 2 个月,胸闷痛几乎无发作,乏力好转,行走不出现喘促症状。此患者用药 100 余剂,至今已 5 年余,心绞痛未再发作。

一般情况下,我们在治疗冠心病时,患者的西药口服治疗会继续进行,在此基础上增加中药治疗,实行中西医结合治疗,效果能更稳定。是否能停止西药治疗,则要根据患者的年龄、症状、基础疾病、辅助检查等综合分析判断。给患者增加药物治疗是容易的,但是给患者停掉某些药物治疗是困难的。

前胡调心汤是我根据北方地域气候环境、居民饮食习惯、体质特点等为基础,在研究经方的同时,借鉴前辈医生经验而总结出的经验方剂。我们的临床体会是:前胡调心汤用于肝郁气滞、痰浊阻滞型胸痹,效果最佳。前胡调心汤的运用应在辨证论治的前提下进行,不可盲目照搬。比如,心肾阳虚型胸痹使用该方效果欠佳,使用温阳宣痹的方剂则疗效肯定;心阳虚衰、阳气欲脱的胸痹,则需要以回阳固脱思路来治疗,如李可的破格救心汤。我们曾用回阳固脱法成功救治过一例心源性休克的患者。另外,冠心病的治疗疗程较长,在使用该方过程中需要根据病情变化来调整用药及药量。

6. 回阳固脱法救治心源性休克一例

在大家的印象中,中医在治疗慢性疾病方面有优势,而在治疗危重急症方面则不太擅长。其实,这是医者的能力在退化,并非中医不擅长治疗危急重症。中医在几千年的传承过程中,积累了丰富的实践经验,在救治危急重症方面也有切实的疗效。但是我们在临床中忽视了重症救治的理论和实践的学习,很多中医师不能掌握中医急救知识,临床运用也不多,故而留给中医救治急症的机会很少。我平时比较注意积累中医治疗危急重症方面的知识,以备临床所用。宁可备而不用,不可用而不知所措。

我平时经常阅读针灸方面书籍,虽然临床并不以针灸为主。有一天,一位朋友给我打电话,说有一肠梗阻患者,在西医院住院治疗 3 天,未能解除症状,问问我能否使用针灸的办法解决。其实我并没有针灸治疗该病的经验,但是综合我多年看书的知识,决定一试。我大致回忆一下当时的治疗情景:患者,女性,50 多岁,有肿瘤手术病史(记不清是膀胱还是子宫肿瘤了)。当我来到患者病房,患者蜷缩在床上痛苦呻吟,正在静脉滴注营养液。我摸了一下患者的脉象,有些虚软无力。我根据自己的理解,对患者的夹脊穴进行点压,找寻反应点,后对患者双下肢的阳明胃经选穴针刺,刺激力度稍微加大,然后对夹脊穴、胃经穴位针刺。大致操作半小时左右,患者腹痛立刻减轻。第二天复查腹部立位平片,发现肠梗阻已经通开,患者非常高兴。

基于以上经验,我又接诊了两例肠梗阻患者,其中一例是肠癌腹膜扩散而导致肠梗阻的患者,效果均好。但患者最终因恶病质而死亡。

现分享一例回阳固脱法治疗心源性休克的病例,供临床参考。

病例介绍

魏某,女,2018 年 5 月 4 日因脑梗死恢复来我院康复。患者于 2018 年 4 月 21 日晚由家属发现昏倒在地,具体症状细节家属叙述不详。随即送往西医院,检查头 CT 示:左侧颞顶叶缺血性脑梗塞;脑内少许腔隙性脑梗塞。住院后予以溶栓、抗凝及对症治疗,经治疗 10 余天后来我院,当时症状为:右半身不遂,嗜睡,失语,吞咽困难,二便不能控制。

既往史:2013 年在北京某医院进行心脏二尖瓣置换术,有房颤病史,长期口服华法林;高血压病 20 年,血压控制欠佳。

查体:T:36.3 ℃ P:80 次/分 R:20 次/分 BP:157/108 mmHg。意识时清时寐,表情倦怠,双侧瞳孔等大同圆,对光反射灵敏,颈软,心脏听诊心率绝对不齐,双下肢无水肿,左侧肢体肌力Ⅲ级,右上肢肌力 0 级,右下肢肌力Ⅱ级,四肢腱反射减退,浅感觉减退,双侧巴宾斯基征未引出。

入院后予以抗凝、抗聚、康复治疗。入院第 3 天,出现血压下降,血压:100/80 mmHg,呼吸:15 次/分,心率:60 次/分,昏睡,呼之不应,四肢发凉,脉搏微弱。急查心电图示:ST 段异常,心肌酶:Myo:340.02 ng/ml;CK-MB:24.80 ng/ml 怀疑后壁心梗。家属表示放弃西医进一步治疗,只进行对症维持治疗。心肌酶应该反复检查以观察其动态变化,但患者家属在了解病情后不想进一步检查,只希望维持以观察。西药只进行多巴胺持续静滴。

2018 年 5 月 9 日,患者昏迷,四肢发凉,双手浮肿青紫,T:35.7 ℃ P:85 次/分 R:15 次/分,用水银血压计测不到血压,电子血压计显示 70/30 mmHg。心脏听诊心率绝对不齐,心音低弱,双下肢无明显水肿,四肢肌张力减退。

中医诊察:患者昏迷,四肢厥逆,双手青紫、浮肿,脉细微难以触到。

结合患者症状表现,从中医来讲属于脱证范畴。与患者家属沟通后,予以回阳救逆治疗,处方如下:炮附片 18 g,山茱萸 30 g,干姜 12 g,太子参 30 g,当归 30 g。上方用中药颗粒 1 剂,水冲 150 ml,分两次鼻饲。

2018 年 5 月 10 日,患者有时睁眼,仍处于浅昏迷状态,四肢厥逆好转,呼吸略平稳,脉搏微弱,T:36.0 ℃ P:85 次/分 R:25 次/分 电子血压计显示 BP:100/70 mmHg。患者整体状态较昨日略好转,仍予以回阳救逆法治疗,调整处方如下:炮附片 18 g,山茱萸 60 g,干姜 12 g,太子参 30 g,当归 30 g,桂枝 18 g,茯苓 30 g,细辛 3 g。1 剂,水冲 150 ml,分两次鼻饲。

2018 年 5 月 11 日,患者嗜睡,睁眼时间延长,但与外界无互动沟通,左侧肢体可见活动,脉搏较前清晰,T:36.2 ℃ P:87 次/分 R:25 次/分 BP:105/70 mmHg。以上方继续治疗。

2018 年 5 月 12 日,患者脉搏较前清晰,家属观察到患者有怕热现象,原方基础上将山茱萸减至 42 g,干姜减至 9 g,加麦冬 30 g、大枣 30 g 以养阴护胃。

2018 年 5 月 14 日,患者神志清晰,可自主进食,进食量接近正常。患者现大便偏干燥,加前胡 20 g、大黄 3 g 以通便。

2018 年 5 月 22 日,患者神志清晰,失语,右半身不遂,可自主进食,进食量接近正常,大便偏干燥,24 小时尿量 1 000 ml 左右。原方基础上加肉苁蓉 20 g、茅根 30 g、丝瓜络 20 g 以补肾利水。

患者神志清晰后因本人拒绝进一步康复治疗,坚持出院。出院后,患者每隔一段时间来我门诊复查,并门诊进行口服中药治疗,逐渐右侧肢体活动接近正常,生活基本自理,唯失语无缓解。

病例分析:患者为老年女性,既往有先心病瓣膜置换史、心衰、房颤。此次发病为脑梗死,应该是心脏栓子脱落所致。住院进行康复治疗时,突然出现血压下降、昏迷,考虑为心源性休克。根据患者家属意愿,选择中医治疗方案。

根据患者中医诊察所见,首先,患者昏迷、四肢厥逆,脉搏微弱难以触摸,为阳气虚弱表现。虽然有大便干燥,但无腹部拒按,主要矛盾仍是阳虚四逆证,故而选用回阳救逆法治疗。

在处方时,主要参照李可老先生的破格救心汤组方经验,方药用量相对减少。我认为只要辨证方向正确,用量减少也会有相应效果。后面根据患者的服药反应逐渐加量,选择稳扎稳打的处方原则。

处方分析:首次处方:炮附片 18 g,山茱萸 30 g,干姜 12 g,太子参 30 g,当归 30 g。此为为四逆散去炙甘草加山茱萸、太子参、当归。现在使用的附片多是炮制品,李可老中医为生附片才是抢救四逆证的特效药,可惜我们没有机会试用。应用山茱萸也是学习李可老中医的经验所得,他认为山萸肉收敛元气,兼有条畅之性,有固脱的良好药效,尤其适用于心阳暴脱危证。加入当归是考虑到当归为当归四逆汤要药,有复脉之效。因附片、干姜偏于燥烈,故而加入养阴益脉的当归,以缓和姜附的燥烈之性。且当归性温,无寒凉之弊,合乎阴阳相生的配伍思维。

给患者鼻饲一剂之后,症状有略微好转的征兆,无其他加重症状。由此可见,坚定回阳固脱法的方向是正确的。当时调整方剂如下:附片18 g,山萸肉 60 g,干姜 12 g,太子参 30 g,当归 30 g,桂枝 18 g,茯苓30 g,细辛 3 g。增加山萸肉的用量,因为张锡纯认为大量山萸肉可挽救阳微重症。桂枝有温通心阳的作用,合茯苓则可以温阳利水,水湿一去则阳气自能敷布,所谓"通阳不在温,而在利小便"便是此意。细辛为纯阳之品,走而不停,少量使用可助姜、附通阳。

第 2 次处方鼻饲后效果明显,患者意识逐渐恢复正常,脉搏逐渐变得清晰,可以拔掉鼻饲管自主进食。患者出现怕热现象,家属代诉患者在睡眠中常用左手撒掉被子,故而减少燥热性药,增加养阴的麦冬、大枣。后期又有增加茅根利水,肉苁蓉以温润补肾。患者生命体征平稳,脱离危险。

在治疗 10 余天后,患者坚持出院,带药出院。3 个月后,患者步行来门诊复查,病友甚为震惊,唯有失语留下遗憾。现患者仍间断在门诊口服中药治疗。

此患者是我使用中医治疗成功的危重案例,在整个治疗过程中,中医起到了主导作用。当然,我们水平有限,治疗方案还有优化的空间。总结此例患者的救治过程,我认为有如下几点是值得肯定和作为经验的:首先,该患者的中医辨证主体方向是对的,该患者是阳气欲脱的四逆证,故而治疗会有疗效;其次,在整个救治过程中,我们坚持中西医结合,比如使用多巴胺静滴、鼻饲药物等手段,为中医治疗争取了机会。此病例的成功治疗,坚定了我的中医临床信念,给予我扩展更大中医临床阵地的信心。

关于此病例的回顾性思考:首先,在回阳固脱法中使用太子参和当归,从理论上貌似说得通,但或许会有牵扯主药发挥药效的缺点。其实,在回阳救逆时,人参也不适合。刘绍武曾有一段论述,大致意思是这样的:人参会增加心肌收缩力,类似于洋地黄类作用,但是人参也会影响心脏的传导系统,导致心肌兴奋,不能按正常通道下传而发生恶性心律失常,如室颤。西医在抢救心搏骤停时,也不会选择洋地黄,即是此意。我个人是认可这种说法的,使用人参时要掌握好火候,认准证型。生死关头一过，人参即可以少量加入。其次，生脉饮组合应该适时加入，五味子、山茱萸均属于酸温药物，药效有重叠之处，但不完全一致。五味子敛肺效果更好，另可助肾阳。

7. 心律失常治则初探

心律失常、心衰、冠心病是临床三大心系疾患，细分还有瓣膜病、心肌病等，非常复杂。我临床上所治冠心病、心衰居多，故而这方面的经验还算成熟。关于心律失常，我初步积累了一点经验，简单介绍一下：

房性早搏对患者影响不大，采用整体协调的原则处方治疗即可，以缓解患者不适症状为主，不必过多追求减少房性早搏数量。在协调整体后，早搏数量自会减少。在治疗房颤时要关注患者症状、心率控制、心衰化验指标等，应该参考西医治疗指南，对患者的危险性进行评估，最好是达到恢复窦性心律之目的。如果患者心脏结构发生明显变化，很难恢复或维持窦律，必要时给予抗凝治疗。房颤日久可发生脑中风，对此类患者采用中西医结合的方法治疗还是比较适合的，对患者益处也大。

近期我对室性早搏关注较多。想要解决室性早搏，应该挖掘特效药，结合整体协调疗法，这样才能使患者的早搏数量明显减少。我没有使用炙甘草汤治疗室性早搏的经验，不多探讨。通过患者脉象、整体症状，确立大致的治疗方向，然后增加一些前辈医师的经验药对，比如苦参、黄连，羌活、鹿衔草，重楼、桑寄生等。这些药物能明显减少室性早搏数量，但不能全部依赖这些经验用药。

三、消渴、瘿病的中医治疗

糖尿病和甲状腺功能异常是常见的内分泌疾病，糖尿病不一定出现消渴症状，甲功异常也未必出现瘿病表现，此处权以消渴、瘿病之名统此两种病症。这里主要论述 2 型糖尿病和甲减、甲亢的疗法。

1. 斛乌合剂加减方治疗 2 型糖尿病

斛乌合剂由朱良春中医师所创，是一首治疗糖尿病的高效方剂。该方可以有效控制血糖，治疗并发症，在糖尿病的各阶段均有应用的机会。该方由石斛、制何首乌、制黄精、生地、黄芪、山药、乌梅、枸杞、丹参、桃仁、淫羊藿、金樱子组成。虽药味不多，然集酸甘、甘温、补气活血为一体，共奏补肾益气、活血健脾之效。我在临床中尝试使用该方加减治疗 2 型糖尿病，初步积累了一些经验。该方多数情况下临床降糖效果尚好，然亦有效果不理想者,这使得我在临床中探索改良该方剂的方法,根据中医理论对其进行加减,从而使临床疗效有一定提高。现将我使用斛乌合剂加减方治疗2型糖尿病的经验介绍如下。

（1）糖尿病的病机分析

中医对于消渴病的认识较早,从《黄帝内经》开始有较为详细的记载,后代医家各有发展。《黄帝内经》认为消渴是饮食不节导致中满内热所致,提出当治之以兰。《黄帝内经·素问》云:"此肥美之所发也,此人必数食甘美而多肥也,肥者令人内热,甘者令人中满,故其气上溢,转为消渴。"饮食多肥甘厚腻则损伤脾之运化,湿浊内生,蕴而生热,形成中满内热的病机,发展为消渴。《黄帝内经》认为消渴的形成是长期饮食不节所致,此病的形成需要一定的发展过程,即肥甘厚腻饮食损伤脾胃,脾胃运化功能受损,湿热内蕴,最终形成消渴症状方能被诊断。而现在的医疗条件下可以及时检测血糖,在没有症状的时候可以发现隐患,进而进行生活方式的干预,这是医疗发展的进步。我们知道,糖尿病的不同发展阶段有不同的症状表现,如糖尿病后期的多脏器衰竭、肢体坏死等,《黄帝内经》中缺乏这方面的详细论述。

《黄帝内经》之后的各代医家,一般是在延续其中中满内热的病机来对糖尿病进行阐述和发挥。清代叶天士、王孟英等医家也基本延续《黄帝内经》观点进行发挥。叶天士在《温热论》中认为"又有舌上白苔粘腻,吐出浊浓涎沫者,其口必甜,此为脾瘅。乃湿热气聚,与谷气相抟,土有余也,盈满则上泛。当用佩兰叶芳香辛散以逐之"。汉代张仲景在《金匮要略》中认为消渴的形成与肾气不足有关,肾气不足导致津液不能蒸腾气化而发生消渴症状,提倡使用肾气丸对其进行治疗。补肾降糖的理念至今仍在使用,我的导师姜德友教授就善用肾气丸加减治疗消渴。

现代中医学家对糖尿病的治疗方案更加全面,能从糖尿病的各个发展阶段进行治疗。治疗方案多样化,如活血通络法、补肾健脾、滋阴清热法、清燥祛湿法等治则灵活多样,丰富了中医治疗糖尿病的思路。糖尿病是复杂的内科疾病,最终会涉及多脏器、多系统的损伤,非某一验方所能胜任。中医治疗糖尿病需要扎实的辨证论治功底,能准确地对消渴病作出阶段性判断,并根据治疗过程中的变化进行处方调整,方能有效地治疗糖尿病。我在临床中推荐使用斛乌合剂,但不能机械地运用该方,而是鼓励辨证论治基础上进行合理加减。

（2）斛乌合剂的加减

消渴形成非一朝一夕，并且在疾病的发展过程中存在复杂的病机变化和演变，故而我们应该根据患者的具体情况来进行加减，根据不同患者处于的不同疾病阶段而采取对应的治疗方剂。比如，斛乌合剂在治疗中满内热病机方面的用药不足，在化湿健脾方面的疗效不足，这些是需要我们在临床中逐步完善的。

根据文献记载及临床病程观察，中满内热的病机在消渴的形成中很重要。随着社会的发展，人们的物质生活极大丰富，活动量偏少，从而形成饮食不节损伤脾胃、化生痰热、湿热内蕴的病机，所以我们要重视中满内热的病机。

另外，糖尿病的产生与疲劳、熬夜、情志不畅等因素亦有重要相关性。人的机体会在过度劳累、熬夜、应激状态下升高血糖，及时去除不良刺激后，机体有自我调节能力；但是如果持续疲劳或者不良刺激得不到及时去除，人体的自我调整能力会发生紊乱，进而积累为实质性病变。因此，糖尿病的产生不是单一因素导致的，其病机在发展过程中也会逐渐变化、复杂化。所以，临床医生应当严格辨证，灵活治疗，方能取得理想效果。

斛乌合剂虽然是一首高效方剂，但在临床中我们要根据不同的患者病情和不同的疾病阶段进行加减变化才行。如对于患者形体肥胖、饮食不节、脉滑有力者，应着重治疗中满内热病机，重用苦寒燥湿、利湿消导之品，如黄连、大黄、神曲等；如患者熬夜较多、长期疲劳、昏沉乏力，则肝肾亏虚为主要矛盾，斛乌合剂方剂应重用山药、石斛、黄精、枸杞等，并嘱增加有氧运动、放松心情、按时休息，从患者的衣食住行各方面进行调整，养成良好的生活习惯，这点非常重要；糖尿病病程较长者会产生多种并发症，如视物模糊、肢体麻木等，这时要着重化瘀通络，益气补肾，加入虫类药物以通络；部分患者有自主神经功能紊乱，如出汗、情绪不稳、睡眠紊乱，这时需要根据辨证采用疏肝解郁、养心安神等治疗方法。

（3）病案举例

梁某，女，53 岁。2020 年春发现空腹血糖略高，当时未在意，未进行治疗。半年后多次测量空腹血糖 9.0～10 mmol/L 左右，患者口服二甲双胍降糖效果欠佳，口干、消瘦、腰疼、乏力症状明显，头顶头发皆白，舌淡，苔薄白少津，脉沉短滑偏弱。

辨证:患者形体适中,无肥甘厚腻饮食习惯,故而其中满内热的病机理由不充分。该患者腰痛、乏力、发白等提示肾精不足,故而从滋阴益肾的角度治疗比较合适。使用斛乌合剂加减方,用药如下:石斛 15 g,制何首乌 15 g,丹参 10 g,桃仁 5 g,黄精 10 g,熟地 15 g,乌梅 12 g,桑叶 18 g,佩兰 10 g,牡蛎 30 g,黄连 2 g,桑葚 10 g,玄参 10 g。水煎 150 ml,早晚饭后半小时温服。

用药分析:该患者发现血糖略高时并无明显症状,当时嘱其观察血糖、健康饮食、提高警惕。半年后出现消渴、消瘦、乏力等症状,复诊尚属于及时,并且患者积极配合治疗。根据患者脉弱、发白、乏力、口干多饮等症状,认为其有肾虚、血虚病机,比较为符合斛乌合剂运用指征,以此加减进行处方。石斛、何首乌、黄精、熟地、玄参、桑葚等补益肝肾,填精益髓,兼治须发早白;乌梅、黄连酸苦相合,清热生津;黄连少许,因该患者无明显内热病机,且黄连性燥伤阴,权衡利弊后只取少量黄连配合乌梅发挥清热生津功效;桑叶取其清燥之效,燥热清则金可生水,进而克制虚火上炎,水旺则消渴自会缓解,配合补肾药生津,且桑叶一药在药物化学研究中显示有良好的降糖、降脂作用,且作用温和、无毒副作用;佩兰芳香化湿醒脾,助脾运化生津,佩兰、黄连的药对组合在糖尿病的治疗中很常用;牡蛎之用意在敛精,代替斛乌合剂中的金樱子。

上方加减使用 50 天,各种症状均明显好转,遂停止西药降糖治疗。监测空腹血糖 5~6 mmol/L,继续口服中药约 60 天,后停止中药治疗。嘱患者合理运动,注意饮食结构,监测血糖。半年后,患者空腹血糖 6 mmol/L 左右,餐后 8~9 mmol/L 左右,患者对此甚为高兴。3 年后患者反馈,血糖一直控制良好。

随着人们生活水平的提高以及生活方式的改变,糖尿病患者逐渐增多,并且趋于年轻化。如不能有效控制血糖,则会产生严重且复杂的并发症,有些甚至是危重症,治疗颇为困难,给患者及家庭带来很大的负担。中医治疗糖尿病有多年的经验积累,能够从消渴病的病机入手,给予患者灵活的治疗方案,时常收到良好效果。

我在临床中治疗糖尿病时,力求给予患者乐于接受、易于执行的治疗方案。有时会借助胰岛素、降糖药等配合中药治疗来控制血糖,然后在辨证的基础上使用中药,根据患者病情变化调整治疗方案。糖尿病的形成是不良生活习惯的长期积累,发展过程中伴有脾肾气血的虚损,以及气滞血瘀的病理产物。病程越长,并发症往往越多。有时患者的症状错综复杂,给临床造成很大的障碍。我们需要用哲学的方法来分析问题,找出主要矛盾,不要被复杂的症状迷惑本质,且要灵活处理临床变症。治疗糖尿病应当是一个长期、有章有法的过程,配合生活习惯、饮食习惯的调整,以及心理健康的疏导,这样才能全面治疗糖尿病。健脾补肾、活血补气、祛瘀泄浊等治疗手段应有机结合,适时进退,并对糖尿病患者及潜在糖尿病患者进行健康教育,配合中医的"治未病"思想,对患者进行早期健康管理。

(4)斛乌合剂加减法

根据我们多年的临床疗效观察,斛乌合剂加减方对于 2 型糖尿病的治疗效果非常好,能有效控制血糖,减轻患者症状,并且停药之后长期疗效稳定,值得在临床中推广使用。然该方的使用需要以辨证论治为前提:如患者形体肥胖、饮食不节、脉滑有力者,往往加入黄连、黄柏以清热燥湿,治疗中满内热;加入神曲、荷叶、佩兰等以醒脾化湿。如患者形瘦、舌红、脉细有力,则提示阴虚内热病机,此时黄连、黄柏、神曲、佩兰等则不宜使用,而应重用滋养肺肾的石斛、山药、麦冬、黄精、白芍等;丹参活血清热亦比较适合。总之,斛乌合剂是一首治疗 2 型糖尿病的有效方剂,如能合理加减变化,则能收到良好的效果。

在摸索中药治疗糖尿病的过程中,我更多地博采众方、良方,然后将其融入自己的辨证体系中。诸多医家的经验是经过多年积累而成,有很高的参考价值,应当重视。我在临床中重点参考了李孔定、全小林教授以及我导师姜德友教授的经验。但是,在面对患者时,仅仅将学到的经验药统统罗列上并不一定能起到好的效果,还需要有一个系统的主干理论来支撑,这个主干就是我们的基本功。糖尿病的不同阶段有不同的表现、性质和矛盾,总结出中医的病机后,下一步才是找对症的方剂。我们必须有这个基本功,才能谈下一步,否则便失去了根基。

(5)温阳法对内分泌的唤醒

近来,我对一种治疗糖尿病的理论产生了兴趣,那就是通过温阳法治疗糖尿病。此理论认为,消渴患者产生的热象为虚热,其根本病机是脾肾虚寒,导致内分泌功能不活跃。该理论认为,治疗糖尿病时应以干姜、附子、炙甘草为基础方,并在此基础上进行加减。已故中医大家李可和徐书教授都推荐此观点。我在学习此理论时,也比较接受这种观点,只是实践起来还需要一定的摸索过程。毕竟,任何灵丹妙药在运用时都需要一定的摸索,才能逐步得心应手。

2. 甲亢、甲减的中医治疗

(1) 甲亢的治疗

甲亢是常见的内分泌疾病。一些患者症状明显,如多食、情绪易激动、肢体颤抖、心悸、失眠、消瘦等,呈现出交感神经亢奋的高消耗状态,这类患者容易诊断。也有一些症状不典型的甲亢患者,往往因其他内科疾病来就诊,虽然症状不典型,但通过问诊也能发现一些蛛丝马迹。

患者在确诊甲亢后,一般首先通过西医治疗来控制病情。对于西药治疗反复或效果不好的患者,中医才有治疗的机会。我治疗此疾病时,往往使用刘绍武的柴胡龙骨牡蛎变方,即调神汤,该方针对交感神经亢奋症状有很好的效果。如果甲状腺肿大,有结节,弥漫性改变,则应该加入夏枯草、贝母、玄参、王不留行以软坚散结。甲亢患者如果伴有乏力、易出汗症状,可能是壮火食气之故,应加入生脉饮组合。患者的这种高消耗状态需要采用滋阴镇静法治疗。生脉饮以益气养阴,龙骨、牡蛎、龟板等镇静潜阳。如果出现阴虚火热象,则重点使用黄连阿胶汤。在甲亢的治疗过程中,协调整体应贯穿始终,都应该以柴胡龙骨牡蛎汤为主干方剂进行加减。

(2) 甲减的治疗

下面谈谈甲减的治疗。有一种看法是:无症状的甲减不需要治疗。我个人同意这种看法。同时,我体会到中药对改善甲减有确切效果,部分患者的甲功化验数值可以恢复正常。甲减的形成原因也是多方面的,如饮食缺乏碘元素、缺乏户外运动、情绪不乐观、熬夜、工作压力大等。其实,很多疾病的形成都与这几方面的原因有关。不良的生活习惯突破身体承受的范围,而产生了疾病。

在治疗甲减时,首先告诉患者要培养一种合适的户外运动习惯,如唱歌、跳绳等均可。人在运动时,身心均会有一个调节作用,这是药物无法达到的。同时,根据患者体质进行治疗。徐书教授运用阳和汤治疗甲减的经验给了我极大的启发。后来与同门师兄弟交流时也得到了很多启发。有人从湿热入血的角度治疗甲减,运用薏苡仁、败酱草、赤芍、牡丹皮等加入辨证论治的方剂中,据说有不错的效果,大家可以参考。阳和汤治疗阳气不足,阴寒内盛型的甲减效果好;如果伴有肝郁气滞则合用四逆散;寒湿重则合用真武汤。总之,还是以辨证为主。治疗方向正确,症状自会缓解,甲功化验数值也会好转,甚至在停用优甲乐后也会恢复正常。

另外,女性较男性患者更容易得甲状腺疾病,这与女性的情绪不稳定有很大关系,也与妇科月经病有一定关系。在治疗这类疾病时,一定要询问患者的月经情况,调经会有助于甲状腺疾病的治疗。这种说法在古人书籍中早有记载,应该重视。

四、外感病的中医治疗

1. 诊断外感病需要扎实的基本功

外感是大家最为熟悉的病症,然而外感也分很多种情况,有些外感却不治自愈,有些外感可危及生命。有些出现感冒症状却不是感冒,而是更为严重的疾病,青年临床医生必须注意。例如,曾有一个 20 岁的青年男性,出现头疼乏力,误认为是感冒,自行购买感冒药服用后无效,头疼逐渐加重。到某三甲西医院被诊断为结核性脑膜炎,病情进展迅速,最终没能挽回生命。结核性脑膜炎的死亡率本身就很高,但是如果能及时到诊断能力强的医院就诊,缩短确诊时间,或许能为挽救患者生命增加一些希望。有时患者的生命可能就取决于这一点点的助力,如能为患者的诊断和治疗节约一点时间,救治效果可能会有很大提升,甚至可能挽救患者的生命。所以,医生要谨慎对待自己的职业。

还有一些传染性疾病,如出血热,发病初期也表现为感冒症状。这种病的危险系数较高,大家应该查阅一下相关资料,对其有一个整体的了解。极少肿瘤患者也会因感冒症状就诊。2021 年春季,一名中年女患者因发作性周身发紧,有点像寒战的感觉,约 10 分钟后缓解。当时患者有尿路感染,找我开尿常规检查以查看炎症情况。当时我分析,尿路感染不容易出现上述症状,或许应该查查肺 CT,看看有没有肺炎。当时患者没有咳嗽、喘促等呼吸道症状,但我仍然给患者开出肺部 CT、血常规、尿常规的检查单。检查结果发现了肺肿瘤,血常规、尿常规正常。后到肿瘤医院穿刺检查,确诊为腺癌。患者未进行西医治疗,在我处间断进行中医治疗,确诊至今已经 4 年,患者目前整体状态良好。该患者的处方以滋阴散结为主,用药如下:沙参、玄参、麦冬、天冬、海藻、山海螺、葶苈子、赤芍、薏苡仁、鱼腥草、八月札、瓜蒌、蜂房、石上柏、猫爪草、蛇舌草、白毛藤、泽漆等。

可见,感冒症状的诊断是需要丰富的内科基本功的。高年资医生会有更多值得学习的经验,应该多向他们请教、学习。限于我的水平和经历,不能详细剖析那些特殊病例,下文只介绍普通感冒的中医治疗。

2. 病案举例

(1) 病案 1(2019 年病例)

某女,30 岁,平素健康。春季晨起着凉,中午出现头疼,以后项部疼痛为主,无汗,恶寒,发热 38 ℃左右,无咳嗽、咽痛,无恶心,无烦躁。舌淡,苔白略腻,脉沉滑短数。

分析思考: 此病例属于伤寒范畴还是温病范畴? 彭子益在《圆运动的古中医学》一书中说过,普通感冒既不属于伤寒,也不属于温病,而是肺气感受升降不顺之气而造成短暂的肺气闭郁而已。我是认可这种说法的。然而,我们在运用某些理念时不应该机械套用,因为普通感冒也是有发展和变化的。执一种理论而运用于一类疾病根本行不通,或者说只是在某些条件下好使。疾病的发展变化如同风云变幻,我们要善于观察疾病变化的风向标。

该患者感冒,从疾病部位来说,应该属于表证的范畴,治以宣散之法。

处方: 葛根 30 g　　麻黄 6 g　　生石膏 30 g　　杏仁 10 g

　　　炙甘草 10 g

1 剂,水煎服。服后汗出热退,无明显不适。

我平时使用葛根麻黄汤治疗外感初期身热、项强、脉有力者,多一剂即可治愈。如有少阳证者,加入柴胡 15 g、黄芩 10 g、甘草 8 g、大枣 10 个(掰开)、沙参或加或不加。效果非常稳定。

葛根麻黄汤由刘绍武拟定,针对外感发热,有颈项部酸痛症状者。刘老提出的三部六病思维模式,执简驭繁,其理论有大智慧。我在 2010 年学习到三部六病理论,将其运用到临床,比较应手。了解三部六病理论的人很多,但将其思维运用到临床中的人不多。我对其中某些方剂运用较多,有时能够在其基础上进行调整。我写过《前胡调心汤治疗冠心病》一文,就是对刘绍武调心汤的个人优化方案介绍。

我有时也在思考,为什么有些临床中医生不能运用三部六病思维? 我想大概是用已知的知识去衡量他人知识,很多人就会把他人的观点排除在外,不做进一步探索,所以错过了一次进步的机会。我们常说要保持谦虚谨慎、戒骄戒躁的作风,但这又何其难也! 从纷杂的书籍中挑选出精华思想可不是简单的事情,这需要追求进步的人不断突破自我,苟日新,日日新,又日新。

咱们继续分析这个感冒病例:患者第二天晨起洗衣、家务活动后,体温突然升高至 39.4 ℃,寒战怕冷,头晕,无头疼,无咽痛咳嗽,自觉心慌、乏力、烦躁。舌如前,脉沉短滑数,较前虚。

当时血常规检查示:白细胞 $13×10^9/L$,中性粒细胞比值 78%。在基层医院,一些医生见到感冒患者白细胞升高,首先想到的就是静滴或口服抗生素。我本人治疗上感几乎不使用抗生素,辨证准确的话,使用中药三两天基本上能搞定。但是对高龄患者的感冒不可轻视,高龄患者的感冒症状可能是肺炎表现,很容易导致呼吸衰竭,诱发心衰。因此,还是应该坚持中西医并重,进行必要的化验检查,选择更安全的治疗方案。

根据患者的如上表现,大家思考如何辨证、用何方?我分析患者症状,无表证表现,脉弱而数,性质属于虚证,不具有里证表现,也未曾见到少阳证表现。有点像寒气入里,正邪斗争在里,激发出发热症状。至少应该使用附子,麻黄细辛附子汤与真武汤可选择其一。

果断处方予以真武汤,药用:制附子 10 g,白芍 15 g,茯苓 15 g,白术 15 g,生姜 20 g。水煎一剂顿服,半小时后体温逐步恢复正常,无明显不适,发热未见反复。

经过分析,该患者符合寒湿入里、少阴伤寒伤湿的表现,使用真武汤后效果也比较直接。我们来从《伤寒论》相关条文对此证型进行梳理学习:

第 3 条:"太阳病,或已发热,或未发热,必恶寒,体痛,呕逆,脉阴阳俱紧者,名为伤寒。"

第 4 条:"伤寒一日,太阳受之,脉若静者,为不传;颇欲吐,若躁烦,脉数急者,为传也。"

第 31 条:"太阳病,项背强几几,无汗恶风(者),葛根汤主之。

葛根汤方

葛根四两　麻黄三两(去节)　桂枝二两(去皮)　生姜三两(切)
甘草二两(炙)　芍药二两　大枣十二枚(擘)

上七味,以水一斗,先煮麻黄、葛根,减六升,去白沫;内诸药,煮取三升,去滓,温服一升。覆取微似汗。余如桂枝法将息及禁忌。"

第 35 条:"太阳病,头痛发热,身疼腰痛,骨节疼痛,恶风,无汗而喘者,麻黄汤主之。

麻黄汤方

麻黄三两(去节)　桂枝二两(去皮)　甘草一两(炙)　杏仁七十个(去皮尖)

上四味,以水九升,先煮麻黄,减二升,去上沫;内诸药;煮取二升半,去滓,温服八合。覆取微似汗,不须啜粥。余如桂枝法将息。"

第82条:"太阳病发汗,汗出不解,其人仍发热,心下悸,头眩,身瞤动,振振欲擗地者,真武汤主之。

真武汤方

茯苓 芍药 生姜(切)各三两 白术二两 附子一枚(炮,去皮,破八片)

上五味,以水八升,煮取三升,去滓,温服七合,日三服。"

第301条:"少阴病,始得之,反发热脉沉者,麻黄细辛附子汤主之。

麻黄细辛附子汤方

麻黄二两(去节) 细辛二两 附子一枚(炮,去皮,破八片)

上三味,以水一斗,先煮麻黄,减二升,去上沫;内诸药,煮取三升,去滓,温服一升,日三服。"

我们进行一下回顾性讨论:假如对第一次处方进行调整,能否做到一剂治愈而不反复?何方合适?结合患者第二日的表现,寒气入里,矛盾升级。如能在第一次处方时考虑到或者有能力预测疾病的发展趋势而采取相应的对策,患者则可能不会出现症状反复;或许在第一次处方的基础上加入附片、细辛、白术三味药可以起到预期的效果。

曾经在读一本书时看到这样一条经验:如果患者出现着凉即诱发鼻塞、流涕等感冒症状,实为慢性鼻炎被寒气诱发。使用附片、细辛、白术三味药水煎服即可有效解决,大家应当重视此三味药的使用。

此外,我再谈一点治疗鼻炎、鼻窦炎、过敏性鼻炎的治疗经验。急性鼻炎其实就是感冒,突然出现的鼻塞喷嚏,属于上呼吸道急性卡他症状。慢性鼻炎则因体质原因导致经常出现感冒症状。平时鼻塞不畅,稍有天气变化则出现感冒症状。经常出现感冒症状,其本质是慢行鼻炎。鼻窦炎则往往是鼻窦分泌物增多导致流涕不止为主要症状,有的鼻炎兼有过敏症状,有的则无过敏症状。中医治疗此类病,效果非常好。肺开窍于鼻,肺失去宣降,寒湿或湿热阻塞上焦为主要病机,治以开窍宣肺、清热利湿为法。刘绍武的理鼻汤很符合此治则,效果良好。但内有寒湿、阳虚虚弱者,使用理鼻汤效果欠佳;对于兼有风邪、过敏症状明显者,此方效果也不好。应该采用温肾散寒、祛风脱敏之剂,如麻黄细辛附子汤加黄芪、白术、鹿衔草、蜂房、蝉蜕、五味子等,效果有明显提升。

(2)病案2(2018年病例)

某男,26岁,冬季着凉后出现精神不振、恶寒,晚上外出行走过多后出汗，继而恶寒加重，腰疼，发热至 39 ℃。此人略懂中医，为自己开具麻黄汤，服药后出汗，体温下降，但第 2 天体温又升至 39 ℃，再服麻黄汤无效。白天体温正常，晚上体温 39.4 ℃左右。他认为此时应考虑为往来寒热，自服小柴胡汤，但无效，遂找到我为其处方。

刻诊：咳嗽，无痰，无咽痛，白天无发热，夜间体温 39 ℃左右，精神不振。舌质淡，苔微腻，脉沉滑有力不数。

辨证为三阳合病。处方以麻杏石甘汤合小柴胡汤加大黄、葛根，服药后无效，并且出现明显出汗症状，咳嗽半夜加重，无痰，依旧恶寒，晚间体温 39.4 ℃。

分析：

① 恶寒发热应为太阳病症状，但汗后病不解，考虑为寒邪直中少阴，即太少两感证。

② 晚上发热，白天体温正常，看似属于往来寒热，但无口苦、咽干、目眩等少阳证，故非柴胡证。白天阳气旺盛，可对抗寒邪，而晚上阳气退，阴气升，正邪矛盾加重，夜半咳嗽加重，寒气上冲，出汗、微喘，此为少阴证表现。

处方： 麻黄 10 g   细辛 10 g   附子 10 g
        杏仁 10 g   甘草 10 g   生石膏 30 g

2 剂，水煎 40 分钟，6 小时喝一次。服药当天乏力、恶寒减轻，晚上体温 37.8 ℃。第 2 剂服完，体温正常，未再发热，稍有咳嗽、出汗。予小青龙汤加石膏、杏仁善后 2 剂，患者感冒症状均消失，无不适。

按 此例患者为伤于寒邪后的外感病，主要症状为高热、乏力，症状似往来寒热，易误认为是少阳证。恶寒发热为表证，但其汗出不解，脉象沉滑有力，看似为里实热证，但并非如此。

脉象的有力无力与是否有里寒证的相关性值得认真思考，这是学习脉象的一个关键点。寒邪入侵身体，会产生正邪斗争，或在表，或在里，或在半表半里。寒邪不一定损伤整体阳气，可能只是损伤局部阳气。所以，寒证不一定脉紧，也不一定脉弱。

通过患者服用的几个方剂的效果反馈，最终定位为太少两感型发热。方向正确之后用药，很快治愈。通过患者使用过的方剂推断患者的病情，是一种中医临床思维方法。《伤寒论》中有很多条文记载了以方测证的思维。

少阴发热临床并不少见，非麻黄细辛附子汤不能解决。此患者虽然体质强壮,脉象有力,口服太阳之剂、少阳之剂、阳明之剂均不能解决病症。根据其发热的波动性,推断寒邪入里,应该使用麻黄附子细辛汤以双解。汗出而喘为肺热所致,为麻杏石甘汤证,故而合入该方。修正思路后,患者的发热症状很快得以治愈。

3. 六经辨证治疗上感的思维方法

能够运用中药治疗感冒、急性胃肠炎等常见疾病并不是一件容易的事情,这些疾病很是考验医生的基本功。张仲景的《伤寒论》并不是治疗感冒的书籍,其中的"伤寒病"指的是一种传染病,其症状表现是有规律的。张仲景正是抓住了这些规律,博采前人经验,创立了六经辨证体系。

伤寒方剂在稍加变化后,可以运用到内科疾病的治疗中。这揭示了人类机体对抗所有疾病都在遵循一定的规律。治疗外感和内伤方剂并没有明确界限,这是中医的智慧体现,也是其难以理解的地方。感冒虽不是伤寒,但是根据感冒症状,也可以运用伤寒方剂进行治疗,这也是中医的难学之处。

《伤寒论》中的方剂运用到上呼吸道感染病中应用效果非常好。上感病也有一定的传变规律,一般外感之初,太阳经首之,会出现恶寒、发热、颈部强痛等症状,具体症状会因人而异。按六经传变规律,若太阳不愈,会传入阳明、少阳,从而表现出内热症状。但是由于饮食习惯的原因,现在人们普遍有内热之象,偶有外感风寒,便易形成外寒内热之象。特别是北方居民,冬季外出活动较少,饮食多肥甘厚味,外寒内热病机更为普遍。故治疗时应外散风寒、内清蕴热。在很多患者的外感之初,我们便予以石膏、大黄、柴胡等清热药,实践证明可行,但脾胃虚寒或无内热的患者禁用。

我在行医之初,选取《伤寒论》中的麻杏石甘汤加葛根、大黄,合用小柴胡汤为主方,治疗外寒内热型感冒,效果尚稳定,主要方剂如下:

葛根 60 g	生麻黄 10 g	杏仁 10 g	甘草 10 g
大黄 6 g	柴胡 15~30 g	半夏 10 g	黄芩 10 g
党参 10 g	生姜 5 片	大枣 10 枚(掰开)	

上药水煎服(麻黄先煎去沫),水煎 40 分钟,日三服。一般患者 24 小时后体温明显下降,全身不适随之减轻。

适应证:上感之初,发热,出汗较少,恶寒或无恶寒,口干,脉象滑数不虚,平素无虚寒体质。

加减变化:轻微咳嗽者加厚朴;咳嗽较重、黄痰、恶寒轻者,将柴胡换成前胡,另加苏子 30 g,鱼腥草 50 g;痰清稀者属寒饮,加细辛 5 g,干姜 8 g,五味子 10 g,去掉葛根、石膏,因葛根、石膏偏寒;咽痛者加板蓝根 15 g,山豆根 5 g。

病案举例:某男,30 岁,着凉后出现发热,咽痛,自行口服感冒药及消炎药效果欠佳。就诊时发热,体温 38 ℃,咳嗽、周身不适,舌脉无明显异常。处以上方加前胡 15 g,服用 1 剂后各种不适基本消失。

4. 外感迁延日久多"柴胡汤"证

正气存内,邪不可干。外感迁延不愈,多为正气不足,不能推邪外出,或为痰湿内蕴,恋邪之故。有些人外感之后,经过抗生素等治疗,发热已愈,但存在鼻塞不通、周身乏力、微有咳嗽等症状。中医在治疗外感迁延不愈时,着重于扶正,祛邪为辅。小柴胡汤是治疗此证的主干方剂,它集升降、寒温、动静为一体,能全面调理人体的机能。

病案举例:李某,男,42 岁,着凉后咳嗽、咽痛 20 天,化验结果正常,自服抗生素无效。吸烟多年。现咳嗽,黄痰,咽痛,无寒热。脉聚关,沉偏弱。

辨证为正虚邪恋,痰热郁肺。予以清宣化痰,扶正祛邪。处以小柴胡汤加瓜蒌 20 g、鱼腥草 50 g、桔梗 10 g、前胡 15 g、细辛 3 g、仙鹤草 30 g。5 剂。

服药后患者咳嗽基本消失。仙鹤草有补虚之功,可以代替小柴胡中的人参,虽有止血之功,但不会恋邪。我曾在一本书中学习到仙鹤草代替人参以补虚的方法,具体书名已经忘记。仙鹤草的主要作用还是收敛止血,兼有补虚作用。目前我在外感病治疗中很少使用仙鹤草。我的观点是,若非必需品,则尽量不用,以免受争议!

5. 五根汤的运用体会

五根汤是当代医家李凤林的验方。多年来,他以不变应万变,用五根汤治疗了上万例热性病。我们学习此方后,将其试用于临床,效果较好,并体会出一些五根汤的运用指征。五根汤虽是现代医家的经验方,但其组方合乎中医思维法则,效果稳定,药味精炼不繁,药价便宜。

五根汤原方如下:

葛根 6 g	板蓝根 6 g	山豆根 6 g	芦根 6 g
藿香 6 g	红花 3 g	大黄 2 g	白茅根 6 g

我在使用该方剂时,药量稍微会有变化。一般葛根、芦根、茅根药量可稍加大,因为这三味药属于平和之品,用量加大后,清热解表的作用会

增强,且不会有明显的胃肠不适反应;山豆根则一般不超过 6 g;红花、大黄起到活血清热解毒的作用,红花一般 6 g 之内,大黄 3 g 左右;藿香一般用量为 10 g 左右;板蓝根 10～15 g。用于儿童患者时药量一般采用成人量的三分之一,或视儿童体重而定。

病案:

① 龚某,男,82 岁,脑梗死康复期间,外感后体温升高,咽痛微咳,予五根汤 2 剂治愈。

② 一住院患者家属,外感后发热、咳嗽,体温 37.5 ℃,予五根汤,2 剂后体温正常,咳嗽无好转,后以刘绍武调肺汤治疗后痊愈。

③ 杜某,女,60 岁,咳嗽发热。肺 CT 示双肺炎症,怀疑肺结核。用抗生素 3 天无效,予五根汤 5 天后体温恢复正常。后嘱其到专科医院继续就诊,以明确是否有肺结核。

④ 某男性患者,65 岁,康复过程中无诱因发热,体温 38 ℃,怕冷无汗,咽部不适,口干,中性粒细胞比率升高,予抗生素静滴,效果不显,后予五根汤 2 剂,体温恢复正常。

⑤ 王某,女,77 岁,因眩晕症住院。入院前恶寒、发热,用清开灵、安痛定后无好转,入院时体温 38.0 ℃,恶寒、无汗。肺片显示慢性炎症,无咳嗽;超声示胆囊增大。予五根汤 2 剂后体温正常,后用大柴胡汤加减治疗后出院。

临床中,五根汤对于上焦热性炎症都有运用的机会。如 2021 年冬,一位中年女患者出现偏侧(具体左右记忆不清了),腮腺部位隐痛,无明显发热,血常规提示白细胞升高,超声提示腮腺增厚,诊断为腮腺炎。该患者体质尚可,脉略弦。处以小柴胡汤合五根汤 5 剂,药后腮腺隐痛基本消失。

以我运用该方的临床经验来看,五根汤对于着凉后发热、咽痛或流感导致的发热、咽痛效果良好。若出现咳嗽、咳痰症状,单纯使用五根汤效果欠佳,这时往往合用小柴胡汤,再加鱼腥草、前胡、桔梗之类。五根汤属于凉解之方,平素有脾肾虚寒患者或太少两感证者禁用。

上述经验是我在临床中治疗上感疾病的常用方法,很多内容是学习前辈经验而得,在临床中结合自己的理解而稍有变化。从实践的角度看,这些方法是有效的,仅供大家参考。

五、中医治疗新冠病毒感染的体会

2020年春节假期,我回山东老家过年,从新闻上得知武汉市出现了新冠病毒感染疫情。出于医生的职业本能,我推断此病传播速度快,且当时人口流动频繁,春节期间人口流动更大,所以感到了一种紧迫感。大年初二,我赶紧返回单位待命。

1. 参考古人对疫病的认识和治疗思路

我仔细阅读了关于该病治疗文件,对该病的中医治疗有了全面的了解。中医历代医家对疫病的论述很多,已经积累了相当多的经验,从中能得到一定的启发。

在古籍中关于疫病的论述中,有一段文字是我印象最深的,它出自叶天士的《临证指南医案》,叶天士言:"疫疠秽邪,从口鼻吸受,分布三焦,弥漫神识,不是风寒客邪,亦非停滞里症,故发散消导,即犯劫津液之戒,与伤寒六经大不相同。今喉痛,丹疹,舌如朱,神躁暮昏,上受秽邪,逆走膻中,当清血络,以防结闭,然必大用解毒,以驱其秽,必九日外不致昏愦,冀其邪去正复。"此段文字写在几个疫病病例的前面,虽然简短,但内容丰富,反复揣摩,感觉妙极。我由衷地赞叹叶天士的医学造诣和治学态度,真乃大中医家也。我们来慢慢分析这段论述:

首先,疫病的传播途径是呼吸道和消化道,从口鼻吸受,这与今天的理念基本相同。他认识到疫病是一种特殊的疾病,而不是外感;"分布三焦,弥漫神识",则应该是他对疫病症状的一种高度概括。疫病感染人体后,可能会出现上焦症状,如头痛、咽喉痛、咳嗽等;也可能导致中焦症状,如恶心、食欲减退、腹泻等;还可能出现下焦症状,如泌尿系症状等。严重者则会影响神志,甚至出现呼吸衰竭、昏迷,危及生命。

我们再往下看,"不是风寒客邪,亦非停滞里症,故发散消导,即犯劫津液之戒,与伤寒六经大不相同"。这句话提醒大家,疫病不同于伤寒,也不是内伤,故而机械套用伤寒方剂是值得商榷的,套用温病方剂也是缺乏依据的。关于温病学的临床问题,我建议参考叶天士、彭子益等医家的论述,这里不详细引用了。我并不是认为彭子益的论述绝对正确,而是将其作为一种有价值的参考。任何理论都只能作为参考,只有经过实践反复验证的理论才越来越接近"正确"。我们不要期待某一天某个人能把绝对正确的理论汇集起来,我们拿过来直接运用就行了。学习中医需要主动学习,而非等待别人来喂,很多路需要自己探索,这才是教育的根本价值所在。

继续往下,"故发散消导,即犯劫津液之戒,与伤寒六经大不相同"。这句话提醒大家在治疗疫病的时候要注意保护津液,尽量不要使用发散消导的药物,如麻黄、枳壳、柴胡、厚朴、大黄等等。但是这句话只是一个原则性的提醒,并不是一点都不能使用,药物的作用取决于剂量,掌握好用量,如果患者存在麻黄证、柴胡证、大黄证等,也必须使用,这就是实事求是的态度。最终,叶天士强调的是保护津液,这一点不要忘记。

最后一句话:"今喉痛,丹疹,舌如朱,神躁暮昏,上受秽邪,逆走膻中,当清血络,以防结闭,然必大用解毒,以驱其秽,必九日外不致昏愦,冀其邪去正复。"

这句话既描述了症状("喉痛,丹疹,舌如朱,神躁暮昏"),又指出了病机("上受秽邪,逆走膻中"),还给出了治疗方法("当清血络,以防结闭,然必大用解毒,以驱其秽"),并预测了预后("必九日外不致昏愦,冀其邪去正复")。

短短一段话,居然凝练了这么多信息,几乎没有一句多余的话,可见叶天士的学风是多么严谨。治疗方法中有"当清血络,以防结闭,然必大用解毒,以驱其秽",他把治疗的重点放在凉血、通络、开窍上,使用的方剂是神犀丹加减。在《临证指南医案》里有几个病例均是使用此方加减。我们今天通过解剖学、病理学、化验等手段得出,新冠病毒感染者部分存在毛细血管内皮受损的结论,部分存在凝血功能紊乱的情况,也有心梗、脑梗发生的情况,也有些患者指甲变得青紫,这些都与血络有关。

神犀丹的组成:玄参、生地、双花、连翘、板蓝根、豆豉、紫草、天花粉、黄芩、石菖蒲。叶天士在运用时略有改动,大家可自行阅读其医案。首先我们看出叶天士处方药味非常之少,在神犀丹的基础上作减法,而不是作加法。我们很多人都愿意使用加法,认为多加几味药物显得全面、水平高,其实多加药物往往是辨证不准确的缘故,心里没底,所以把所有相关药物都罗列上。我们要想成为一个水平相对较高的医生,应该改变思维,朝着药味少而精的方向努力。

2. 近代医家的抗疫经验

下面我们来学习一下离今时间不远的医家田春礼的经验。他书中写道:"1939 年冬至 1940 年春,十里八村感冒瘟疫流行,挨家挨户皆相染易,无问大小,症状相似。处以十神汤加板蓝根、玄参,效果很好。"

十神汤出自《太平和剂局方》，用于治疗时行感冒。十神汤的组成如下：葛根、升麻、陈皮、甘草、川芎、苏叶、白芷、麻黄、赤芍、香附、生姜、葱白。该方有疏风散寒、理气和中的功效。其中，葛根、升麻解肌发表，升津除烦，为君药；麻黄、苏叶、白芷散表邪，加川芎行气活血，止头痛，为臣药；香附、陈皮疏肝理脾，赤芍清热和营；玄参清热生津，轻轻飘洒不寒中气，兼可凉血；板蓝根清热解毒利咽。

十神汤主要功效是辛温行气、散寒发表、祛除寒湿。田老加入板蓝根、玄参清热解毒，弥补十神汤治疗热毒之不足，可谓点睛之笔。田老言："气顺血行脉络通，火消毒解病遁逃。"这是对加味十神汤的绝妙注解。从加味十神汤的组合来看，该方既不是扶正的意思，也非单纯祛邪，而是从气顺血畅、解除热毒的角度入手治疗瘟疫。这与叶天士的论述基本相通。叶天士认为瘟疫最怕血脉瘀闭，治疗上应重用解毒以驱其秽。田老的"气顺血行脉络通，火消毒解病遁逃"与这一观点内涵暗合。然两方用药有很大不同。叶天士的用药方向大约是先入血分，由血透向气分，用药轻灵；而十神汤加减方用药则主要在于气分宣通，以防邪气入于血分。这是我的分析，不知是否可取，大家可根据自己的知识来分析一下。然真正临床治疗瘟疫时，又需要根据患者具体表现进行治疗，还要顾及其他一些要求，此处不再详谈。

傅青竹有一首治疗时行瘟疫的方子，组成如下：藿香、苏叶、苍术、赤苓、白芷、陈皮、厚朴、乌梅、槟榔、半夏、桔梗、生姜、大枣。水煎服。

该方组成既含有十神汤的影子，也含有达原饮的影子。其中最特殊之药是乌梅。一般认为，酸敛之物敛邪，不利于病邪排出体外，乌梅加入该方是最难理解之处。乌梅确实不是随便用的，使用不当会有一些不好的反应。想要系统了解乌梅在治疗瘟疫方中的作用，大家应重点参考彭子益对乌梅的运用经验。在《圆运动的古中医学》中，彭子益曾用大量的篇幅来论述乌梅的运用经验。

我最早使用乌梅丸是治疗一例慢性肠炎患者。大约是在 2010 年，一位男性患者，50 多岁，因饮食不洁导致大便泄泻，日 10 余次，水样便。口服多种治疗肠炎腹泻的药物均无效。连续 1 月余，每天泄泻 10 余次，患者自认为得了绝症，精神不振。我寒假回家之后，他找我试试中药。当时我没有太多治疗肠炎的经验。现在回想，当时患者舌苔白腻，脉缓有力，每次大便前腹内肠鸣音甚多，大便夹杂气体排出。我当时先是给予痛泻要方加健脾的四君子汤，吃了 4 天，无丝毫疗效。除此之外，我也没啥好办法。我在家看书的时候,正好读到乌梅丸一条,那本书是胡希恕老中医讲解《伤寒论》的书。第二天患者又来找我,我顺手写下乌梅丸原方,每味药的剂量比较保守。谁料效果极好,他只吃了两天就有明显效果。继续巩固服用10余天,患者泄泻的问题就根治了。随访多年,无复发。

从此,我开始注重乌梅丸的研究和运用。凡是见到涉及乌梅的文章或书籍都详细阅读,现在对乌梅略有一些认识。我认为乌梅是一味非常难懂的中药,然而确是我们中医人无法略过的一味药物。大家要认真学习,并在临床中运用它,逐步摸索其脾气秉性。我对乌梅的解释可能有太多欠缺,然而有一点是需要记住的:暂时理解不了也不能灰心,只要用心去理解。谋事在人,成事在天。不努力指定是没希望的,你努力了,诸多的患者也会帮助你进步。如果我没有看书学习,不可能会用乌梅丸治疗泄泻。患者是我们进步的机会,机会送到你面前,能否带来进步,那就要看你的努力了。自身的努力是决定性因素。

3.“衷中参西”的抗疫方案

我们继续来看新冠病毒感染后的治疗。据我经历的确诊患者治疗过程,有如下几点归纳,可供参考。

新冠确诊患者的治疗,特殊的治疗手段少,常规的检测和治疗多,这考验的是临床医生的基本功。新冠病毒会损伤血管内壁,增加心脑血管血栓的概率,因此常规的化验指标检测非常重要。如果该患者有高血压、糖尿病病史,得脑中风的概率又增加一些。所以,在确诊患者治疗期间,要根据患者的年龄、体重、基础病、心态、睡眠、饮食等各方面信息进行综合判断,注重细节,诸多的细节共同构成了确诊患者的治疗大局。

（1）转阴的关键是患者自身综合状态

从免疫角度看,新冠病毒感染患者转阴、治愈的关键在于患者自身的免疫力,即机体免疫细胞识别病毒和产生抗体的能力。年轻壮年患者如果没有基础病,通过常规对症治疗,注意营养和休息,一般都能顺利转阴治愈。

想要维持免疫力的正常应答,需要注意的事情也有很多,不可大意。首先是患者的营养,营养一定要均衡,适当增加优质蛋白的摄入,保证足够的饮水量。抗体清除病毒需要良好的内环境,水、电解质、蛋白质、维生素等构成了人体的内环境。病毒侵入人体后,相当于一次机体战争的启动,机体消耗非常之大,后续的物质补充非常重要。想要取得战争的胜利,需要从各个方面去调动,形成集中的合力,包括统一的精神意志、顺畅的物资补充以及外援补充等方面,都要考虑到。

在保证营养方面，一些专家常推荐奶制品。我们中医也有自己的药食同源的办法，从古代延续至今的"三豆饮"就是一个很好的方案。相传三豆饮是由扁鹊创制的。民国著名医家彭子益对三豆饮非常重视，认为三豆饮是非常安全、有利无害的绝妙办法。三豆饮由黑豆、黄豆、绿豆组成，三样豆子等份，煮到开花为度，现煮现喝，不能放过夜。其实，将三样豆子打成豆浆也是不错的选择，放入少许冰糖，更有助于养胃建中。

现代化学检验分析发现，大豆的营养成分非常丰富，含有强心成分，据说还可降低大鼠的流产率，也可增强人的免疫力、调节血脂、降低中风风险。大家可以搜索相关文章自行学习。我推荐三豆饮作为所有确诊患者和医护工作人员的食疗方案。三豆饮对保证营养是一个很大的支持，同时，新鲜蔬菜、肉类、谷类等也要均衡摄入。

另外一个关键的问题是患者的心理健康。被确诊患者得知自己感染病毒后，会面临很大的应激事件。大部分人会有担心、恐惧的心理，害怕自己会出现肺炎、呼吸衰竭症状，进而产生焦虑现象。这其实与患者从网络媒体得到的相关信息太多，而自己又缺乏相应的医学知识，不能鉴别相关信息有关。医生要用科学的解释进行宣教，让患者实事求是地认识自己的病情，释放焦虑情绪。关注患者的心理健康是很重要的一方面，因为心理状态也会影响人的整体机能。

中医认为养生有三个关键的部分，即精、气、神，称之为"养生三宝"。精，是饮食营养之精；气，是指运动，运动产生气力，缺乏运动则气滞、气虚；神，是指心态、情志、思想之意。后天之精充养机体，为能量之储备。储备之足，配合运用才能化生气。无论饮食营养如何之好，一旦缺乏运动，气的层面便会出现问题，出现乏力、昏沉、精神萎靡等亚健康状态。神建立在精和气的基础上，良好的神志、心态既需要物质基础，也需要主动调节。所谓的主动调节，即自己给自己的心态进行检查、调整。这种自我调整是很难的。如果有强大的精神支撑，任何困难都能克服；如果缺乏精神支撑，好的形式也会一击即溃。当年毛主席带领红军上井冈山时不足1000人，生活物资极度匮乏，武器缺乏，但凭着领袖的英明指挥，大家精神意志一致，排除万难，最终取得了胜利；而物资丰富、占据有利资源的敌军则思想腐化、缺乏意志，最终被我军打败。可见"思想"层面之重要作用。当我们思想消沉、缺乏进取心时，多学学历史吧，前人给我们留下的精神食粮会鼓舞我们战胜任何困难。

运动的形式有很多，新冠病毒感染之初，不建议剧烈运动。户外散步或者唱歌练习呼吸之气是不错的选择，并且能调节心情、愉悦情志。在有限的空间内，进行八段锦锻炼也是可以的。另外，每天要多次通风，保证室内空气中氧含量。

中药治疗新冠病毒感染，应该在求稳的基础上进行。该病治愈的关键是患者自身的免疫力，目前各种药物都是辅助作用，不要过度依赖于药物和医疗手段。有些医生习惯于叠加药物治疗，给患者多种抗病毒药物。其实，这些药物对该病毒并没有非常确切的抑制作用，并且可能会引起比较明显的胃肠道不适反应，影响食欲。

使用中药治疗也是同理。我不推荐靠增加药量来加快该病的治疗过程。治疗该病不可急于求成，不要只盯着清肺解毒用药，应该仔细询问症状，除呼吸道症状外，其他症状也应该重视。我们必须明确以患者为中心的原则。

（2）在辨证的前提下使用《伤寒论》方

关于是否可以使用《伤寒论》方或温病方治疗新冠病毒感染，我认为是可以的。因为该病毒侵袭人体后，所导致的症状也应当有一定的规律可循。疾病症状具有特定的性质，我们就要采用相应的中药方剂来治疗。"兵无常势，水无常形，兵来将挡，水来土掩"，要遵循实事求是的原则。有是证则用是方，这是一条很重要的临床原则。

新冠病毒感染后出现发热、咽痛症状者，首选"五根汤加减方"。五根汤在第四章有详细讨论。新冠病毒感染后的发热症状多为突发高热，无恶寒，伴心慌、乏力，考虑为病邪直入血分，清透方法行之有效。选用板蓝根、茅根、葛根、芦根、山豆根、生地、玄参、桑叶、菊花、连翘、丹皮、赤芍之类药物，效果不错。

新冠病毒感染后干咳无痰者居多，应该使用养阴清肺汤或清燥救肺汤加减，如百合、桑叶、麦冬、浙贝母、知母、白前等药物，效果不错。咽痛者加玄参、射干、马勃；多汗者不要进行止汗治疗，因为此时多汗是由于气虚不能固摄津液所致，应用益气养阴治疗，选用生脉饮加减。

如果患者迁延一周后仍有低热现象，可以采用小柴胡汤加五根汤加石膏治疗。偏虚者加生脉饮、乌梅，此时五根汤中各药应适当减量。迁延日久的发生，多因正邪斗争入里所致，应扶正散邪。小柴胡汤中加沙参或太子参，无恶心者减掉半夏、生姜。五根汤散邪作用很好，为增强散邪效果，也可以稍加双花、连翘；患者如果出汗多、乏力气虚，则加生脉饮并加乌梅 15 g。

患者肺 CT 提示肺炎者,应告知患者不必过度焦虑。此时仍以改良患者症状为主,结合氧疗、俯卧位呼吸等治疗。不要用增加苦寒药物的方式解决肺炎,肺炎的治疗也依靠患者的自身吸收,医生治疗肺炎的目的是给患者创造一个更有利于对抗疾病的环境,这是我的个人看法。新冠病毒感染之咳嗽、痰偏少、口干多汗者,应注意养阴润肺或清燥养阴,不要盲目化痰止咳。此病咳嗽很多表现为燥邪咳嗽、阴虚咳嗽症状。

六、面瘫和蛇盘疮的中医治疗

1. 面瘫治疗体会

面瘫在中医看来属于小中风范畴,西医则认为其是由于面神经受损导致的。由于损伤的面神经节段不同,其临床表现也有很大差异,大致情况如下:

部分面瘫可以自愈,或者容易治愈,但少部分患者则很难治愈,甚至经过三个月的系统治疗仍然无法取得疗效。此病可以反复发作,属于临床常见疾病。在临床中,我曾运用中药治愈过多例患者,也曾遇到丝毫无效的情况。自临床以来,我一直留心面瘫方面的治疗资料,现根据我的所学所用作如下陈述。

最开始,我认为面瘫属于“经络不通”的范畴,从而在处方中不自觉地加入了很多活血通络药物,如丝瓜络、鸡血藤、丹参、川芎等等。在农村,面瘫被称为“吊眼风”。根据通络息风的理论,我会在处方中加入一些虫类药物,比如全蝎、蜈蚣。但是由于虫类药物比较贵,用量一般较小,甚至有时不用虫类药,故而不能深刻体会虫类药物的效果。

根据患者的发病原因,有一部分患者是由于“卧而当风”所致,一觉醒来突然发现面瘫。对于这类患者,需要散寒活血、补气通络,可采用续命汤类方剂,药物大致如下:麻黄、桂枝、石膏、杏仁、炙甘草、茯苓、白术、当归、川芎、黄芩、防风、秦艽、葛根、党参、羌活等,组合使用。这种处方思路有一定效果。

随着接触的病人增多,我发现有的患者发病前没有明显的受风寒诱因,很难找出具体诱因,脉象也很难提供线索,因此在处方时感到很难下手。我学习张琼林、张善堂的《临证碎金录》一书时发现一首良方,叫作牵正饮。组方如下:双花 25 g,连翘 15 g,葛根 20 g,羌活 10 g,僵蚕 20 g,蝉蜕 15 g,赤芍 15 g,防风 10 g,野菊花 15 g,甘草 8 g,桂枝 6 g。上药用水浸泡一夜,煮沸后即离火,分三次一天内服用完毕。第二煎则煮沸5分钟。

此方起到解毒祛风、活络牵正的作用,在发病初期效果好,对于发病一周以上者效果差。我在学习到该方后运用较多,但效果并没有那么神奇。后来发现,书中要求的煎煮方法是煮沸后立刻离水,第二煎煮沸5分钟。或许该方治疗面瘫的成分不耐久煎。但是此后没有再完整地运用过此方,因此不知道严格如法熬制后的效果。

我个人体会到,该病患者中还有一部分是因肝火旺盛、化风导致的面瘫。这类面瘫无明显外感风寒病史,往往是在失眠焦虑、生气大怒后出现面瘫。此类患者脉象多为数而有力,治疗时可采用大柴胡汤合葛根汤。口干舌燥者加生石膏30 g以上。从六经的角度看,此类面瘫患者属于少阳、太阳、阳明合病,病位仍在表,故而使用葛根汤。由于内部存在郁热的病机,故而需要清阳明,疏解少阳。葛根一味走表、生津,可疏通经络。如果是病程稍长的面瘫,从理论上讲,地龙、全蝎之类药物还是需要加上的。对于病程长的面瘫患者,一般的方剂难以取效,虫类药物加马钱子或许有效,但我个人缺乏使用马钱子的经验,对用量、服用方法等了解不够,大家可注意搜集这方面的资料。

如果患者痰湿表现明显、舌质白厚腻、无明显热象,下面这个组合要加上:山药、半夏、南星、细辛,生姜。这是我阅读傅青竹书籍的时候发现的偏方,组方比较独特。初步体会该组合有效。最好用天南星,因其化痰通络作用强,但是天南星饮片一般药房不具备;胆南星的作用偏于除痰热、清热利胆,而天南星在化痰开窍、通络散结方面的作用更强。

针灸和艾灸法治疗该病也有很好的效果。临床中最常见的针灸方案是针刺患侧面部的几个穴位,最好是刺激量稍大些。我个人在临床中常用的穴位以足阳明胃经居多,面部穴位偏少。脉弦劲有力者加双太冲,偏寒者加针刺风池、风府。另外,可艾灸患侧耳垂附近,以局部稍出汗为度。此针灸方法在临床中的效果还比较满意,可试用。

面瘫的治疗原则是祛除导致神经受损的原因,即风寒湿、瘀血之类,然后根据患者体质唤醒局部神经,根据个体化体质的不同而处方。

2. 蛇盘疮的治疗

蛇盘疮(带状疱疹)是由疱疹病毒感染所致,西医采用抗病毒、营养神经及对症止痛治疗。中医认为该病是由于湿热毒邪侵袭机体所致,治疗方案包括针刺放血、内服中药、外敷中药等多种方法,灵活多样,且见效良好。

治疗蛇盘疮的方法很多,限于篇幅不再一一赘述。根据我的临床经验，在治疗蛇盘疮的整个过程中，去除湿热是很关键的一点，同时要兼顾患者的体质。蛇盘疮的主要症状是成簇水泡，局部灼热痛。对于体质强壮的人来讲，在发病初期果断使用清热解毒、行气利湿的方剂，效果很好。药物可选黄芩、蒲公英、大黄、郁金、栀子、甘草、土茯苓、车前草、板蓝根、白茅根、马齿苋等。如果用经方，也可以大柴胡汤加石膏为主干方剂进行加减。

如果治疗及时，大约5～7天疱疹就会逐步减轻，疼痛随之缓解。如果疼痛症状持续，此时要加大行气活血止疼的药力，并可适当加入虫类药，如地龙、鼠妇、土鳖等，尽量选择非热性的虫类药，同时配合生地、赤白芍、丹皮、延胡索，郁金等行气活血、清热止痛的药物。一般后遗神经痛采用此方法是有效的。

病案举例：陈某，50岁，平素身体强壮，无基础病。自述在山上干活时树枝刮坏肩膀皮肤，又因劳动量偏大，出现肩部酸痛的肩周炎症状。该患者以前因肩周疼痛找我吃中药，我使用桂枝加葛根汤、麻黄细辛附子汤加白术、薏苡仁方，效果很好。此时患者又出现症状，以为是肩周炎复发，但是观察局部发现水泡样病变，并非树枝刮伤所致，诊断为蛇盘疮。患者舌淡红，苔薄腻，脉沉缓不虚。

予以清热解毒、通络止疼治疗，方剂如下：

马齿苋 30 g	大青叶 15 g	紫草 10 g	忍冬藤 40 g
蒲公英 30 g	防己 8 g	黄芩 8 g	郁金 15 g
茅根 30 g	龙胆草 6 g	元胡 8 g	葛根 20 g
柴胡 15 g	甘草 10 g	赤芍 15 g	石膏 30 g
苦参 5 g	土茯苓 30 g	土元 15 g	

上方水煎服2周，同时嘱患者自备烟油膏外涂。2周后患者疱疹消退，局部疼痛消失，仅略有瘙痒感，嘱停药。

此例患者属于比较典型的带状疱疹，治疗以清热除湿为主。值得注意的是，苦参、土茯苓等除湿药的加入会提升治疗效果。如果后期以神经痛症状为主，则应以活血通络止痛为主。刺络放血对该病有非常不错的效果，如果条件允许，可增加此方法治疗。

另外，对于较特殊的后遗神经痛，可以使用麻黄附子细辛汤进行加减。这是徐书教授的经验，我并没有试验过。从理论上讲，此办法行得通。散寒之药也能散热，如果体质偏虚，阳气不足以推动外邪，就会形成邪气留恋的疼痛，此时用麻黄附子细辛汤温阳散寒，同时可以增加治疗疼痛的对症药。如果遇到合适病例，大家可以试用。

第六章

中医养生和现代营养学

临床治病,医生不但要会用药,也要学会调节患者的不良生活习惯,重视健康宣教,重视患者的心态调整,配合药物治疗,这样才能全面促进病情的恢复。比如,胃溃疡患者,必须严格忌口才能有治愈希望。首先要避免高蛋白饮食,避免辛辣刺激,也不能生气动怒、劳作过力、感冒风寒等,做到这些之后,胃溃疡才能治愈,如不然,则很难治愈。再者,现代人的代谢类疾病,糖尿病、高脂血症、高尿酸血症等,都需要以健康饮食为基础,然后辨证用药,才能取得良好效果。健康生活方式的养成是一项重要的内容,医生要重视健康教育,同时,医生自己也应该身体力行,自觉养成良好的生活饮食习惯。

药物之外的健康处方比药物处方更加复杂、烦琐,并且不好执行,患者有时疏忽忘记,不能有效执行。作为医生,我经常把需要注意的事项反复交代,食疗处方给患者写下来,这样做是很费时间的,但是健康的饮食和生活习惯是基础,所以我比较重视这方面的内容。

平时工作中,找我看病的患者很多都是从周边农村来的,他们健康意识差,身体出现症状也不在意,积攒多年,酿成顽固之疾。从医生职业道德的角度来讲,给患者解除疾病是首要的,用疗效维护中医的尊严也很重要。为了疗效和患者的健康,我会反复交代患者需要注意的事项,只有在此基础上才能发挥中药的效果。大家不要小看这些琐事,要想系统掌握这些知识需要花费很多精力去学习,而且这些知识学会之后对患者和自己家人都有利,应该认真学习。

《伤寒论》中经常可见关于饮食禁忌的文字提醒,该书文字并不多,古人写书也不方便,但为何要把饮食禁忌、起居调养等内容写得如此详细呢?其重要性可见一斑。大家来看桂枝汤条文后面的文字:"上五味,㕮咀三味,以水七升,微火煮取三升,去滓。适寒温,服一升。服已须臾,啜热稀粥一升余,以助药力。温覆令一时许,遍身漐漐微似有汗者益佳,不可令如水流漓,病必不除。若一服汗出病差,停后服,不必尽剂。若不汗,更服,依前法;又不汗,后服小促其间。半日许,令三服尽。若病重者,一日夜服,周时观之,服一剂尽,病证犹在者,更作服;若汗不出者,乃服至二三剂。禁生冷、黏滑、肉面、五辛、酒酪、臭恶等物。"

服用桂枝汤并不是我们平时操作的那样简单,这里面包含的注意事项非常之多。首先,关于如何煎煮桂枝汤,规定用七升水煮取三升,这里没有规定煎煮时间,而是规定煎煮的结果,即"七升水煮取三升"。这里就包含了古人的智慧,火候大小没有统一标注,然容器衡量却容易掌握,这也提醒我们，应当运用容易理解的语言嘱咐患者如何煎煮中药。其次，关于如何服用桂枝汤，过滤掉药渣后温服 1 升，服药后须臾，啜热稀粥一升余以助药力。"温覆令一时许，遍身漐漐微似有汗者益佳，不可令如水流漓。"这里的提醒就更重要了，服药后要借助热稀粥帮助发汗，并且要微微出汗，不要大汗淋漓，否则出汗过多会损伤津液，病必不除。如果症状解除，则不需要继续服药，如果症状不解除，则需要按法继续服药，并且不能吃辛辣刺激、发酵类的食物。如果经过严格治疗仍然无效，应该怎么办？那就考虑是"坏病"了，需要观其脉证，知犯何逆，随证治之。由此可以看出，张仲景是遵循实践规律的，而不是单纯依靠理论来写书的，这是他最可贵的品质。

再看第 398 条："病人脉已解，而日暮微烦，以病新差，人强与谷，脾胃气尚弱，不能消谷，故令微烦，损谷则愈。"大病初愈时，不可进食过多食物，更不能进食难以消化的食物，这点非常重要。食物的运化需要消耗人体正气，食物被消化之后才能被身体利用，反过来补充人体正气，这是一个矛盾统一的辩证过程。过多的食物非但不会对健康有好处，有时反而会是致命的打击。我记得在李可老中医的一本书上记载了一个脾肾阳虚的患者，因为恣食西瓜而导致病情恶化失去生命，这不得不引起我们的警惕。

现代人的物质生活已经非常丰富，但是营养过剩和营养不均衡现象却非常常见。医生不能用单纯的医疗思想去解决问题，我们不要只作单纯的开药医生。比如，很多患者舌苔厚腻，这时我们会想到用芳香化湿的方法治疗，但如果治疗一段时间后效果不好，医生会用"湿性黏滞"的术语告诉患者疗程会很长。其实，更应该告诉患者"损谷则愈"的道理，很多患者减少三分之一的饭量后，很多不适感觉都会减轻。这是一个极其简单的医嘱，大家要重视这些非药物处方。

营养过剩、营养不均衡本身就是疾病。所谓"病从口入"，不单单是讲食物性质的问题，更重要的是进食量的把控。"高粱之变，足生大疔"即是此意。

临床治疗与饮食起居调养是分不开的。有些病在治愈之后会因不善调养而反复，有些病会因为不善调养而无法治愈。所以，养生学值得好好研究。现代医学也有营养学专科，但是在基层医院，营养学还没有得到很好的发展。我们临床中不光要学习中医养生知识，也要系统了解西医营养学知识，这样才能更好地服务患者。

一、中医养生概要

1. 未病先防,增强意识

"未病先防,既病防变"为中医特色的治病、防病原则。1949年毛主席在接待全国卫生行政人员代表时曾谈及卫生工作方针问题,强调要以预防为主,发挥中西医药人员的作用。无论是从国家的高度还是从个人的角度,预防的意义胜过治疗。一旦疾病形成,治疗期间患者要经受巨大的精神和肉体折磨,对家庭经济造成的压力也是相当之大,做一些努力去预防疾病是完全值得的。

圣人不治已病治未病,不治已乱治未乱。病已成形,而后治之,犹如渴而凿井,斗而铸锥,为时已晚!患者若能早预防、早发现、早治疗,便可以减轻病痛,缩短疗程,节约医疗资源,利国利民。治未病思想在现代社会生活环境下尤应推广。现代人体力劳动者渐少,脑力劳动过度,运动能力渐衰,神经衰弱、亚健康群体直线上升。试观现代青年一代,本应意气风发的年纪却暮气沉沉,缺乏生机活力,稍微运动便气喘吁吁,夜不能眠,昼不能安,个人和家庭的进步和兴旺便无从谈起,这是令人担忧的现象。

但是多数人不懂应如何养生,只能道听途说,人云亦云。再加上有些不良商人断章取义,曲解古文,蛊惑人心,广告居民曰"营养保健",传销保健药物,实则无异于谋财害命。无病服药定会致病,长期服用如同自服鸩毒。古人亦大忌无病服药的恶习,"人体平和,勿妄服药,药势偏有所助,令人脏气不平,易受外患"。修养身心才是保健卫生的灵丹妙药,《寿世保元》载:"善养生者养内,不善养生者养外。养内者以恬脏腑,调血脉,使一身之气流行冲和,百病不作。养外者恣口腹之欲,极滋味之美,穷饮食之乐,虽肌体充腴,容色悦泽,而酷烈之气内蚀脏腑,精神虚矣。"可见,古人强调的是导引经络血脉,改善自身体质,而非乱服丹药,舍近取远,养生反致戕生。

2. 愉悦身心,自然无为

人乃身心统一的有机体,修心修身同等重要,不可偏废,古人养生大法不外乎身心二字,其理至易,其行甚难,须用心体会方能有所心得。当认真领悟《素问·上古天真论》中经义:"法于阴阳,和于术数,饮食有节,起居有常,不妄作劳。虚邪贼风,避之有时,恬淡虚无,真气从之,志闲而少欲,心安而不惧,形劳而不倦,气从以顺。嗜欲不能劳其目,淫邪不能惑其心。"恬淡虚无是教人以无为自然大法，为修心法；不妄作劳是教人以劳逸结合休养生息大法，为养形法。

修心之法在于自然无为，不妄作为，保持愉悦轻松的心态。修身之法在于适度锻炼，调和气血。其方法多种多样，只要能起到修养身心之目的，便可采纳应用。

在锻炼身体方面，可选择太极拳、游泳、散步等适合自己的运动，不要过度追求某些运动成绩，更不要盲目追求什么导引吐纳气功之类。不要迷信一些养生大师，因为"导引吐纳"一词不容易被常人所理解，很多老百姓将其跟武侠小说里的气功相联系，陷入玄妙的理论之中，从根本上与养生的宗旨相违背了。

《黄帝内经》中就有关于导引吐纳的记载，《金匮要略》中将导引吐纳作为防病治病的重要方法。四肢才觉重滞即导引吐纳，这样就能通过导引吐纳阻止疾病的进一步发展，达到祛病保健的作用。导引即患者运动，类似于太极拳、普拉提、瑜伽等运动。在运动中如果能与呼吸调节相融合，那就是导引吐纳。肺主治节，朝百脉，肺的呼吸宣降调节人体气机的运行，进而影响脏腑、神志，就是这么简单的道理。但掌握导引吐纳是非常难的，我本人曾多年练习太极、推手、擒拿等，略能体会到导引吐纳的意义所在，普通人想要入门是很难的事情。所以，我在平时指导大家运动时采取两种办法以替代太极等导引吐纳：一是建议学习游泳，二是建议学习唱歌。这两种运动的意义很大，对常人来讲完全可以起到导引吐纳的作用。

唱歌可以强健肺功能，还可以陶冶情操、愉悦心情，并且，唱歌需要不断提升呼吸技巧，有利于锻炼脑力，益处很多。更可贵的是，唱歌以调节吐纳比较具体，容易理解，易于操作，远比那些虚无缥缈的玄学好多了。

听音乐也是一种养生方式。首先，音乐可以帮助我们宣泄情绪。人的情绪都有喜怒哀乐之变化，需要及时调节才不至于抑郁成病，大家都知道，好多精神失常患者是因为长期情绪得不到宣泄造成的。古人很早就把五音与五行相配，根据生克制化来调节疾病，这种音乐疗法越来越引起现代医学的注意。人在情绪抑郁的时候可以听一些舒缓的音乐，这样愠怒之气可以得以疏泄，以免气机郁滞血脉不畅，久而久之酿成疾病之根。

再者，音乐具有感化作用。音乐可以看作是一种载体，跟书籍有着类似的作用，它承载了创作者的心境。创作者的心境可以通过音乐的形式传递给听众，引起听者的共鸣，进而起到感化和激励的作用，调节听者的心情,帮助患者调节身心。在抗日战争和解放战争时期,我国优秀的音乐家们创作出很多慷慨激昂的歌曲,激励人们勇于斗争、争取胜利,对激发斗志起到重要的作用。有些音乐可以传递一种悠扬和谐的自然之境,使心境变得温柔敦厚,调和气血性情,对健康十分有利。

游泳的锻炼效果就更加容易理解了。一般陆地上的运动多锻炼四肢力量和速度,而疏于对躯干力量的锻炼,并且单一的锻炼容易损伤关节;而游泳时,四肢和躯干的发力却能做到比较均衡,同时增强肺功能,水的浮力可以放松关节,在水里运动几乎不损伤关节。更重要的是,游泳时肢体左右发力是平均的,这点很重要。比如乒乓球、羽毛球运动,都是一侧肢体发力,另一侧作为支撑;过早锻炼此类球类的小孩多有颈肩部左右不对称的现象。大家可以观察一下,一侧肌肉紧张、一侧灵活,紧张的一侧必然发生疼痛。很多专业运动员在运动损伤后,康复技师多选择水中运动以恢复伤病,其益处甚多,大家可以自行查阅相关水疗和水中康复运动的书籍。

曾经看过一位老中医的养生锻炼心得,大概是这样说的:年轻时学习武术、太极等运动以养生锻炼,到老年才发觉过度锻炼四肢、发空力是对机体莫大的损伤;漫无目的的散步才是养生最好的方式。这位老者的经验值得借鉴,某些太极拳、武术招式,为了姿势漂亮、表演效果好而设计,不是为了养生而设计,某些太极拳招式左右发力也不均衡,导致一侧肢体相对另一侧灵活有力,这是有害的。长此以往,必然导致关节疼痛。

我们要本着轻松柔和、放松身心的原则去锻炼。中医认为,动则生阳,静则生阴,运动太过暴戾必会损伤阴分有害健康;缺乏运动或运动强度不够,则气血沉滞,浑身乏力,头昏脑涨,四肢沉重,同样是违背了阴平阳秘的和谐之道,亦会损害健康。故而运动应当动静结合,适可而止,因人而异;不可一味模仿高难动作,不但没有养生作用,还会适得其反。

3. 顺应四时,起居有常

天人之学在中医养生学中有重要地位。人生天地之中,与自然万物相互联系、沟通,故四季的更替、气候的变化会对人的身体状态有一定的影响。正常的四时气候是万物健康生长的必要条件,而反常的气候则可成为危害人体健康的不利因素。古人有回避反常气候的说法,即"虚邪贼风,避之有时"。

中医特别重视昼夜节律、四季变化对人体的影响。人的起居作息规律要与昼夜节律、四季变化相适应,这样有助于机体健康。《黄帝内经》四气调神大论篇讲述了我们适应气候变化的摄生法则,这是古中医的重要养生法则,同时对整个传统文化产生了重要影响。

春令之时,阳气初生,万物发陈。人应该顺应生发之气,夜卧早起,注意进行柔和运动,这样就能唤醒体内阳气,使其慢慢舒展,利于气血流通。并且切忌大怒,因大怒属于杀伐之气,五行属金,故而大怒克木伤肝,戕伤生发之气,导致气机逆乱。大怒则血菀于上,造成晕厥、中风等。

现代人们所易患的高血压、脑中风等心脑血管疾病皆与逆春气相关。因肝气伤则气血逆于上,造成脑部病变,如风阳内动造成眩晕,大怒容易造成脑出血、脑梗死等病。深入理解古人春三月的养生大法,对于当代人防病治病有非常重要的意义,应当引起重视。西医认为预防脑中风、冠心病重点是从血管入手,把重点放在血糖、血脂、血压、同型半胱氨酸(HCY)等因素上面,中医则从五脏六腑入手,把重点放在肝肾上面去预防,两者可以在临床中相互补充。

夏令之时,阳气开张,万物华实。人应该顺应升浮开泄之气,夜卧早起,增加运动,适当增加汗液排泄,多外出活动。但是由于当今科技水平的提高,现在人们可以利用空调来降温,多用冷饮图一时之快。空调降温影响汗液排泄,体内代谢产物不能顺利排出,会干扰身体新陈代谢过程,造成身体不适,从而使人们的发病几率增加,近些年的一些临床观察证明了这一点。在北方,夏天尤为可贵。以黑河地域为例,全年只有一个月的炎热季节,大约7个月的供暖季。这种气候下,人们的户外运用时间更加不足,所以北方人要加倍珍惜夏天时光。

夏天阳气外张,体内阳气相对减少,冷饮会戕伐体内阳气,造成脾胃虚寒证。越来越多的儿童有消化不良的情况,这与夏天过量食用冷饮有密切关系,应当注意。夏日炎热难耐时切忌一味贪凉,以防损伤中阳之气,脾胃为后天之本,为正气生化之源,后天之本损伤会导致多种疾病的发生,治疗颇为棘手,应当引起高度重视。

秋令之时,阳气收敛,人亦应当顺应收敛之气,勿外其志。春季为阳为外,秋为阴为内,故人应当"安宁",应当收敛神气,适当增加睡眠时间,保证神清气爽。同时,应适当减少室外剧烈运动,因为大汗与收敛之性相违背,故而应当注意减少排汗,但适当运动是必要的。秋季天气相对凉燥,饮食可适当增加润肺之物,切忌食用辛辣刺激等损伤肺阴之物。

冬令之时,阳气闭藏,大地休养生息,阳气归根。人亦应当潜藏伏匿,保证阳气得到休息,勿剧烈运动致大汗出,勿熬夜疲劳。饮食应当清淡,此时阳气不得外散，高热饮食会造成体内郁热，能量积聚得不到宣散，容易导致高血压、糖尿病、高脂血症的发生。冬为一年阳气之根，应当顾护阳气，此时伤伐阳气，会造成肾气损伤，造成困顿、记忆力下降、精神萎靡等病变，应该引起重视。

一般来讲，现代的生活方式很容易造成昼夜起居节律的紊乱。昼夜节律相当于四季变化的缩影，熬夜相当于逆冬季潜藏之气，损伤肾水，造成阴虚，水亏而阳气不藏，虚热内生。久而久之，演变成肾精亏虚，乃至下焦虚寒、上焦虚热；加之高热饮食，湿热体质形成，从而形成肾阴阳两虚、脾胃积热的证候。熬夜的生活方式会造成很多连锁式的病症。如水亏阳气不能潜藏，虚阳在上焦化生湿热，易头目昏沉、脱发、精力不济、耐力下降。肾气损伤，肝木失其所养，容易造成肝阳上亢，烦躁易怒，进而影响到人际关系的和谐，给正常生活带来极大危害。我们应该借鉴古中医学所提倡的休养生息之道，以调整作息节律。

4. 谨和五味，饮食有节

饮食呼吸以奉养生命，心肺呼吸以通天气，脾胃饮食以通地气。呼吸运用、饮食奉养包含阴阳和谐之道。常言道"病从口入"，饮食之道亦大矣。饮食卫生是一方面，饮食不洁会造成肠胃病变，这些大家都知道，饮食不节的问题大家却常忽视。关于节制问题，古人早就告诫后人这是一个大问题。因物极必反，追求一种东西而不知节制势必走向反面。老子曾言："五色令人目盲，五音令人耳聋，五味令人口爽。"强调过分的外界刺激会使我们的感觉麻木，适度节制符合中国传统的中庸文化，无过不及，适可而止。

谨和五味，调节饮食不偏嗜酸、苦、甘、辛、咸是非常重要的。偏嗜某些食物，偏嗜某些味道，就造成了人为的阴阳失调。用现代观念来讲，偏嗜某些食物会影响到人体的体液内环境，进而影响到细胞代谢。古人认为谨和五味，则骨正筋柔，气血以流，腠理以密，病则无由而入。偏嗜五味则会造成相应脏器损伤，《黄帝内经》言："多食咸，则脉凝泣而变色；多食苦，则皮槁而毛拔；多食辛，则筋急而爪枯；多食酸，则肉胝皱而唇揭；多食甘，则骨痛而发落。"《黄帝内经·素问》奇病论篇提出："肥者令人内热，甘者令人中满，故其气上逆，转为消渴。"现代人们饮食偏于肥甘、高热量，这样的饮食习惯再加上缺乏运动，定会成为健康的隐患。现在儿童多喜甜食冷饮，甜食增加体内湿气，冷饮造成脾胃运化失调。这样一来，糖尿病、高血脂的患者就在不知不觉中增加了。这些病用药物是不能解决根本问题的,养成良好的饮食习惯是关键。

关于养生,积极健康的休闲娱乐也是很有意义的,可以怡养性情,身体气血亦会随之调和。文艺娱乐关系到个人修养问题,应该认真对待。娱乐方式有很多,比如诗词歌赋、阅读、书法、绘画等等。在我们的生活节奏日益加快的大环境下,放松娱乐显得更为重要。古人言"文武之道,一张一弛",其实很多事情都是这样。我们在工作时要集中精力,工作之余要充分放松,这样才会提高效率,也会有益于健康。

二、营养学部分

营养学部分是对中医饮食养生内容的一种扩展和补充,这部分内容在临床中也非常常用,其主要内容参考了现代营养学知识。然而很多临床医生忽视了此部分内容,过于注重用药物治疗疾病,而忽视患者本身的力量。我认为,患者本身的力量才是关键,药物治疗只是辅助和点拨。因此,我把这部分内容单独列出来。但由于我的营养学知识储备并不丰富,难免会有欠妥当的地方,希望基层临床工作者重视此部分内容,积极查阅资料,丰富自己的知识储备。

1. 蛋白质

蛋白质是生命的物质基础,生命现象总是与蛋白质同时存在,没有蛋白质便没有生命。最简单的生命——病毒,就是一个基因链外包着一层蛋白质。就人体而言,一切细胞均含有蛋白质:骨骼中含有胶原蛋白、血液含有血红蛋白、免疫细胞分泌的抗体就是蛋白质等。

氨基酸是构成蛋白质的基本单位,我们人体需要的氨基酸种类大约有 20 多种。蛋白质进入人体之后也必须分解为氨基酸才被身体吸收和利用。有些氨基酸必须通过食物摄入,称为必需氨基酸,必需氨基酸有 8种。食物中所含氨基酸的种类和比值各有不同,氨基酸在体内需要协同配合才能发挥作用。整个过程不再详谈,最终我们需要摄入多种食物以保障蛋白质的吸收和利用,即饮食种类需要搭配齐全。比如,大豆蛋白可以弥补米面中赖氨酸的不足,米面也可以弥补豆制品中蛋氨酸的不足,食物相互搭配则营养更加全面,故而不要偏食。

我们平时常见的食材如豆制品、鱼类、蛋类等含有丰富的蛋白质,其中物美价廉的大豆对身体非常有益,对循环系统、免疫系统都有很好的调节作用,豆类的营养和药物价值,在新冠病毒感染一章中有更加详细的分析。

机体的蛋白质处在分解与合成的变化之中,蛋白质主要用于组织更新和生长新的组织。如果蛋白质摄入不足,则会出现发育迟缓、体重减轻、贫血、免疫功能低下、脑力不足或者营养不良性水肿等。我们在临床中经常看到一些老年患者因低蛋白而静滴白蛋白,价格很高,且连续静滴十几天才能提升一点蛋白,故而要在平时就开始注重营养问题,大家要重视蛋白质的摄入。

2. 脂类

脂类包括脂肪和类脂,约占人体重量的 20%,肥胖人士的脂类占比可达 30% 以上。脂类主要作用是贮存能量、缓冲机械冲击、参与脂溶性维生素(如维生素 A、维生素 D、维生素 E、维生素 K)的吸收、参与一些激素的合成、构成细胞细胞膜、构成脂蛋白等。

脂肪主要指甘油三酯,它会随着人体热量的消耗和贮存而变化,是动态的。类脂主要指磷脂、糖脂、胆固醇、脂蛋白等,类脂一般不提供能量,而是参与一些代谢活动。

磷脂在人体内含量较多,主要分布在神经系统、肝脏中,如卵磷脂、脑磷脂、肌醇磷脂。磷脂可构成细胞膜;可作为乳化剂,使体液中的脂肪容易吸收、转运和代谢;可防止胆固醇在血管内沉积,降低血液黏稠度,因此对心脑血管病有预防作用;可参与乙酰胆碱的合成,从而可促进神经系统功能。

磷脂缺乏会导致细胞结构受损,出现血管脆性增加及通透性增高、皮疹、脂肪肝、动脉粥样硬化等症状。麦胚芽、大豆、动物肝脏、蛋黄、花生等食物含有较多的磷脂。

固醇类是脂类化合物,如胆固醇,广泛存在于动植物食品中。它是细胞膜的重要成分,也是许多激素和活性物质的合成材料,如性激素、胆汁酸、肾上腺素。胆固醇经紫外线照射可转化为维生素 D,人体内合成胆固醇的主要组织是肝脏细胞和肠壁细胞。胆固醇可以在体内合成,糖类也可经过生化过程合成胆固醇,还可以食物补充,如食用动物内脏、蛋黄等。胆固醇的代谢和肝脏功能密切相关,想要平衡胆固醇含量,主要从摄入和保护肝脏入手,如不饮酒、不熬夜、不疲劳、适当增加运动等。

下面讲一下脂肪酸。脂肪酸是最简单的脂类,是复杂脂的组成成分,是中性脂肪、磷脂、糖脂的主要成分。必需脂肪酸人体不能合成,必须通过食物获得。必需脂肪酸参与细胞膜和线粒体膜的构成,保护微毛细血管,防止血管脆性增加,保护皮肤,参与磷脂、前列腺素的合成,降低血小板黏附性,减少血栓形成,促进胆固醇代谢,预防动脉粥样硬化。婴幼儿缺乏必需脂肪酸则会出现湿疹等皮肤病。

中国营养学会推荐成年人摄入脂类物质比例:饱和脂肪酸、单不饱和脂肪酸、多不饱和脂肪酸的比例为 1∶1∶1。二十二碳六烯酸(DHA)和二十碳五烯酸(EPA)是近年来多受关注的脂肪酸,此两种物质在海鱼中含量较高,营养学家推荐每周至少进食一次海鱼。因此,一些素食者的营养可能无法得到充分保证。在临床中,我们要经常向患者宣传健康的饮食结构,每天输出一点养生知识,有益于患者的康复,对于我们自己的家人也是有益的。

3. 碳水化合物

碳水化合物又称糖类,是植物通过光合作用将水和空气中的二氧化碳合成而来。碳水化合物是最主要、最经济等能量来源。糖类主要分为单糖、双糖、寡糖和多糖。

单糖包含葡萄糖、果糖、半乳糖;双糖是由两个分子的单糖缩合而成,常见的有蔗糖、麦芽糖、乳糖、海藻糖;寡糖又称低聚糖,由 3～10 个分子的单糖构成,豆类食品中含有寡糖,寡糖不能被身体消化吸收,在肠道中可被细菌分解为气体,故而食用豆类产品可能导致腹胀。但是寡糖被双歧杆菌利用后可促进益生菌的生长,其分解产物可以治疗慢性肠炎等。经常喝含有双歧杆菌的乳制品是由一定好处的。

10 个分子以上的单糖构成多糖,如淀粉、糖原、纤维素。淀粉和糖原在此不作过多解释。重点提一下纤维素,它是存在于植物体内不能被消化吸收的多糖,称为膳食纤维,其作用却很重要:首先,纤维素可增强肠道功能,利于粪便排出,缩短粪便在肠道的停留时间,预防一些肠道疾病和肠道肿瘤的发生;再者,膳食纤维均有吸附性,可以吸附多余的脂类,对于调节血脂有一定作用,辅助控制体重,也可以吸附重金属和一切致癌物质。膳食纤维虽然不能被人体消化吸收,但其作用却非常重要。然而,过度的摄入也会有害于健康,如导致腹胀、不消化、增加排气量、影响一些营养的吸收等。膳食纤维只存在于植物中,故而有些小孩只吃肉、不吃蔬菜是有悖于营养学的。

4. 维生素

在《千金方》一书中,孙思邈用羊肝配合中药治疗视力减弱,后来人们发现肝脏中含有维生素 A。100 多年前,人们发现胡萝卜素在体内可转化成维生素 A；200 多年前，人们发现柠檬可以治疗坏血病，后来人们发现了维生素 C。

人们在生活中发现了某些有规律的现象，逐步总结出经验，得出特定的食物可以预防特定的疾病。当人们有条件研究其本质的时候，逐步发现了这些维生素。我想，中药的特定作用也应该源于这些积累和实践，而非凭空造出的理论。很多医生已经多年不使用维生素了，这方面的知识越来越缺乏，主要还是因为认识不到维生素的重要性。我们在临床中最常用的维生素也就是十余种，而要掌握好维生素的使用剂量、适应证以及和其他药物的相互作用等知识却不容易，需要临床医生不断学习。

（1）维生素 A

狭义的维生素 A 是指视黄醇。植物中不含有成型的维生素 A，但胡萝卜中的各种胡萝卜素是维生素 A 的前身，进入身体后可以转化成维生素 A。胡萝卜素对酸、碱和一般的烹饪温度比较稳定，故而一般食物烹饪过程中不会破坏胡萝卜素，但容易被胡萝卜素氧化。故而长时间放置的食物（如隔夜的炒菜）营养会丢失一些，保存不当还会变质。所以，食物应当保持新鲜，随做随吃，尽量不贮存。

维生素 A 促进视觉细胞内感光物质的形成，以维持正常的视觉；维持上皮细胞的正常生长和分化；有一定的抗癌防癌作用（理论上主要针对上皮细胞癌）；维持机体正常免疫力。维生素 A 通过调节体液免疫和细胞免疫提高免疫功能，增强巨噬细胞杀伤力。此外，维生素 A 维持正常上皮细胞分化对抵御外来侵袭也有一定作用。

维生素 A 缺乏会导致视力的暗适应下降，甚至丧失夜间工作的能力，给生活和出行带来很大的不便。儿童维生素 A 缺乏会导致结膜干燥症、发育迟缓、骨骼发育不良等。还会引起皮肤干燥、上皮组织干燥、增生角化（如皮脂腺、汗腺角化，毛囊周围角化过度发生毛囊丘疹与毛发脱落）。呼吸、消化、泌尿生殖系统的上皮细胞角化、破坏会导致机体防御力减弱，容易遭受细菌侵袭，造成感染。

但是，过量的维生素 A 也会导致一些病症的发生，如怀孕后过量服用维生素 A 会增加胎儿畸形的可能。维生素 A 的最佳食物来源是动物肝脏、鱼肝油、鱼子、全奶。含有胡萝卜素的植物也可以，因为它们进入体内后可以转化成维生素 A。

（2）维生素 D

维生素 D 是一类物质的总称，其中 D_2 和 D_3 最为常见。D_2 是由酵母菌或麦角中的麦角固醇经过紫外线照射后产生的;D_3 是由胆固醇经过变化生成脱氢胆固醇,储存在皮下,再经过紫外线照射而产生。简要来讲,维生素 D 的产生需要阳光照射,故而我们需要一定量的户外运动。长期工作在室内或者雾霾较重影响阳光照射,都会影响维生素 D 的产生。

维生素 D 是脂溶性的,主要储存在脂肪组织中,其主要代谢器官是肝脏,主要排泄途径是胆汁;其基本生理功能是维持细胞脑外的钙离子浓度,调节钙磷代谢。因此,维生素 D 不足会影响骨骼和牙齿的发育,还会导致小儿佝偻病。对成年人而讲,则可能导致骨质疏松症。老年人维生素 D 缺乏还可能导致小腿抽筋等。因此,一些医生在补钙的同时会配合吃维生素 D,但更重要的是要增加户外活动,因为没有一定量的户外活动,肌肉的弹性和力量就没法保持,心肺功能也会退化,胃肠消化功能也会受影响,肠蠕动减慢,大便排除费劲等。所以,最好最科学的药物是增加户外活动,成本低而收效大。

维生素 D 主要存在于海鱼、肝脏、蛋黄中,现在一些奶制品中也重点加入了维生素 D,可以选用。

(3) 维生素 E

维生素 E 又叫生育酚,顾名思义,维生素 E 与生殖有关。它是脂溶性黄色油状液体,主要储存于脂肪组织中。

维生素 E 缺乏时可能出现睾丸萎缩、孕育异常等症状,临床上常用维生素 E 治疗先兆流产和习惯性流产。维生素 E 还是非常好的抗氧化剂,对血小板聚集有一定调节作用,还能减少黄褐斑形成,改善皮肤弹性,提高免疫力。因此,其预防衰老的作用日益被重视。

维生素 E 在食物中含量丰富,一般饮食情况下不会缺乏维生素 E,但是一些素食者由于脂类摄入不足,可能会影响维生素 E 的吸收,因为维生素 E 是脂溶性的。植物油、麦胚芽、坚果类食物中维生素 E 含量丰富。长期口服大量的维生素 E 也会出现中毒反应。故而考虑到安全因素,应该尽量以食物补充为主。

(4) 维生素 B_1、B_6、B_{12}、B_9

维生素 B_1 又叫硫胺素,易溶于水,在酸性环境下稳定,碱性环境或加热会破坏维生素 B_1。大约在 1988 年,人们发现粗粮可以治疗脚气病。随后,荷兰科学家在动物脚气病模型中验证了这一现象。20 世纪初,人们在米糠中提取出了维生素 B_1。

维生素 B_1 在维持神经、肌肉、心肌功能以及正常食欲、胃肠蠕动和消化吸收方面发挥作用。神经内科医生经常开出维生素 B_1 的处方，用以治疗神经损伤。维生素 B_1 广泛存在于食物中，其良好来源包括动物肝脏、瘦肉、豆类、坚果。长期食用精米者应该注意维生素 B_1 的摄入。

维生素 B_6 的化学性质与 B_1 类似，它参与上百种生化反应，这些反应多与氨基酸的代谢有关，包括蛋白质的合成和分解、脂肪代谢、部分激素的合成以及 DNA 的合成过程，还影响同型半胱氨酸（HCY）的代谢。一般患者对同型半胱氨酸的了解不是太多。如果高血压病患者同时伴有 HCY 升高，则命名为 H 型高血压。H 型高血压病患者的心脑血管中风概率会明显升高，故而应当控制 HCY 的水平。一般情况下需要口服维生素 B_6 和叶酸，其实，养成良好的饮食习惯更加重要。

维生素 B_6 缺乏会导致眼、鼻、口周围皮肤出现脂溢性皮炎，还会导致免疫功能受损，大量补充维生素 B_6 也可能出现一些不良反应。维生素 B_6 在食物中广泛存在，如鸡肉、鱼肉、肝脏、豆类、坚果、卷心菜、菠菜、香蕉等。

下面讲维生素 B_{12}。大家在临床中经常使用甲钴胺治疗周围神经病，一些耳鸣、失眠患者也有应用的机会。我曾经在临床中看到过这样的处方：甲钴胺和维生素 B_{12} 同时口服。其实，维生素 B_{12} 就是甲钴胺，没必要重复使用。

维生素 B_{12} 是唯一含有金属钴的维生素，天然维生素 B_{12} 均由微生物合成，大肠内的细菌能合成维生素 B_{12}。维生素 B_{12} 的化学性质不稳定，大量维生素 C 会破坏维生素 B_{12}。植物性食物不含有维生素 B_{12}。

维生素 B_{12} 的吸收过程值得了解一下。食物中的维生素 B_{12} 在胃酸及消化酶的作用下被释放，到达小肠后，在肠液及胰蛋白酶的作用下，维生素 B_{12} 与胃的内因子结合成复合物，至回肠时才被吸收入体内。整体吸收过程环节较多，也就是说，如果其中一个环节出现问题，维生素 B_{12} 的吸收就会被影响。有些胃癌患者胃切除之后，有经验的医生往往会告知其补充维生素 B_{12}，但有些医生可能会忽略此事。胃切除患者的维生素 B_{12} 吸收障碍会导致末梢神经病变，出现肢体麻木或贫血症状。

维生素 B_{12} 和叶酸协同起效，共同促进血液中红细胞的成熟，参与胆碱合成，维护神经髓鞘的代谢，同时还对 HCY 的代谢有一定作用。因此，高 HCY 血症的患者单纯补充叶酸是不够的，还应该考虑到维生素 B_6、B_9、B_{12} 的补充。

值得注意的是，植物类食物中几乎不含有维生素 B_{12}，维生素 B_{12} 的来源主要是动物内脏、鱼类、贝壳类、肉类等。

维生素 B_9，又称叶酸，大家知道孕妇在怀孕前要口服叶酸，对神经发育有一定作用，但是未必详细了解其具体原因。现在简要陈述一下叶酸的作用。

叶酸是指一类物质，最早在菠菜中分离出来。叶酸在嘌呤核苷酸、胸腺嘧啶、磷酸肌酸、HCY 的代谢和合成中起到重要作用。说得通俗一些，叶酸会影响 DNA 的合成和细胞的增殖（即 DNA 的分裂）。如果缺乏叶酸，细胞的分裂就会受影响，故而有一种贫血叫巨幼细胞贫血就是由缺乏叶酸导致的。

一般来讲，叶酸缺乏会导致胎儿神经管畸形、高同型半胱氨酸血症。一些肿瘤的发生，如结肠癌、前列腺癌、宫颈癌，也与缺乏叶酸有一定关系。叶酸缺乏也会引起子痫、胎盘剥离太早、胎盘发育异常甚至流产。

叶酸在动植物食物中广泛存在，但是各种食物的生物利用率却不一样。另外，锌缺乏、酒精、避孕药、某些精神类药物会影响叶酸的吸收。因此，某些长期饮酒的人可能会缺乏叶酸，即便补充也不会很好地吸收。叶酸缺乏会导致高 HCY 血症，而 HCY 升高又是脑中风的独立风险因素，长期饮酒会增加中风概率，这点一定要重视起来。

（5）维生素 C

维生素 C 又叫抗坏血酸，有明显酸味。维生素 C 缺乏会导致坏血病，表现为乏力、食欲不振、牙龈出血、皮肤出现点状出血点等，还会引起伤口愈合减慢。维生素在体内有抗氧化作用，能保护 DNA、蛋白质，促进胶原合成，调节血脂，并在铁的吸收和转运方面起辅助作用。

维生素 C 主要存在于新鲜的蔬菜和水果中，粮谷和豆类食物不含有维生素 C，动物性食物含有极少量的维生素 C。蔬菜中的柿子椒、番茄、柑橘、柠檬、猕猴桃含有非常丰富的维生素 C。

因为肉类食物中几乎不含有维生素 C，故而偏食肉类的儿童应当注意。父母往往顺遂孩子们的意愿，尽量满足其饮食要求，但不好的饮食习惯应当及时改正。

5. 矿物质

人体内含有多种矿物质，如大家熟知的钙、铁等。这些矿物质不能自身合成，必须从食物中获得。人体内所有矿物质的总质量约占人体总质量的 5% 左右。人体内含量较多的矿物质称为常量元素，如钙、磷、钾、镁、氯、硫、钠元素，这些元素在体内含有约千分之一以上；微量元素则在体内含有较少,少于千分之一的占比,有铁、锌、碘、硒、氟、铜、锰、铬、钴、钼10种元素,虽然它们的含量很低,但其作用却非常关键。长期缺乏某些微量元素会导致疾病,甚至是一些危重疾病。这些矿物元素在身体内分布不均,如钙一般分布在牙齿、骨骼中,铁集中在红细胞中,碘集中在甲状腺中,锌分布在肌肉中,钴则分布在造血器官中。

我们研究矿物质元素对身体的作用时,应该从临床常用的元素入手,如钙、铁、锌、镁、钾、钠、氯等,这样能比较深刻地去感受其作用。例如,儿童腹泻时,有时使用健脾止泻作用的中成药效果不好,有经验的医生会增加葡萄糖酸锌口服液,有时效果会明显提升。再如,心内科治疗心律失常时往往会补充镁离子,为的是保证心肌细胞膜的稳定。将知识与临床联系后,各种知识变得活泼生动,易于掌握。

体内的矿物质各有其作用,但是不要过多地补充某种元素,这些元素的量需要保持在一个相对平衡的状态才能保证健康,多了少了均不可,矿物质补充过量也会导致中毒,甚至更严重的情况发生。各元素具体作用不再细谈,大家应自行研究。

第七章

以案明理，以案启知

病案是临床实践的直观体现，它承载着理、法、方、药和临床思维的有机连贯性。病案好比是一篇文章，前面讨论的理法方药如同写文章所需的基本功，通过组词、造句、分段、构建结构，最终融入一定的思想，说明一定的问题，从而成一篇文章。病案不仅承载着中医的理法方药，而且理论最终要落实在临床实践中，所以病案的价值更直观一些。

本书中所选择的病案都是我学医以来的实践病例。这些病案的主诉、病史以及必要的辅助检查等信息记录得比较全面。我从临床开始就有记载病案的习惯，以便总结经验。这些病例积累了大约十几年，数量越来越多，经过大致分类后形成了本书病例的雏形。最早的病例是手写记录的，有些病例的信息记录不太详细，但是基本能反映我的用药思路。为求更直观地反映我的处方思路，病例后的按语和处方前的分析均为我本人所写，未请他人代笔。

需要提醒的是，病案中效果好的方剂并不代表唯一正确答案，这一点大家要有清醒的认识。对于一个病人，大家可以开出好几个处方，可能都有一定效果。我想，这也是中医的博大精深之所在。本书也记录了效果欠佳的病例，这些效果不好的病例往往能促使我取得更大的进步，督促我查阅书籍，寻找新的方法和思路。

我在上大学时读《临证指南医案》感到很困惑，看不出有什么可学习之处，总结不出规律，但现在每次翻阅此书都有一点收获。后来我才意识到，当年读《临证指南医案》收获少是因为自己临床实践太少，不能触类旁通，思维太过局限，理解能力无法触及叶天士的处方思路。现在我有时间还会翻阅《临证指南医案》，想从中找到一点启发。每次看完此书都觉得很有收获，但是临床时最先想到的还是自己的方剂，无法将领悟到的知识运用起来。面对这种窘境，其实是正常的，不必烦恼。将书本的知识运用到临床实践中，还有很长一段路要走，切莫着急。

要从临床实践中去摸索临床，遇到疑难病例要想办法去攻克，这样才能练就属于自己的本领。书本上的知识是别人留下的，不是自己的。我们看书只是参考，只有临床实践取得成功才能算是真正学会了。

我的临床实践病种有限，不能为大家提供更多的参考，这也是我下一步努力的方向。我计划尽量多去研究和治疗一些疑难痼疾，进一步强化自己的中医临床能力。老百姓的很多常见病都值得认真研究，比如常见的冠心病、糖尿病，有些达到冠脉支架标准的冠心病，能否用中药解决问题？能否经得住反复验证，做到切实有效？糖尿病能否用纯中药治愈？

治愈率能达到多少？我相信，中医治疗这些疾病以后是能找到比较好的方案的。

一、肺系疾病

病例一

李某，男，48岁，2016年9月18日就诊。咳嗽3天，有痰，流涕，咽痛，视之局部红肿，舌苔腻，脉缓不数，脉尚有力。该患为教师职业，每天说话较多，用嗓过度。

患者属于易感体质，平时怕冷，脚凉，稍着凉即出现上感症状。10余年来，稍有着寒即出现咽痛、咳嗽，每次发作均需静滴抗生素2周以上。当时我在门诊值班，患者进入诊室后要求打点滴治疗。我在询问病情后，先化验血常规，结果显示血细胞数值大致在正常范围内，故不建议抗生素治疗。在与患者沟通病情后，患者决定试试中药治疗。

处方：麻黄6 g   细辛3 g   附子3 g   射干6 g
        甘草3 g   升麻6 g   桂枝6 g

3剂，水煎服

二诊：患者自述服药第二天即感觉流涕、咳嗽症状减轻，咽痛消失，但咳嗽仍较多。处方如下：

麻黄12 g	细辛3 g	附片3 g	五味子12 g
干姜3 g	茯苓30 g	杏仁10 g	甘草6 g
苏子30 g	花椒3 g	黄芩10 g	党参10 g
大枣10 g	前胡30 g		

中药颗粒，2剂，冲服

三诊：服药2剂后咳嗽无明显缓解，现咳嗽无痰，无咽痒，无咽痛，舌质暗，脉滑有力。处方为：杏仁，甘草，沙参，麦冬，五味子，柴胡，苏子，川椒，黄芩，党参，荆芥，桔梗，百部，前胡，细辛，鱼腥草；皆用常规剂量，5剂。嘱熬青萝卜水与中药液混匀再服用。

5剂药后，咳嗽明显好转，舌质暗略紫，脉象沉弱缓，考虑瘀血所致，调整处方如下：

桑叶15 g	杏仁10 g	芦根30 g	甘草8 g
沙参20 g	麦冬15 g	瓜蒌15 g	五灵脂10 g
前胡30 g	苏子30 g	花椒6 g	黄芩10 g

| 党参 10 g | 干姜 6 g | 细辛 3 g | 姜黄 6 g |
| 鱼腥草 30 g | 大枣 10 g | | |

后患者咳嗽基本治愈,无其他不适。

按 咳嗽年久有病根者,多为瘀血所致。此患者最初口服中药时舌质偏淡,后来舌质偏暗,瘀血之象逐渐显现。上方中五灵脂、姜黄跟刘绍武的调肺汤合用,能起到画龙点睛的作用。慢支、咽炎多年不愈,会导致患者消瘦、体能下降,有化痨之势。古人云"血化下行不作痨",故化瘀在治疗慢性肺病的过程中起到重要作用。

这是我参加工作第二年记录的一个病例,限于当时水平,患者复诊时的处方不太准确,但基本合乎患者病情,故而也能收效。

首次处方中使用麻黄附子细辛汤治疗咽痛,这点经验大家可以借鉴一下。使用该方治疗一些寒性的咽痛,已经验证多次了。清热解毒利咽无效者,可用此思路。使用麻黄附子细辛汤有这么几个辨证要点:一,咽痛迁延不愈,经使用清热利咽药或者抗生素仍然不愈者;二,患者身体精神萎靡,脉缓不数或者脉沉细弱,平时手脚凉,一着寒即身体不适者。麻黄附子细辛汤散少阴寒邪,祛除阴霾,而炎症自愈。辛温消炎治法有点不好理解,我认为炎症也属于阴邪,局部热也需要透散出去。如果身体强壮,可用双花、连翘等透散热邪;如果自身阳气不足,或者阳气被寒郁,需要加一点动力才能将炎症透散出去,大概就是这个意思。麻黄附子细辛汤也可以与麻杏石甘汤合用,有时也可以加板蓝根、山豆根等苦寒药。

病例二

宋某,女,16 个月,2023 年 8 月就诊。发热前一天进食稍多,当晚出现睡眠不安、哭闹。当时以为是食积所致,口服益生菌、藿香正气合剂。第二天中午出现发热 38 ℃,化验血常规提示白细胞略高,其余大致正常。儿科医生建议口服头孢克肟颗粒。晚间体温达到 39 ℃,睡眠不安、哭闹,不能配合喝药。平时每天大便一次,已经两天未大便。其母亲在三天前出现发热、咽痛、鼻塞症状,现考虑为上呼吸道感染,病毒性感染可能性大,夹有食积。

现症:发热,体温 39.3 ℃,周身有汗,手脚热,食欲欠佳,进食量明显减少,入睡前哭闹,喉中有痰,偶有咳嗽,鼻塞流涕多,恶心欲呕,无呕吐,舌质淡,苔略黄腻,脉滑数。

处方:

| 生麻黄 10 g | 葛根 30 g | 柴胡 15 g | 黄芩 20 g |
| 生大黄 10 g | 生石膏 30 g | 青蒿 30 g | 甘草 10 g |

山豆根 6 g　　　鱼腥草 30 g　茅根 30 g　　　芦根 30 g

藿香 8 g　　　　红花 5 g

1 剂。先下生麻黄武火煮沸 5 分钟,后下其他药,开盖武火煮沸 20 分钟。放温后灌肠 20 ml。

当晚睡眠安稳,喉中痰鸣鼾声减轻。晨起体温正常,大便两次,稀便,玩耍正常,患儿食欲好转。此时仍要减少饭量,不可过量。继续灌肠一次 20 ml。其余药弃掉。

🅑 儿童上感治疗方案与成人基本相同,用药剂量稍调整即可。因儿童不能准确描述自己的症状,采集病历信息比较困难,主要根据家长观察到的现象结合望诊进行判定。治疗上感经验积累多了之后,自然能总结出此病的规律。上感初期病在三阳,如果儿童平素身体状态尚可,基本可以判定大致方向为实,然后随其症状进行加减。治疗外感以祛邪为主,麻杏石甘汤、柴胡汤均以祛邪为主,外透内清是治疗大法。茅根、芦根、鱼腥草之类也归于清法的范畴,药性平和,小儿最适宜。

上方是我临床中最为常用的治疗上感方剂,疗效可靠。临床运用时只需要根据患者个体情况稍作加减。

病例三

赵某,男,36 岁,厨师,2023 年 11 月就诊。干咳无痰 4 年,咽部发痒,咽干,无咽痛,大便不成形,日三次大便,舌质暗,苔略薄腻,脉沉滑数有力。

诊断为风燥咳嗽夹杂热证。

处方：百部 5 g　　　白前 8 g　　　荆芥 5 g　　　紫菀 7 g

麦冬 6 g　　　甘草 5 g　　　五味子 5 g　乌梅 8 g

蝉蜕 5 g　　　银柴胡 6 g　防风 5 g　　　桑叶 6 g

枇杷叶 6 g　柴胡 6 g　　　黄芩 6 g　　　射干 6 g

胖大海 4 g

7 剂,水煎服

二诊：服用上方无效,症状如前。根据患者咳嗽、咽痒、无痰症状,采用过敏煎,加祛风清热成分,处方如下：

荆芥 6 g　　　百部 8 g　　　白前 10 g　紫菀 10 g

麦冬 10 g　　甘草 6 g　　　防风 10 g　蝉蜕 8 g

乌梅 10 g　　五味子 10 g　射干 6 g　　　银柴胡 10 g

大青叶 10 g　僵蚕 10 g　　黄芩 5 g　　　杏仁 10 g

三诊：咳嗽基本治愈。患者未再要求服药。

按 患者为厨师职业，平素身体较为强壮，干咳无痰，咽痒，大致可以排除肺部疾患导致的咳嗽，咽部刺激性咳嗽的可能性大。咽痒咳嗽属于风邪为患，所以采用过敏煎为主方。止嗽散是治疗诸般咳嗽的基础方，需随其具体症状进行加减。此患者无痰，故而去掉桔梗、陈皮。咽部刺激性咳嗽一般加射干、僵蚕、大青叶、黄芩。考虑到上述辨证而组成该方剂，效果良好。

思考点：

① 首次处方和复诊处方中药物有很多是相同的，然而效果却相差很多。再次证明中医处方是一个有机组织，不要轻易改动验方的结构，特别是经方。药物的比例、种类改动之后，该方剂的效能就会有改变。

② 如果要对古人的方剂进行改造，也应该是经过多年的实践才能将方剂定下来，并且改造过的方剂应有相对固定的效能，治疗方向是可以估摸的，是可以做到心中有数的。不按章法的改动效果是不可靠的，经不起反复验证。

病例四

宋某，男，71岁，2024年1月就诊。咽痛2天，鼻塞，咳嗽，周身有汗，舌质红，苔黄腻，脉滑数有力。

患者来我门诊要求打点滴治疗，我建议其口服中药治疗。患者将信将疑，我为其开一剂五根汤加鱼腥草。第二天患者又来门诊，甚为高兴，说非常有效，感觉比静滴效果还好，咽痛咳嗽已经痊愈八成。继用五根汤加鱼腥草一剂。处方如下：

葛根 10 g	芦根 10 g	茅根 10 g	山豆根 3 g
板蓝根 7 g	藿香 6 g	大黄 3 g	红花 3g
鱼腥草 15 g			

中药颗粒，1剂，冲服

按 新冠疫情之后，我使用五根汤不计其数。有时根据患者症状稍作加减，效果非常稳定。有时患者病毒性感冒已经10余天，仍有低热者，使用该方进行治疗后所有症状逐渐缓解。五根汤是内蒙古老中医李凤林所创，据说他一生使用该方达几万次，经过反复验证，疗效很稳定，大家应该重视起来。

每年冬春季节呼吸道疾病流行时，该方大有用武之地。新冠、支原体感染、甲流等虽然都属于上感范畴，但经过大量的门诊观察，其症状有一定差异。临床所见，新冠病毒感染呼吸道，发热、咽痛、咳嗽、无痰者居多，表现为燥热之性，治疗时使用清燥救肺汤、五根汤、养阴清肺汤频率较高。

支原体感染呼吸道往往出现咳嗽黄黏痰、咽痛、鼻塞、流涕者居多，属于痰热郁肺者居多。治疗时以清肺滑痰方药为主，因五根汤有芦根、茅根、板蓝根，清除痰热的作用也比较强，故而五根汤也有运用的机会。支原体感染后，我观察到很多人有鼻塞、流涕症状，伴有咳嗽。我直接派上刘绍武的理鼻汤加白前，该方解决鼻塞流涕、咳痰黏稠很是迅速，大家可以一试。

对于普通流感出现的干咳、咽痛、无痰者，五根汤依旧适用，但是该方对咳嗽效果差，所以要在五根汤基础上增加白前、百部、麦冬、紫菀等。

上感患者，无论是病毒还是细菌感染，如果迁延几天不愈，出现口干、口苦、食欲欠佳者，加入小柴胡汤。一般取柴胡、黄芩、甘草、人参（一般用沙参代替）这四味药即可。治疗外感过程中，清透和保护津液是很重要的、人参、党参偏于燥热，故而选择沙参或者太子参。如果没有恶心、上逆症状，半夏、生姜也去掉不用。大枣偏于温性，可补充津液；但其实一味沙参或者麦冬就能起到滋养津液的作用，故而大枣可以略去。

有些学者坚持不要随意改动经方的结构和用药比例，这点我是认同的，但是我认为研究经方的加减规则也很重要。如何对经方进行加减，要参考《伤寒论》中的加减规则才行。比如小柴胡汤后面的加减法，桂枝汤中桂枝、白芍的用药比例，大小承气汤中各药的用药比例等，这些都要仔细研究。研究这些学问非一日之功，需要长期坚持才行。经方并非不可加减，但无规则的随便加减倒不如不加减。所以，对于初学者来说，还是不加减为好。

病例五

金某，女，85岁，2024年1月病例。因咳嗽2个月就诊。2月前因呼吸道病毒感染出现咳嗽，迁延至今。口服多种止咳药、消炎药，效果欠佳。现每天晨起咳嗽，咳白痰，黏稠，咽痒，无咽痛，略有喘促，活动后喘促加重，睡眠欠佳，每晚睡眠5小时，舌质暗，苔黄腻，脉滑数不齐。

诊断为痰热型咳嗽，予以清肺化痰治疗，方用止嗽散加减。

处方：

百部 15 g	白前 15 g	橘红 12 g	紫菀 15 g
麦冬 20 g	甘草 10 g	蝉蜕 10 g	桑皮 15 g
桑叶 15 g	沙参 30 g	枇杷叶 15 g	石膏 30 g
杏仁 10 g	鱼腥草 30 g	芦根 30 g	柴胡 15 g

苏子 30 g　　　黄芩 10 g　　　浙贝母 20 g　　　茅根 30 g

5 剂,水煎服

二诊:咳嗽、咳痰明显减轻。因其有活动后喘促,脉不齐,考虑为心脏疾患,改为调心汤加前胡、百部、浙贝母、鱼腥草等,续服 7 剂。

三诊:咳嗽完全缓解,活动后喘促减轻,上方续服 7 剂后停药。

按 呼吸道病毒感染后,咳嗽症状有时会迁延很长时间。此例患者咳嗽,咳黏稠痰,舌质暗,苔黄腻,脉滑不虚,提示痰热郁肺的病机。患者虽然年龄大,但是神志清晰,精神头比较足,治疗以清肺化痰止咳即可。因其夹杂少许热象,故而增加一些养阴清肺的成分,如麦冬、沙参、浙贝母、鱼腥草等。只要治疗方向正确,处方选药可以灵活掌握。

凡是咳嗽日久,都应加入小柴胡汤,因小柴胡汤具有上焦得通、津液得下、胃气因和的作用。痰热之邪郁于上焦,咳嗽不愈;使用小柴胡后,上焦郁热得解,气机升降恢复正常,肺恢复宣发肃降之本能。个人认为小柴胡汤也有禁忌证,凡是脉微弱者,使用小柴胡汤均不适合,即便症状符合,用之也无效。

一方有一方之适应证,也有一方之禁忌证,中西医皆如此。不要只看其利而忽视其弊,也不要总顾虑其弊而不敢用其利,这是几千年前祖先留给我们的宝贵财富。

记得魏长春老中医有一首六二清肺汤,治疗外感后肺阴损伤,迁延咳嗽,组方巧妙,我试用过几次,效果很好。方如下:南沙参、北沙参、桑皮、地骨皮、茅根、芦根、桑叶、枇杷叶、知母、贝母、冬瓜仁、杏仁。此方由二参、二皮、二叶、二根、二母、二仁组成,故而称之为"六二清肺"。此方选药精湛,涵盖很多名方,值得推广。

病例六

张某,男,60 岁,2023 年 11 月就诊。因胸闷憋气、咳嗽 1 个月就诊。活动后胸闷憋气,伴咳嗽,休息后减轻。无心慌,无心前区疼痛。20 天前在县医院检查肺部 CT,提示双肺炎。静滴青霉素治疗 10 天,效果欠佳,仍胸闷憋气,活动后加重,咽部发紧,口干,乏力,怕冷,不易出汗。近 10 年每年冬季变冷即出现咳嗽,每次发作持续 3 个月左右。舌质红,苔略黄腻,脉滑数略上溢不齐。

辅助检查:11 月 21 日血糖 9.79 mmol/L,肌酐 113 μmol/L,HCY:64。肺 CT 示:双肺小结节,双肺少许炎症。

诊断:喘证(心脉痹阻型)。

处方： 百合 30 g　　乌药 10 g　　丹参 30 g　　郁金 10 g

　　　　 五味子 10 g　牡蛎 30 g　　柴胡 15 g　　白前 10 g

　　　　 苏子 20 g　　花椒 4 g　　黄芩 10 g　　党参 20 g

　　　　 甘草 6 g　　桑叶 15 g　　陈皮 10 g　　白芍 15 g

　　　　 芦根 15 g

9 剂，水煎服

二诊： 患者胸闷憋气明显减轻，咳嗽明显缓解，上方继续口服 9 天。

三诊： 患者活动后仍有胸闷感觉，爬楼后喘促，咽部发紧。舌脉大致如前，思之再三，改为调肺思路，予以宣肺降气之法。方用白果定喘汤加减。

处方： 白果 6 g　　麻黄 8 g　　杏仁 8 g　　苏子 20 g

　　　　 甘草 6 g　　紫菀 10 g　　桑白皮 10 g　黄芩 8 g

　　　　 款冬花 6 g　五味子 10 g　沙参 10 g　　刘寄奴 6 g

　　　　 柴胡 6 g　　半夏 6 g　　生石膏 15 g　浙贝母 6 g

　　　　 知母 10 g　　补骨脂 6 g

9 剂，水煎服

后患者未再复诊，2 个月后其亲属来就诊时说，服用上方后胸闷喘促症状基本消失，未再继续治疗。

按 喘证中医认为喘症与心肺肾关系最大。临床中，心脏、肺脏疾病导致的喘促最多，该患者的症状为活动劳累后胸闷憋气加重，且脉滑数不齐，脉不虚。初步考虑心脏疾患导致，但是患者的心电图、心超声检查未发现明显异常。综合考量，处以调心汤加减。初诊效果尚可，复诊后仍予以原方治疗，病情虽有好转但不够满意。

三诊结合患者病史，每到冬季即出现咳嗽，迁延几个月。考虑患者有慢性肺病的病根，改为调肺思路，选择白果定喘汤加减。几个月后得知效果很好。

临床中拟定患者的治疗方向是很难的事情。病情单一者容易确定治疗方向，病情稍微复杂者，需要仔细考虑才能确定治疗方向。有时则需要用方剂去测定患者的治疗方向。在治疗过程中，根据患者的症状变化去分析患者的真实病机，是一个逐步摸索的过程。在这个过程中，医生必须对药物的药性、方剂的效能比较熟悉才行。对开出的方药做到心中有数，对患者的反应作出合理的分析，然后逐步找到更加正确的治疗方案。

我在西医院进修时，经常遇到来治疗心衰的患者，辅助检查和症状、体征也支持心衰诊断，但是使用"心四联"等药物规范治疗后效果不满意，有经验的医生加一点解除气道痉挛药物后,心衰症状明显缓解。西医医师在治疗心脏疾病时,往往会对肺脏功能非常重视,这也是整体观的一种体现。

结合此病例,介绍一下白果定喘汤。这个方是我在阅读张觉人的著作中发现的,与我以前检索过的一个定喘方类似。该方治疗慢性肺病、哮喘、慢阻肺等。大致用药有:白果、桑皮、黄芩、麻黄、杏仁、苏子、甘草、冬花、半夏。该方起到宣肺降气、化痰平喘的功效。痰热明显者加芦根、茅根、鱼腥草;有肾虚病机者加补骨脂、五味子;有三焦不畅、郁而化热者加柴胡。三焦不畅、郁而化热的病机在治疗肺系疾病中很常见。经方大家胡希恕先生经常使用大柴胡汤合桂枝茯苓丸组合治疗哮喘,这个思路值得大家重视起来。柴胡、黄芩解三焦郁热,畅通上焦、中焦之气机。心肺疾病运用柴胡剂的概率很大。

病例七

温某,女,31岁,2023年10月30日就诊。咳喘反复发作10余年。10年前在市医院诊断为哮喘,间断使用西药治疗,暂时缓解症状。来我处就诊时,见咳喘,活动后喘促,鼻塞,打喷嚏,咯出黏痰,吸入布地奈德症状后好转。平时怕冷,腰疼,腰凉,月经准确,带经6天,无痛经,经血有血块,舌质暗,苔薄腻,脉沉细滑略数。

诊断:哮喘(寒湿蕴肺证)。

处方:

白果5g	桑白皮8g	款冬花10g	姜半夏6g
麻黄6g	苦杏仁10g	紫苏子15g	甘草5g
五味子8g	陈皮10g	细辛3g	附子5g
石膏15g	射干6g		

7剂,水煎服

二诊:11月7日复诊,咳喘症状缓解,继续沿用上方思路。

处方:

白果5g	桑白皮8g	款冬花10g	附子4g
麻黄6g	五味子6g	紫苏子15g	甘草5g
陈皮10g	细辛3g	石膏15g	射干6g
苦杏仁4g	黄芩5g	黄芪10g	鹿衔草15g
防风4g			

10剂,水煎服

三诊:11月21日复诊,咳喘症状明显缓解,继续上方治疗10剂。病情稳定后用健脾补肾药物巩固疗效。

按 哮喘的病根是肺肾虚,痰湿阻塞气道,临床又有偏寒偏热之不同,应该辨证而治。哮喘属于顽固性疾病,一般很难治愈,但如果辨证准确,患者配合治疗,也有治愈的可能。治疗哮喘,在发作期以控制症状为主,发作期多于风寒引起,产生痰饮。治疗该类型咳嗽,小青龙汤是一个非常重要的方剂。祛除风邪时,要重视虫类药物的使用,如果患者对虫类药物不过敏,则应该重用此类药物,因其能祛除络脉之风邪,解除气道之痉挛,还有一定的强壮作用,此功效草木药物难以达到。全蝎、地龙是常用的虫类药物,药量不需要太大,全蝎 3 g 左右即可,地龙则用到 10 g 左右。

燥邪伤肺而诱发哮喘者,属于清燥救肺汤的主治范畴,此时也应该稍微加虫类药物,如蝉蜕、僵蚕。相对缓解期则需要注意是否存在小柴胡汤证,此方具有沟通内外、扶正祛邪的功效,注意运用。平稳期则应该健脾补肾,稍加麻黄、杏仁以疏通肺气,或者做成膏方、丸药服用。

病例八

郭某,女,38 岁,2023 年 8 月 14 日就诊。病毒感染呼吸道后 3 天,咳嗽,有痰,恶心,食欲欠佳,进食后呕吐,每天呕吐 2～3 次,舌质暗,苔白厚腻,脉聚关弦缓。

诊断:咳嗽(痰湿中阻证)。

处方:

陈皮 20 g	竹茹 10 g	太子参 20 g	炙甘草 5 g
大枣 10 g	生姜 6 g	北柴胡 15 g	姜半夏 6 g
厚朴 6 g	紫苏梗 15 g	芦根 20 g	黄芩 6 g
草豆蔻 6 g			

3 剂,水煎服

3 剂后所有症状消失,无不适。

按 该病例比较简单,但值得注意的是,如果见到咳嗽即用止咳方药,仅因患者呼吸道感染而只想到宣肺止咳,则效果往往不佳。呼吸道感染后,会因个人体质差异而有不同的病情变化。经历过新冠病毒感染的人都有所体会,感染后人体会产生免疫应答,症状变化很快,每天都会有新的变化,不能用固定的思维去治疗。

病例九

赵某,女,34 岁,2023 年 9 月 3 日就诊。咳嗽 1 月余,一月前新冠病毒感染,肺 CT 提示肺炎,口服阿兹夫定及其他止咳药物,现仍咳嗽,咽痒,痰少,自觉喉中有痰而不易咳出,脉沉伏数,舌质淡,苔白腻。

诊断:咳嗽(燥热伤肺证)。

处方:荆芥 8 g　　百部 15 g　　白前 20 g　　桔梗 15 g

　　　　甘草 8 g　　紫菀 15 g　　北柴胡 20 g　姜半夏 10 g

　　　　黄芩 10 g　　太子参 30 g　麦冬 20 g　　苦杏仁 10 g

　　　　枇杷叶 15 g　芦根 30 g　　桑叶 15 g　　陈皮 30 g

　　　　浙贝母 15 g　五味子 10 g

7 剂,水煎服

服上方咳嗽明显缓解,改方调其他症状。

按 新冠病毒感染后,咳嗽、燥热伤肺证非常之多。根据其燥热程度之轻重和其他兼症而定方。咽痒为风邪之证,故而选择止嗽散。痰少不易咳出,但自觉咽部有痰、苔腻是痰气郁结证,故而选择小柴胡汤以解郁,加陈皮、贝母、枇杷叶以化痰顺气。针对燥邪伤阴的药物有桑叶、麦冬,上述组合是我经常使用的方药。

病例十

王某,女,35 岁,2023 年 9 月 7 日就诊。上感后咳嗽半个月,晨起少量黄痰,不易咳出,无咽痛,睡眠欠佳,无明显寒热症状,脉弦滑数,舌质暗,苔白腻。辅助检查:肺 CT 示:双肺纹理增强。

诊断:咳嗽(风邪犯肺证)。

处方:荆芥 10 g　　百部 15 g　　白前 10 g　　紫菀 15 g

　　　　桔梗 10 g　　甘草 6 g　　陈皮 10 g　　乌梅 15 g

　　　　蝉蜕 8 g　　五味子 8 g　　枇杷叶 10 g　枳壳 10 g

　　　　苦杏仁 10 g　麦冬 10 g

6 剂,水煎服

上方服完后咳嗽消失。

按 上感后迁延不愈的咳嗽,多属风邪未除,选止嗽散加蝉蜕以祛风顺气止咳,乌梅、五味子、麦冬降气生津以润肺。但是咳嗽初期咳痰较多者尽量不用乌梅,迁延成慢性咳嗽后可以选择乌梅。乌梅并不妨碍祛风,这是我的个人体会。

病例十一

郭某,女,36 岁,2023 年 9 月 11 日就诊。咳嗽 7 天,有黄痰、绿痰,黏稠不易咳出,咽部异物感,舌质暗,苔白腻厚,脉短滑数。

诊断:咳嗽(痰湿内阻证)。

处方: 荆芥 6 g　　　百部 15 g　　　白前 15 g　　　桔梗 15 g

　　　　甘草 10 g　　　紫菀 15 g　　　北柴胡 15 g　　　姜半夏 6 g

　　　　黄芩 10 g　　　太子参 30 g　　　苦杏仁 10 g　　　枇杷叶 8 g

　　　　芦根 30 g　　　麦冬 10 g　　　陈皮 30 g　　　浙贝 15 g

　　　　板蓝根 10 g　　　北沙参 15 g

6 剂,水煎服

复诊: 9 月 18 日复诊,该方治疗效果欠佳。仔细询问患者症状,现已咳嗽半个月,有黄痰、绿痰,黏稠不易咳出,鼻塞,流涕,喷嚏,无发热,咽部异物感,齿痕舌,舌质暗,苔白腻厚,脉短弱。2023 年 9 月 18 日肺 CT 示:左肺舌叶少许炎症,右肺小结节。

此时我注意到患者还有鼻塞、流涕、打喷嚏症状,说明清窍受阻,决定选择刘绍武的理鼻汤进行治疗,只加一味白前止咳。

处方: 苍耳子 30 g　　　辛夷 10 g　　　葛根 30 g　　　麻黄 6 g

　　　　王不留行 30 g　　　白芍 20 g　　　陈皮 30 g　　　大黄 5 g

　　　　鱼腥草 30 g　　　山豆根 6 g　　　白前 10 g　　　北柴胡 10 g

　　　　紫苏子 20 g　　　花椒 5 g　　　黄芩 10 g　　　党参 20 g

　　　　甘草 6 g　　　大枣 10 个

6 剂,水煎服

此方效好,6 剂服完,咳嗽、鼻塞等症均愈。

按 上呼吸道感染后的咳嗽,大部分是容易治疗的,其大致发展方向也容易预判,但是不应该轻视该类疾病,特别是老年人、体质虚弱之人,外感也有发展为危重症的可能。医疗无小事,千万不可大意。

该患者首次处方用化痰止咳方剂效果欠佳,是因为辨证不够精准,对症状询问不够详细。患者整体表现有急性鼻炎的症状,说明表证未解,所以第二次处方选择解表开窍、清肺化痰的理鼻汤进行治疗,抓住主要矛盾,所有症状随之而愈。

▌病例十二

孙某,女,58 岁,2023 年 10 月 7 日就诊。诉反复咳嗽半年余,加重 10 天。咳嗽,有痰,不易咯出,无发热,无咽痛,略有胸闷,乏力,爬楼 2 层则出现喘促,口干,大便通畅,脉沉滑有力,舌质红,苔白腻厚。体格查体:双肺听诊未闻及干湿啰音。

诊断: 咳嗽(痰热壅肺证)。

处方: 白前 15 g　　　紫菀 15 g　　　桔梗 20 g　　　甘草 10 g

陈皮 30 g	鱼腥草 30 g	浙贝母 20 g	知母 15 g
北柴胡 20 g	姜半夏 10 g	黄芩 15 g	北沙参 30 g
苦杏仁 15 g	桑白皮 15 g	芦根 30 g	白茅根 30 g
麻黄 6 g	石膏 30 g	大黄 5 g	僵蚕 10 g
麦冬 20 g			

5 剂,水煎服

10 月 12 日咳嗽明显减轻,痰少,略有胸闷。上方桔梗、北柴胡改为 15 g,续服 7 天,咳嗽愈,停药。

按 该患者的咳嗽符合痰热郁肺的性质,故而选择清肺化痰止咳的方剂治疗,以魏长春的六二清肺汤为主进行加减。因有些药物缺货,故而略有调整。患者虽无表证,但加入麻杏石甘汤以清肺宣肺,麻黄用量很少,非为解表之意。该患者也可以选择千金苇茎汤合大柴胡汤进行治疗。

病例十三

邹某,女,62 岁,2023 年 10 月就诊。25 天前新冠病毒感染后引发肺炎,在市医院住院治疗 10 天。现稍有干咳,少量痰,口苦,舌质红,苔薄黄,脉沉伏细。

诊断:咳嗽(肺热证)。

处方:

桑白皮 10 g	地骨皮 8 g	白茅根 15 g	芦根 15 g
桑叶 10 g	枇杷叶 10 g	知母 10 g	浙贝母 10 g
北沙参 10 g	苦杏仁 10 g	鱼腥草 15 g	白前 6 g
北柴胡 10 g	黄芩 8 g	甘草 6 g	麦冬 8 g
紫菀 10 g			

7 剂,水煎服

复诊:10 月 15 日复诊,症状减轻,上方续服 7 天。

按 病毒感染呼吸道后出现燥热伤肺,表现为干咳无痰或少痰。治疗当以养阴清肺为主,可选择方剂有清燥救肺汤、养阴清肺汤、百合固金汤等。此类方剂也有不同之处,不再细谈。此患者适合使用轻清宣肺养阴方剂,六二清肺汤还是比较好的选择。该方宣肺而不耗散,润肺而无滋腻之弊,全方药味偏淡,无伤胃之虞,是非常稳妥的方剂。

病例十四

刘某,女,44 岁,2023 年 10 月就诊。主诉干咳无痰 1 月余。2023 年 10 月 4 日在市医院检查肺 CT 示:双肺炎症,建议住院治疗,患者未同意。

现睡眠欠佳,多梦,头痛发作频繁,每个月大约有 15 天头痛,以左侧太阳穴跳痛为主。月经周期提前 5 天,带经 5 天,无痛经,有血块。干咳,无痰,舌质暗,苔略黄腻,脉弦滑有力上溢,左侧弱。既往史:4 个月前行子宫肌瘤手术。辅助检查:10 月 4 日肺 CT 示:双肺炎症。

诊断:咳痛、头痛(肝郁气滞证)。

处方:

百合 30 g	乌药 10 g	丹参 30 g	郁金 10 g
五味子 10 g	枇杷叶 15 g	白前 15 g	瓜蒌 30 g
牡蛎 30 g	北柴胡 15 g	黄芩 10 g	甘草 6 g
白芍 30 g	陈皮 30 g	大黄 4 g	麦冬 20 g
紫苏子 30 g	花椒 3 g	太子参 30 g	葛根 30 g

7 剂,水煎服

复诊:10 月 19 日复诊,整体好转,偶有咳嗽,少量痰,无咽干咽痛,睡眠好转,仍乏力。口服中药期间头痛缓解,上方思路续服 14 天,咳嗽基本消失,停药。

按 患者虽以肺炎咳嗽来诊,但是阅其肺 CT 片只发现少许片状影,且无发热症状,我个人认为不需要静滴药物治疗。患者的其余症状为肝郁化火上冲头脑所致,如失眠、头痛,故而应该以疏肝养心安神为主进行治疗。选用刘绍武的调心汤,稍加白前、枇杷叶以降气止咳;葛根解痉,以对治患者头部跳痛症状。

病例十五

徐某,女,43 岁,2023 年 10 月就诊。呼吸道感染后咳嗽、咽痛 1 周,自行口服消炎药效果欠佳。现症状为咳嗽,痰多,黏稠,黄白痰,咽痛、咽干,鼻塞,舌质红,苔略黄腻,脉沉伏缓。

诊断:咳嗽(痰热证)。

处方:

苍耳子 30 g	辛夷 10 g	葛根 30 g
麻黄 6 g	苦杏仁 10 g	石膏 30 g
甘草 8 g	王不留行 30 g	白芍 30 g
陈皮 30 g	大黄 5 g	鱼腥草 30 g
北柴胡 20 g	紫苏子 30 g	花椒 6 g
黄芩 15 g	北沙参 30 g	板蓝根 10 g
牛蒡子 20 g	金银花 30 g	连翘 20 g

6 剂,水煎服

上方服完,咳嗽咽痛等症状消失。

按 患者呼吸道感染症状已经 1 周,但仍然为急性期表现。该患者表现为急性鼻炎、咽炎症状,上有痰热,肺气不宣。治疗选用五根汤、理鼻汤为主方,加入金银花、牛蒡子、连翘以疏散上焦热邪。

病例十六

闫某,男,12 岁,2023 年 10 月 15 日就诊。咳嗽 7 天,咳痰,痰少,略有咽痛,咽痒,出汗乏力,大便干燥,6 天大便一次。舌质红,苔白,脉沉滑。辅助检查:肺炎支原体抗体阳性。

诊断:咳嗽(肺热证)。

处方:

麻黄 4 g	苦杏仁 4 g	石膏 15 g	甘草 4 g
北沙参 10 g	麦冬 5 g	五味子 4 g	北柴胡 8 g
紫苏子 10 g	花椒 3 g	黄芩 6 g	陈皮 10 g
大黄 3 g	白芍 8 g	鱼腥草 10 g	山豆根 3 g
大青叶 6 g	芦根 10 g	白茅根 10 g	白前 5 g

3 剂,水煎服

复诊:10 月 17 日复诊,上方效好,续服 6 天,病愈停药。

按 无论是支原体感染,还是病毒、细菌感染,我临床中治疗该类疾病主要根据症状表现以判定寒热虚实,根据症状,舌脉判定方向,病位,性质等,然后治疗。

该患者存在燥热伤肺的病机,胃肠积热的病机,故而治疗以清热解毒,宣散肺热为主,选方以五根汤、麻杏石甘汤、小柴胡汤为主。

病例十七

范某,女,43 岁,2023 年 10 月 17 日就诊,近几年每于外感后出现迁延难愈的咳嗽,患者本人在药店工作,试用过几乎所有的止咳药,效果均不好。此次上感后又干咳无痰 6 个月,着凉风或灰尘刺激则咳嗽,咽痒,无痰,无喘促,余无其他症状,脉沉伏弱短,舌胖大齿痕,略黄腻。辅助检查:患者进行肺 CT、血化验等均未发现异常。

诊断:咳嗽(风邪侵袭上焦)。

处方:

百部 8 g	白前 8 g	陈皮 10 g	荆芥 6 g
紫菀 10 g	麦冬 10 g	甘草 8 g	桔梗 10 g
苦杏仁 8 g	板蓝根 6 g	薄荷 6 g	黄芩 6 g
射干 6 g	僵蚕 6 g	浙贝母 8 g	连翘 10 g

| 枇杷叶 6 g | 乌梅 10 g | 五味子 6 g | 银柴胡 10 g |

6 剂,水煎服

复诊:10 月 27 日复诊,服用上方咳嗽明显缓解,续服 6 天停药。

半年后患者又出现咳嗽,拿着该方去找其他医生开具同样的药,但几乎无效。咳嗽症状特点跟以前一样,考虑为变异性咳嗽,风邪为患,以祛风脱敏止咳为主进行治疗,选择过敏煎、止嗽散治疗 2 周,咳嗽得以控制。

处方:
百部 12 g	白前 15 g	陈皮 10 g	荆芥 9 g
紫菀 9 g	麦冬 6 g	杏仁 9 g	板蓝根 9 g
薄荷 6 g	射干 9 g	僵蚕 9 g	浙贝母 10 g
连翘 9 g	枇杷叶 9 g	乌梅 20 g	五味子 10 g
银柴胡 15 g			

🈯 患者咳嗽症状虽然用上方得以控制,但是根据病程特点,应该怀疑一种咳嗽变异性哮喘,与体质有关系。后期最好用大补脾肾的方剂做成药丸以图除根。有些疾病是在治疗过程中逐步得以诊断的,也可以称之为试探性治疗。每一个方剂都有各自的治疗方向,患者在使用过该方剂后会有一个预期的效果,医生可以通过该效果反应而逐步分析出更加全面的疾病信息。

《伤寒论》中也有很多试探性治疗的条文,比如第 16 条,患者经过汗法、吐法、下法治疗均不能见效,最后推测为其他疾病,并进一步观其脉证,知犯何逆,随证治之。再如第 29 条,患者自汗出,脉浮,小便数,心烦,予以桂枝汤后反而"得之便厥",出现其他变症,后用甘草干姜汤治疗以复其阳。《伤寒论》中这种一边治疗一边修正治疗方案的条文有很多,可见张仲景是从实践角度写《伤寒论》的,这种实事求是的精神是非常可贵的。

病例十八

陆某,男,12 岁,2023 年 10 月 19 日就诊。上呼吸道感染后出现咳嗽、咳痰 4 天,10 余天前出现发热,静滴抗生素后热退,随即出现咳嗽,至今已 4 天。现症状为咽痒、咳嗽、有痰,着风咳嗽,鼻塞、流涕、喷嚏,舌尖红,舌胖大,苔黄腻略滑。

诊断:咳嗽(痰热证)。

处方:
苍耳子 15 g	辛夷 8 g	葛根 15 g	麻黄 4 g
王不留行 15 g	白芍 15 g	陈皮 15 g	大黄 3 g
鱼腥草 20 g	白前 10 g	北柴胡 12 g	紫苏子 15 g
花椒 3 g	黄芩 8 g	北沙参 20 g	甘草 6 g

| 苦杏仁 10 g | 石膏 15 g | 大枣 8 g | 芦根 15 g |

6 剂,水煎服

复诊: 10 月 25 日复诊,服上方后咳嗽明显缓解,鼻塞流涕减轻,续服 6 天后咳嗽鼻塞均愈。

🈂 如今很多呼吸道感染,经过治疗后仍然存在急性期症状,而又夹杂痰热里证,故而选择表里双解之法。针对痰热症状再加清热化痰止咳对证药。刘绍武的理鼻汤也有表里双解的作用,为了更加突出其作用,合用麻杏石甘汤。小青龙汤也是表里双解的方剂,若表证未解而内合寒饮,单纯解表无济于事,单纯止咳化痰也不能对症,故而用外散风寒、内除痰饮的小青龙汤。

病例十九

崔某,女,38 岁,2023 年 11 月 21 日就诊。咳嗽 3 个月,咳嗽无痰,咽痒,无咽痛,平时焦虑、烦躁、乏力、脚凉,疲劳后出现头痛牵连眼眶症状,伴有恶心,反复出现荨麻疹。舌质暗,瘀斑,脉聚关滑数。

诊断: 咳嗽(肝郁化火伤肺)。

处方:

北柴胡 15 g	紫苏子 30 g	花椒 6 g	黄芩 12 g
北沙参 30 g	甘草 6 g	大枣 15 g	白前 10 g
荆芥 6 g	百部 10 g	乌梅 15 g	蝉蜕 10 g
桔梗 20 g	五味子 10 g	紫菀 15 g	麦冬 15 g
银柴胡 10 g	芦根 30 g	鹿衔草 20 g	

7 剂,水煎服

二诊: 11 月 29 日复诊,咳嗽减轻,效不更方,上方续服 7 天。

三诊: 12 月 7 日复诊,咳嗽完全缓解,继续调理焦虑烦躁等症。

🈂 干咳咽痒无痰,迁延日久,多属于咽部刺激性咳嗽,应选择祛风利咽治法。该患者焦虑、烦躁、头痛,脉滑有力,存在肝郁气滞病机,故而选用小柴胡汤进行解郁调气。咽部刺激症状选择过敏煎解决,效果尚好。

病例二十

徐某,男,40 岁,2023 年 11 月 26 日就诊。发热咳嗽 4 天,自行口服安瑞克、感康、氨溴索,今日体温正常,现咳嗽、无痰、咽痒、无咽痛、鼻塞、流涕、出汗、乏力、后脑疼痛。脉滑数上溢,舌质红,苔白腻厚。11 月 26 日肺 CT 示:双肺少许炎症,双肺纹理增强,双肺斑索。血常规未见明显异常。

诊断:咳嗽(痰热证)。

处方:

麻黄5 g	苦杏仁6 g	石膏15 g	甘草6 g
北沙参10 g	鱼腥草15 g	山豆根3 g	桑叶8 g
枇杷叶6 g	白茅根15 g	黄芩6 g	北柴胡10 g
半夏4 g	板蓝根6 g	藿香8 g	大黄2 g
葛根5 g	芦根10 g	白前7 g	百部6 g

5剂,水煎服

嘱停用其他药物,口服上方后所有症状基本消退,停药。

按 该患者处于上感急性期,具有比较典型的呼吸道卡他症状,选择表里双解的思路。麻杏石甘汤以解表清里,半夏、藿香化脾胃之湿,小柴胡扶正散邪,五根汤清热解毒。现在人们的体质很难见到单纯的表证或者里证,往往是内外合邪者多。因饮食肥甘厚腻、缺乏运动、正气不足、痰湿内生,外感初期即出现内外合邪的症状。治疗呼吸道感染一定要考虑到这些因素。

我在门诊往往只用中药就能解决各种各样的呼吸道感染,但是对于年龄大、基础不好的患者,还应该建议住院接受综合治疗。

病例二十一

李某,女,30岁,2023年11月28日就诊。咳嗽半月,半个月前发热、咳嗽,口服安瑞克、奥司他韦等药,发热退,咳嗽持续,咽痒咳嗽,痰不易咯出,咽部异物感,无咽痛。脉弦滑细,舌胖大,苔略黄腻。

诊断:咳嗽(风燥伤肺证)。

处方:

乌梅15 g	五味子10 g	蝉蜕10 g	银柴胡15 g
防风15 g	荆芥10 g	百部15 g	白前15 g
紫菀15 g	桔梗20 g	甘草8 g	枇杷叶15 g
桑叶15 g	苦杏仁10 g	北柴胡15 g	黄芩10 g
北沙参30 g			

5剂,水煎服

复诊:12月4日复诊,咳嗽明显减轻,效不更方,上方续服7天。后咳嗽完全治愈,停药。

按 呼吸道感染后出现咳嗽症状,根据症状特点,辨证为风燥伤肺证。选用过敏煎祛风止咳,止嗽散利气止咳。因其脉弦,合用小柴胡汤(柴胡、黄芩、沙参、甘草)。

病例二十二

孙某,女,15岁,2023年12月6日就诊。咳嗽1个月,自行口服止咳药效果欠佳。近期肺片、血常规化验未见异常。现鼻塞、流涕、咳嗽无痰,咽干、咽痒,稍有咽痛,咽部异物感。舌质暗,苔黄腻,脉沉细滑弱。

诊断:咳嗽(痰热夹杂风邪)。

处方:

苍耳子15 g	辛夷8 g	葛根15 g	陈皮20 g
大黄3 g	鱼腥草20 g	山豆根5 g	北柴胡15 g
黄芩10 g	北沙参20 g	甘草8 g	百部10 g
白前10 g	射干6 g	板蓝根6 g	苦杏仁10 g
蝉蜕6 g	麻黄6 g	乌梅15 g	五味子10 g
银柴胡10 g	防风10 g		

3剂,水煎服

二诊:12月12日复诊,咳嗽减轻,鼻塞流涕减轻,继续上方治疗6剂。

三诊:12月18日复诊,咳嗽、鼻塞流涕基本消失,停药。

按 此病例依旧使用刘绍武的理鼻汤进行加减治疗。在运用此方时,根据患者表现稍作加减。此患者的症状也是属于内外合邪,治疗时应该外解其表以开窍,内清其痰热以降火。过敏煎在急性呼吸道感染时很少使用,若迁延成慢性,且具备风邪侵袭咽部症状,则加入该方。

病例二十三

李某,男,57岁,2023年10月7日就诊。发热咽痛4天,10月4日发热,口服安瑞克后发热消失。现鼻塞,流涕,咽痛,咳嗽,有黄痰不易咳出。舌质红,苔略黄腻,脉沉伏。

诊断:咳嗽(肺热证)。

处方:

苍耳子30 g	辛夷10 g	葛根30 g	麻黄6 g
石膏30 g	王不留30 g	陈皮30 g	大黄4 g
鱼腥草30 g	白芍30 g	板蓝根15 g	白茅根30 g
藿香10 g	北柴胡20 g	姜半夏10 g	黄芩10 g
北沙参30 g	甘草10 g	玄参20 g	牛蒡子20 g
白前10 g			

5剂,水煎服

上方尽剂而愈。

按 患者表现为典型的呼吸道感染急性期症状。采用外透内清思路，也可以理解为太阳、阳明、少阳合病，兼有痰热证。选用五根汤、理鼻汤加减。

病例二十四

陶永莉,女,57岁,2023年12月14日就诊,5天前发热,口服感冒片后发热退,现咳嗽,白痰,黏稠,咽痛,口干口苦,出汗多,脉沉细短,舌质红,苔黄少津。

诊断:咳嗽(肺热证)。

处方:

葛根30 g	北沙参30 g	白茅根30 g	板蓝根10 g
大黄3 g	红花4 g	鱼腥草30 g	石膏30 g
桑白皮15 g	地骨皮10 g	枇杷叶10 g	桑叶15 g
苦杏仁10 g	西洋参10 g	白前10 g	北柴胡15 g
紫苏子30 g	黄芩10 g	甘草10 g	浙贝母15 g
			5剂,水煎服

口服上方后咳嗽基本消失。

按 呼吸道感染急性期出现的咳嗽治疗相对容易,只要辨证方向大体正确即可。可选方剂有很多,重要的是方向要正确。该患者症状为邪热伤阴证,故而应该用清肺养阴的方剂。因有咽痛症状,提示邪热未清,故而应该稍加宣散。口干口苦提示柴胡汤证,一般该类型的咳嗽均可使用六二清肺汤加减,或者使用麦门冬汤、小柴胡汤、麻杏石甘汤合方治疗;如果患者偏虚,则把麻黄换成苏叶或者桑叶。

病例二十五

陈某,男,47岁,2023年9月18日就诊。该患者6月9日在某西医院进行肺癌手术,左肺切除1/3。现乏力、怕冷、咳嗽,有黏稠白痰,爬楼后喘促,近来稍有咽痛。脉滑数,舌质暗,苔略黄腻。8月28日复查肺CT:左肺上叶术后,左侧胸腔积液,余肺多发小结节。

分析:患者肿瘤切除后出现胸腔积液,无咳嗽胸胁痛症状,不属于悬饮。患者有咳嗽、咯白痰、乏力、喘促症状,符合痰湿蕴肺证,脉滑数不虚、苔黄腻也提示湿热蕴肺证,经方中治疗肺部湿热证的方剂为泽漆汤,故以此方加减。

处方:

泽漆5 g	白前10 g	姜半夏10 g	北沙参30 g
太子参30 g	黄芩10 g	甘草10 g	桂枝6 g

石见穿 10 g	芦根 30 g	白茅根 30 g	北柴胡 15 g
浙贝母 20 g	板蓝根 10 g	鱼腥草 30 g	桑叶 15 g
陈皮 30 g	厚朴 6 g	天花粉 20 g	薏苡仁 30 g

7 剂,水煎服

因患者有咽痛症状,提示近期有呼吸道感染发生,故而加入白茅根、芦根、山豆根,以解毒清热利咽。

二诊:9 月 25 日复诊,乏力好转,无咽痛,咳嗽,有成块黄白痰,爬楼后喘促,便通畅,食欲尚可。脉滑数,舌质暗,苔略黄腻。

因其无咽痛之症,故去掉板蓝根,加五味子以补肺益气。

处方:

泽漆 6 g	白前 10 g	姜半夏 10 g	北沙参 30 g
太子参 30 g	黄芩 10 g	甘草 8 g	桂枝 6 g
石见穿 10 g	芦根 30 g	白茅根 30 g	北柴胡 15 g
浙贝母 15 g	五味子 10 g	鱼腥草 30 g	桑叶 15 g
陈皮 30 g	大黄 4 g	麦冬 15 g	薏苡仁 30 g

7 剂,水煎服

三诊:10 月 12 日复诊,口服上方后乏力明显好转,咳嗽完全缓解,爬楼后喘促减轻,偶有左侧胸胁不适,复查肺 CT 胸腔积液完全消退。手脚心烦热,出汗多,睡眠尚可。脉软滑数,舌质暗,苔略黄腻。

辅助检查:10 月 12 日肺 CT 复查:胸腔积液消失。尿酸:435 μmol/L,低密度脂蛋白:3.57 mmol/L。

患者有出汗、手足烦热症状,脉软滑数,考虑为湿热脾虚之证,予以升阳益胃汤加减以善后。

处方:

刘寄奴 6 g	北沙参 30 g	豆蔻 8 g	白术 20 g
鹿衔草 20 g	黄芪 20 g	黄连片 8 g	甘草 8 g
陈皮 15 g	茯苓 15 g	泽泻 15 g	防风 10 g
羌活 15 g	独活 4 g	北柴胡 10 g	白芍 20 g
升麻 6 g	葛根 20 g	猪苓 10 g	苦杏仁 10 g
薏苡仁 30 g			

10 剂,水煎服

后患者无明显不适,停药。

按 肿瘤后的胸腔积液,应先辨寒热之性。该患者比较符合湿热蕴肺的病机,故而选择泽漆汤进行加减。不建议使用单纯攻逐水饮的甘遂、大戟等药,采用柔和调理之方也能解决问题。

王某,女,87 岁,约为 2016 年病例。患者因腹痛 14 天、发热 10 天入院。14 天前出现上腹痛,于个体诊所接受胃药静滴治疗,但效果不佳。后转至西医院,血常规检查发现中性粒细胞比率升高,体温 38.5 ℃,白细胞计数高。予以静滴左氧氟沙星,但体温不降,上腹痛无缓解,肺 CT 检查发现双肺有少许炎症,随后继续静滴头孢哌酮舒巴坦 6 天、地塞米松 3 天。期间,体温下降至正常时腹痛减轻,体温上升时腹痛加重。住院治疗后,体温仍高,腹痛无好转,所以想试试中医治疗。

入我科室时,患者体温 38 ℃,全腹痛,下腹轻微压痛,食欲欠佳,精神萎靡。外科会诊未发现异常,腹部 X 片显示不完全肠梗阻。西医治以抗炎、补液为主,治疗 3 天后,体温在用退热栓后体温下降,精神随之好转,可以进食。但是几小时后体温仍旧升高,体温升高时腹痛加重,精神萎靡,脉沉缓无力,舌质红。

分析:该患主要症状为发热、腹痛,血象高,双肺炎,但几乎无咳嗽症状。故中药治疗不能反因肺炎便宣肺止咳。静滴抗生素无效,但患者家属还想积极治疗,故尝试中药治疗。患者年龄较大,脉无力、偏软,确定不是实证。患者体温升高呈现往来寒热规律,《伤寒论》的少阳证有寒热往来的表现,但是患者脉虚而无力。根据我跟人经验,不倾向于使用柴胡类方剂。我发现身体虚弱的患者也可能存在寒热往来的发热规律,暂且归其为"少阴往来寒热"。该患舌质虽红,但舌质色不暗,有浮红,考虑为浮热,寒邪直中少阴。当时我在住院部工作,将个人对这个病例的分析看法向上级医生汇报后,得到同意,故处方如下:

麻黄 6 g	附子 6 g	细辛 3 g	白术 6 g
干姜 3 g	甘草 6 g		

上方使用中药颗粒剂冲服一剂,第二天体温下降至 37 ℃,精神状态较前一天好转。原方继续治疗约 3 天后,体温恢复正常,腹痛完全缓解,遂出院。后来的方剂记不太清了。

按 此病例的发热症状应属于炎症发热范畴,西医检查也支持该判断。但是使用抗生素治疗效果欠佳,患者家属决定试试中医治疗。我当时在内科住院部工作,我们治疗住院患者会采取中西医结合的办法,也会给患者进行基本的西医检查和西药治疗。在住院部工作几年的经历使我具备了一定的西医临床知识。但在治疗上,我尽量多使用中药,减少静滴药物的应用,我的中医临床能力得到了很好的锻炼。在此,讲一点题外话:我在住院部工作时,主任是一个非常热心肠的前辈,他给了我很多独立思考和独立临床的机会,并且尊重我们对疾病的看法,支持后生独立处方。总而言之,在我临床之初,科室主任给了我很好的锻炼机会。

言归正传,我之所以选择麻黄附子细辛汤进行治疗,而没有选择甘温除热的小建中汤或者补中益气汤等方剂,这源自我的一点临床总结。在此之前,有一名同事呼吸道感染后出现往来寒热,使用柴胡类方剂效果不好,经过几次调整方剂后效果依旧不好,最后选择了麻黄附子细辛汤合麻杏石甘汤组合,很快治愈了患者的发热症状。所以,在治疗此患者时,我倾向于使用此方。此方搜剔少阴寒气,鼓动身体阳气以对抗病邪。如果说补中益气汤属于甘温除热法的话,那么麻黄附子细辛汤应该属于辛温除热法。使用该方一般 1～2 剂便可见效,如不见效,则说明治疗方向不对,应及时改用他法。

麻黄附子细辛汤加板蓝根、麻杏石甘汤,可以治疗很多虚弱型的急性咽炎。我们可能会对麻黄、细辛、附子治疗急性咽炎有所顾虑,怕火上浇油。其实,麻黄、细辛的辛温之性是走而不守的,可以宣散热邪。加入石膏、板蓝根后,可以将热邪宣散出去。对于身体比较好的患者,在急性咽炎时使用银翘散之类方就可以将上焦邪热宣散出去。如果自身阳气不足或者夹杂有寒邪内侵,麻黄附子细辛汤则是很好的助力之药。

病例二十七

此为 2013 年病例,患者为我一位大学同学的祖母,79 岁。双下肢静脉曲张术后一周,双肺栓塞。患者的既往史等不详。出现肺栓塞后,家属打电话询问我有没有能够治疗的办法。当时症状为:病人状态虚弱,气喘,乏力,口干舌燥,双下肢有浮肿,四肢端微有发凉,呕吐一次。西医诊断为肺栓塞后,给予一次溶栓治疗,但症状没有好转。舌质淡,苔少,近似光剥苔。同学代诊,脉象数而无力。

肺栓塞属于危重症,且患者高龄,即便积极治疗,也是凶多吉少。仅凭上述有限的病例信息,我尝试制定了一个治疗方案。危重病症的关键在于辨虚实。结合患者症状,我认为该患者属于大气欲脱证候,需要敛气固脱。参考李可老中医的经验,重用山萸肉,同时配以降气之药。手脚凉而喘,为苏子降气汤证。再者,病人光剥苔,口干舌燥,有气阴两虚的证候。最终定方如下:

百合 30 g　　　前胡 30 g　　　桂枝 20 g　　　苏子 100 g

陈皮 30 g	当归 30 g	甘草 15 g	仙鹤草 70 g
黄芩 20 g	山萸肉 70 g	桑寄生 80 g	珍珠母 45 g
知母 30 g	党参 30 g	生姜 10 片	

先用两剂,水煎后少量多次频服

仙鹤草重用能补气,且不偏寒热,比较稳妥。但是该药有止血作用,这是否与血栓治疗相违背?我认为中药作用不能单纯用西医理论来解释,应该着眼于其宏观作用,更重要的是参考前人经验。

二诊:两副药共喝四天,服药后乏力、喘促等症状均有缓解,患者可以下地活动。期间住院医生给予黄芪浓缩片,用后出现腹胀。可见,不能因为乏力就盲目用黄芪补气。因检查显示双肺大面积梗死,现气力不足症状依旧存在。故调整治疗方案,去掉原方中的百合、黄芩,加入石斛 30 g,仙鹤草加至 100 g,山萸肉减到 50 g,并加砂仁 5 g,全蝎 5 g。嘱患者多翻身运动,下肢做屈伸运动,但不能劳累。现在病人要喝凉水,此症状提示胃中虚火,不能用寒凉清热药物,故加砂仁以温化除虚热。

三诊:后来患者病情基本稳定,虚弱、喘促症状明显改善,复查超声提示患者下肢深静脉有血栓。考虑从改善患者综合体质入手,方子以当归四逆加吴茱萸、生姜为主干。最后处方:

吴茱萸 5 g	当归 30 g	鸡血藤 50 g	桂枝 20 g
石斛 30 g	川牛膝 30 g	生甘草 15 g	丝瓜络 30 g
王不留 30 g	忍冬藤 45 g	黄芪 45 g	仙鹤草 50 g
白茅根 30 g	麻黄 8 g	赤芍 20 g	细辛 15 g
生姜 5 片	枣 10 个(掰开)		

水煎后少量频服

四诊:4 月 7 日白天患者状态良好,精神较佳,决定出院。到家后的当晚,患者鼻子出血不止,建议在家用灶心土(伏龙肝)熬水温服,另用棉花烧炭止血外用,但仍旧流血不止。到医院后予以补液扩容、静滴凝血酶。化验结果显示凝血功能明显异常。当时患者手脚发凉,头晕,非常虚弱,仍予以固脱止血法治疗。

处方:

干姜 50 g	当归 50 g	蒲黄 50 g	龟板 30 g
附子 10 g	龟甲胶 20 g	代赭石 30 g	侧柏叶 30 g
山萸肉 100 g			

五诊:使用上方一剂后,出血渐渐变少。服完上方后,又处下方继续服用:此时患者脉象浮大弦,偏硬,首先要防止暴脱。

处方： 侧柏叶 50 g 蒲黄 50 g 当归 50 g 生白芍 30 g

   龟板 20 g 生甘草 20 g 干姜 15 g 仙鹤草 100 g

   生龙骨 100 g 生牡蛎 100 g 肉桂 10 g 夏枯草 30 g

   黄柏 8 g 代赭石 30 g 山萸肉 70 g

2 剂，水煎服

六诊： 水煎频服四天，患者情况迅速好转。无任何不适，与正常人基本一样。

但 4 月 10 日半夜患者又出现咳嗽，晨起身上出汗。当时以为感冒，处柴胡桂枝干姜汤，出汗解决，但连续三天半夜咳嗽、憋醒。这是内伤咳嗽，属四逆散证和瘀血证。

处方： 柴胡 20 g 枳壳 30 g 赤芍 20 g 白芍 20 g

   三棱 10 g 丹皮 15 g 桃仁 8 g 桂枝 15 g

   云苓 30 g 生地 30 g 土元 10 g 僵蚕 10 g

   当归 30 g 前胡 20 g 旋覆花 20 g（包煎）

凡半夜咳嗽都要考虑瘀血瘀滞，并且半夜咳嗽最伤人肾水津液，故加生地、当归。服用上方后，后半夜咳嗽迅速缓解。后来方中又加白及、浙贝母各 15 g，以保肺化痰，咳嗽消失。

4 月 13 日化验凝血已恢复正常，但转氨酶升高，应该属于一过性的，因为患者年龄已高，连续用静脉药物对肝脏是很大的负担，减少药量应该可以恢复。

现只留下一个方，用以治疗下肢静脉血栓：

葛根 30 g 元参 20 g 王不留行 30 g 川牛膝 30 g

双花 30 g 丝瓜络 30 g 鸡血藤 45 g 桂枝 15 g

白芍 15 g 炙甘草 15 g 当归 30 g 细辛 8 g

石斛 30 g 土元 8 g 柴胡 15 g 苏子 30 g

仙鹤草 50 g 党参 20 g 知母 20 g 黄芪 30 g

生姜 5 片 枣 10 个

上方水煎 50 分钟，开盖，一剂药吃两天，每日早晚温服。

后来患者病情稳定，停止了治疗，基本能生活自理。

按 下肢静脉血栓导致的肺栓塞在临床并不少见，该病处理不当也会危及生命。现代医学处理该病可以用新型抗凝药、静脉滤网等手段，危重者可以多科室会诊。当时患者所在的城市医疗条件有限，在危急关头决定用中药治疗。我用纯中药治疗危急重症的经验有限，当时的几个处方有很多可优化之处。中药、针灸治疗一些危重症有相当疗效,只是大部分中医慢慢淡出了该领域。中医手段治疗危重症,最终也是辨证论治,抓住主要矛盾,果断决定治疗方向,这对医生的要求更高。

该患者肺栓塞后表现为虚象,大气欲脱之证,故而采用补气固脱方。重用山萸肉,抓住患者喘而脚凉的症状,用苏子降气汤,而并没有使用活血祛瘀药。当时我认为使用活血祛瘀药不能解决患者的主要矛盾,首先要解决的是喘脱问题。

患者在使用抗凝、溶栓西药后出现出血现象,我仍然选择固脱止血的思路。患者高龄,经过血栓、溶栓、出血、止血等关卡,竟然挺过来了,可见其平时身体素质应该很好。通过该病例,提醒大家重视固脱法的运用。

病例二十八

张某,女,75 岁,2024 年 6 月病例。周身乏力,活动后胸闷心慌 1 个月,易出汗。近一个月家属反应该患者讲话无力,稍活动即喘促、心悸、乏力,不能胜任一般家务劳动。无胸痛,口干口苦,夜尿多,饮食正常。近一个月消瘦 7 斤,双下肢轻度浮肿,舌质红,苔少津,脉滑数。心率约 100 次/分。现自行口服倍他乐克 25 mg,每日两次。

分析:患者 1 个月前去骨科住院,膝关节注射玻璃酸钠以治疗关节疼痛,进行血常规、生化化验,未见明显异常。患者近来出现的症状怀疑心衰所致,但又没有明显导致心衰的诱因,且患者心脏基础尚可,心衰的诊断应该不准确。第二怀疑的是患者的冠脉缺血症状,但是其表现也非典型的冠心病发作症状。另外,患者脉数、出汗、消瘦符合甲亢的表现。想要从西医上明确其胸闷乏力原因,仍需要系统全面的检查。

患者表现符合气阴两虚的症状,症状表现在心肺,先予以调心汤一试。

处方:
百合 30 g	乌药 10 g	丹参 30 g	郁金 15 g
五味子 10 g	牡蛎 30 g	麦冬 15 g	生石膏 40 g
沙参 30 g	柴胡 15 g	苏子 30 g	黄芩 10 g
党参 30 g	甘草 8 g	赤芍 15 g	桑寄生 30 g
大枣 7 个(掰开)			

7 剂,水煎服

患者服用上方 4 剂后,胸闷乏力症状略好转,但是活动后仍出现喘促。建议到医院进行相关检查。

辅助检查:甲功:正常。血压:150/95 mmHg。心电图:ST-T 改变,胸前导联 ST 略压低,提示窦性心动过速,心率 105 次/分。肺 CT:未见炎症,提示慢性肺气肿。凝血检测:D 二聚体升高几十倍,具体数值未记录。进一步检查双下肢血管超声,发作左下肢静脉血栓。血常规、生化、尿检未见异常。

此时怀疑肺栓塞可能,但是患者目前不想检查肺动脉,想保守治疗观察变化。与患者交代病情后,予以利伐沙班 20 mg 日一次口服,奥美拉唑 40 mg,每日一次,口服。但是患者在服药时,每天只服用利伐沙班 10 mg。

二诊:首次处方继续服用完毕,此时患者的胸闷乏力症状已经明显缓解,走路后稍有喘促,出汗明显减少,口干明显缓解。舌质淡红,苔薄白,脉滑数。结合西医检查和我以前治疗血栓的经验,打算进行透热通脉法治疗,选用刘绍武的理心通脉方加减。

处方:

葛根 30 g	玄参 30 g	王不留 30 g	花椒 5 g
牛膝 15 g	双花 30 g	鸡血藤 30 g	柴胡 15 g
苏子 30 g	黄芩 10 g	党参 30 g	甘草 8 g
赤芍 15 g	桂枝 8 g	大黄 5 g	当归 15 g
川木通 4 g	细辛 3 g		

7 剂,开盖熬 50 分钟以上

含有细辛的方剂应该开盖熬 50 分钟以上,以免产生中毒反应。曾见过熬制细辛不当而出现头晕呕吐者,如法熬制后不良反应消失。

三诊:上方服完,患者乏力明显好转,行走一小时也没有明显喘促,能胜任一般的家务劳动。双下肢稍有浮肿,患者脉滑稍数,脉率 75 次/分。上方减去花椒、细辛、木通,加茅根 30 g、丝瓜络 10 g、丹参 30 g、郁金 15 g、夏枯草 15 g,续服 7 剂。

四诊:患者胸闷乏力症状进一步缓解,双下肢略有浮肿,饮食、二便正常,舌质淡红,苔薄黄腻,脉已不数。

患者现主要症状已明显缓解,考虑使用益气养心以善后,调心汤加减。

处方:

百合 30 g	乌药 10 g	丹参 30 g	郁金 15 g
五味子 10 g	牡蛎 30 g	赤芍 15 g	当归 10 g
麦冬 15 g	柴胡 18 g	苏子 30 g	黄芩 10 g
沙参 50 g	茅根 30 g	丝瓜络 10 g	双花 30 g
车前子 15 g	葛根 30 g	大枣 5 个	

10 剂,水煎服

五诊:口服上方后,患者已无明显不适,体力很好。每天步行 1 小时逛早市,适当进行家务劳动皆无明显不适。建议患者复查双下肢超声,患者不想再复查。

六诊:患者几无明显不适,静息状态下脉搏 65 次/分,血压 120/80 mmHg。舌质红,苔薄腻,脉滑不虚。

西药方案:嘱停服利伐沙班、奥美拉唑,加阿司匹林肠溶片隔日一次口服以防止血栓形成;富马酸比索洛尔 5 mg 日一次口服以控制心率。

中药方案:下方口服 10 剂后停药。

百合 30 g	乌药 10 g	丹参 30 g	郁金 10 g
五味子 10 g	牡蛎 30 g	赤芍 15 g	当归 15 g
麦冬 15 g	柴胡 15 g	苏子 30 g	黄芩 10 g
沙参 30 g	茅根 30 g	丝瓜络 10 g	鬼箭羽 15 g
葛根 20 g	陈皮 20 g	大枣 5 个(掰开)	

病例二十九

何某,女,58 岁,2022 年 11 月就诊。咳嗽胸闷 1 年,咳出白痰,痰黏且稀夹杂,晨起咳痰量较多,着凉风后咳嗽加重,自觉喉中有痰鸣音。舌质淡,苔白厚,脉弦滑有力。

诊断:咳嗽(风痰袭肺证)。

分析:该患者咳嗽符合风邪咳嗽的性质,双肺听诊可闻及干啰音及少量哮鸣音。依据现症状及查体,可以初步诊断为咳嗽变异性哮喘。患者症状有寒饮证,脉象有郁热之象,故采用宣肺化痰清热法,采用射干麻黄汤加减。

处方:

前胡 30 g	蜜款冬花 20 g	麻黄 12 g	厚朴 15 g
射干 12 g	五味子 12 g	细辛 6 g	干姜 6 g
蜜紫菀 20 g	姜半夏 12 g	大枣 10 g	石膏 30 g
葛根 30 g	桂枝 12 g	白芍 10 g	黄芩 10 g

中药颗粒,8 剂,冲服

复诊:一个月后复诊,服用上方咳嗽减轻,因其他原因中断治疗,现症状如前。后以下方治疗 20 余剂,咳嗽咳痰治愈,随访几个月未复发。

处方:

前胡 12 g	冬花 10 g	沙参 10 g	大黄 5 g
杏仁 9 g	麻黄 4 g	芥子 8 g	苏子 10 g
莱菔子 15 g	射干 12 g	五味子 12 g	细辛 5 g
干姜 6 g	紫菀 12 g	半夏 12 g	大枣 10 个

石膏 30 g	白芍 10 g	黄芩 10 g	枇杷叶 12 g
地龙 10 g	白果 5 g		

按 此患者的咳嗽为哮喘的前兆,病机当重视痰与寒。整体治疗方案以射干麻黄汤为主,另外患者的表现夹杂热象,故而有时加入清热药。

哮喘并非不治之症,此病的治疗首在驱邪,祛除痰饮之邪是很关键的。另外,用虫类药祛除风邪以解除痉挛,稳定期则扶正健脾补肾,结合患者的体质差异进行个体化治疗,一般都能有效果。

二、心系疾病

病例一

马某,女,67 岁,2023 年 4 月 6 日就诊。3 个月前新冠病毒感染住院,在院期间发现房颤、心衰,经住院治疗后未见明显好转,建议到上级医院就诊。患者经过朋友介绍来我门诊治疗。

症状:喘促,心悸,胸闷,乏力明显,活动后症状加重,睡眠欠佳,晚间睡眠 4 小时左右,口干,口苦,小便频,易出汗。脉促(沉短弱数,律不齐),舌质暗,苔白腻。

分析:房颤伴有心衰症状者一般建议复律。患者住院治疗后未能复律,建议到上级医院进行射频消融治疗,但患者未同意。该患者心悸、气促、乏力,脉虚不齐,心气虚为本。治疗首先应该补益心气,养心安神。中医治疗心动悸的名方是炙甘草汤,但是由于我的运用经验不足,为求稳起见,先以刘绍武的调心汤加减治疗。

处方:
百合 30 g	乌药 10 g	丹参 30 g	郁金 10 g
五味子 15 g	牡蛎 30 g	瓜蒌 20 g	香附 10 g
炒枣仁 10 g	前胡 15 g	北柴胡 8 g	炒苏子 30 g
花椒 5 g	炙甘草 5 g	黄芩 10 g	太子参 30 g
牡丹皮 15 g	麦冬 20 g	川芎 15 g	赤芍 15 g
茯神 30 g	知母 15 g	陈皮 20 g	

7 剂,水煎服

复诊:心悸乏力等症减轻,睡眠好转,继续上方治疗。

以上方为基础,偶有加减,治疗 2 个月,患者整体症状明显好转。到市医院复查各项心脏指标,均有明显改善,患者停药。当时工作过于繁忙,未能记载患者的各项检查以作比较。

按 再谈一谈炙甘草汤。炙甘草汤中甘草用量较平常方剂略多,对于有心衰症状的患者是有一定风险的。炙甘草可能导致水钠潴留,增加心脏负荷,加重心衰症状。另外,长期服用炙甘草可能导致低钾血症,造成离子紊乱,加重心律失常。所以,使用甘草时要考虑到这些不利的作用。

炙甘草汤有一定的适应证,但是张仲景对炙甘草汤方证的记载太简略,多数在传抄过程中丢失了。因炙甘草汤的症状描述太简单,我们不太容易摸索其适用指征。不要一见到心动悸、脉结代就使用该方,伴有心衰症状者应该慎重该方。

另外,该方要求煎药时兑入白酒,但不知是指黄酒还是白酒。有些医生认为加入白酒后效果能明显提升,此观点值得采纳。

鉴于以上考虑,本方中炙甘草只使用5 g。本方借鉴了魏执真老中医治疗心律失常的经验。她治疗快速性心律失常均加赤芍、丹皮,同时使用太子参、五味子、麦冬益气补心,川芎、丹参活血通脉,佛手、香附芳香行气。魏老师是从临床实践中总结出的一系列方剂,独树一帜,值得学习。

凡心脏疾患,特别是心衰,均应该从补肾的角度进行治疗。心肾互根,补肾培根很重要,该方在后期的加减中还用到了肉苁蓉、巴戟天、砂仁等。该方中有一味前胡,值得注意。前胡宣散上焦湿邪,开窍。《千金方》中有治疗胸痹的前胡汤加减方,可作参考。后期我将刘绍武的调心汤改造为前胡调心汤,临床效果比较满意。

病例二

谭某,女,55岁,约2011年冬天就诊病例。胸闷发作时出汗多,平时乏力,劳累后胸闷发作频繁,发作时含服硝酸甘油则可缓解。几乎每天均有胸闷症状发作,在西医院诊断为冠心病,口服对症药物效果欠佳。脉象沉而有力,舌暗红,胖大舌,苔腻。

诊断: 胸痹(痰浊瘀滞,气滞血瘀型)。

处方:

桑寄生70 g	山萸肉45 g	百合30 g	丹参30 g
郁金15 g	乌药15 g	牡蛎30 g	五味子20 g
瓜蒌30 g	前胡30 g	苏子30 g	花椒10 g
大黄10 g	桂枝15 g	党参30 g	黄芩15 g
赤芍30 g	陈皮30 g	枣10个(掰开)	

水煎服

服药5天后,患者将西药停掉。10天后,患者感觉病情好转,继续服用上方,并加甘草10 g。

服药期间,胸闷症状没有发作,但患者告知有胃脘部痞闷感,遂使用千金前胡汤加减:

处方: 前胡30 g　半夏15 g　黄芩12 g　党参30 g
　　　　甘草10 g　防风15 g　杏仁10 g　吴茱萸8 g
　　　　大黄8 g　麦冬30 g　当归20 g　瓜蒌30 g
　　　　厚朴10 g　枳壳15 g　陈皮30 g　沙参45 g
　　　　五味子20 g　夏枯草30 g　白芍30 g　肉桂5 g
　　　　生姜8片

上方服用20天后,患者反馈效果良好,无不适感。后将方中加柴胡15 g,枳壳、夏枯草改成15 g,沙参改成70 g,加生晒参10 g。

患者服用前胡调心汤加减方约2个月,病情得到很大改善,胸闷憋气症状几乎不发作,短期随访未复发。

按 该患者是典型的冠心病心绞痛表现,因其经济条件有限,未能进一步进行冠脉造影及支架治疗。我最早使用《金匮要略》中的瓜蒌薤白剂治疗冠心病,该类方剂对于心阳虚、痰湿重者效果好,但对于气滞痰瘀、肝郁化火者效果欠佳。后来学习到刘绍武的调心汤,认识到冠心病需要整体协调治疗才能效果稳定。初步试用于临床效果良好,后来结合其他医家经验而对其进行微调,效果更加稳定。

冠心病发作时既有瘀血痹阻的实证表现,又有大汗乏力的喘脱证候,符合内闭外脱的表现,故而加入山萸肉以固脱。山茱萸、五味子均有补益心气之效,且山萸肉兼具条畅气血之效,故而加入此药。近贤张锡纯对山萸肉研究很透,李可老中医参考张锡纯的经验将山萸肉加入破格救心汤,大家应该认真学习此部分内容。

在研究生期间,我跟随导师整理龙江医派各医家的经验,其中崔振儒老中医善用桑寄生治疗冠心病。我认识到桑寄生有条畅血脉的功效,故而将桑寄生加入治疗方剂中。从五行的角度来看,桑寄生大补木气,具条畅之性,而心脏血管正常的收缩舒张之弹性也属于木性。然而,仅从五行的角度对中药进行解释,容易形成空谈,最终还要落实到实践中去。

关于前胡一药,大家可以参阅前胡调心汤的相关内容,此外不再赘述。夏枯草有攻坚散结之效,可以疏散肝火。肝火旺盛与交感神经兴奋相关,交感神经兴奋则冠脉血管痉挛,心肌耗氧量相对增加,从而诱发心绞痛。因此,撤肝火也在间接治疗冠心病。中医有痰湿型胸痹、风寒入络型胸痹,也有风火型胸痹,夏枯草就适合于风火入络型胸痹。我在此方中加入防风也是出于此意,因为风邪、火邪也会导致胸痹。

此方效果尚好,短期随访未见复发,但是冠心病最好每年都进行一段时间的治疗,不要因为无症状而忽视此病。我在治疗冠心病时用的一系列方剂在控制症状和改善患者生活质量方面有很好的效果,但是对冠脉狭窄的改善程度还没有清晰的认识。现代医学认为冠脉造影是评估冠脉的"金标准",但没有数据支持,就很难有说服力。我计划与西医同道合作一个课题研究,看看中医方剂对冠脉狭窄的改善程度。

随着我西医知识的不断完善,我认识到冠脉造影并不能作为所有冠心病的诊断标准。有一种 X 型冠心病,即冠脉造影未发现大血管异常,但患者会出现心绞痛症状,甚至出现小面积心肌梗死,心肌酶化验有动态演变。西医认为这种冠心病为微血管供血不足,因其血管太细,冠脉 CTA或者造影均不能直观地看出其病变。其治疗方案同普通的冠心病一样。

▌ 病例三

高某,女,36 岁,2022 年 9 月 6 日就诊。主诉心慌乏力 1 年,睡眠多梦,情绪急躁、焦虑,口干、口苦,头晕昏沉。舌苔白腻,脉沉软略虚。

分析:该患者表现为典型的心脾两虚、心神不安症状。因其脉虚,故选择养心安神的归脾汤、桂枝甘草龙骨牡蛎汤、生脉饮进行加减。

处方:

五味子 12 g	麦冬 10 g	党参 20 g	北柴胡 12 g
清夏 6 g	黄芩 10 g	炙草 6 g	大枣 5 个
茯苓 20 g	白术 10 g	龙骨 20 g	牡蛎 30 g
桂枝 6 g	黄芪 20 g	酸枣仁 10 g	陈皮 6 g

10 剂,水煎服

服用上方后,虽有效果,但不是特别满意。遂更方,采用升阳补气法,以桂枝加葛根汤、苓桂术甘汤加减。

处方:

葛根 30 g	桂枝 12 g	白芍 12 g	赤芍 10 g
炙草 6 g	木瓜 10 g	党参 20 g	白术 20 g
黄芪 30 g	细辛 3 g		

10 剂,水煎服

上方服尽后,各种症状均明显缓解,效果较首方明显增强,无明显不适,遂停药。

按 根据该患者的症状群,辨证为心脾两虚、心神不安型心悸并无不妥,治疗上采用归脾汤、桂枝甘草龙骨牡蛎汤也讲得通,但是实践效果一般。复诊处方果断采用升阳补气法,以桂枝加葛根汤加减,效果明显提升。患者心悸乏力改善,睡眠好转。可见桂枝加葛根汤抓住了患者的主要矛盾,即阳气不升。阳气不升者多乏力困倦,夜间睡眠欠佳,因其开合不利也。桂枝加葛根汤解决了患者阳气不升的问题,故而其他症状随之而解。

病例四

李某,女,69岁,2014年病例。阵发心悸,伴呼吸困难,胸闷喘促,胃中烧灼感,口舌干燥,不欲饮。舌质红,苔水滑,脉象弦数有力,上溢脉,左小于右。

诊断: 心悸(为肝郁化火型)。

处方:

桑寄生 70 g	山萸肉 45 g	夏枯草 30 g	百合 30 g
丹参 30 g	郁金 15 g	乌药 15 g	生牡蛎 30 g
五味子 20 g	瓜蒌 45 g	前胡 30 g	苏子 30 g
当归 30 g	川椒 10 g	大黄 10 g	桂枝 10 g
浙贝母 15 g	党参 30 g	甘草 15 g	黄芩 15 g
枣 10 个			

5剂,水煎服

药后胸闷心悸发作明显缓解,脉变柔和。用千金前胡汤善后。

处方:

前胡 30 g	半夏 20 g	黄芩 15 g	党参 30 g
生草 15 g	当归 30 g	麦冬 30 g	防风 15 g
杏仁 10 g	吴茱萸 10 g	大黄 8 g	沙参 70 g
云苓 50 g	桂枝 30 g	五味子 30 g	夏枯草 30 g

服上方10天后,胸闷、心悸、气短等症状消失。继续使用该方10天后停药。

按 这是我多年前治疗的病例,因当时没有系统的病历书写训练,导致很多信息记载欠详细。根据其症状表现,诊断方向是冠心病,症状表现为心悸、胸闷,其实是一种心绞痛症状。脉弦数有力,我认为其为风火型心绞痛。以调心汤为主方进行治疗。方中有些药用量偏大,且有些药可以删减。

《千金方》胸痹篇中的前胡汤,当代医家刘志杰很重视该方。我从实践中对前胡进行探索,疗效确切。前胡开胸利气之功强于柴胡,凡是舌苔厚腻、痰湿阻滞之胸痹,皆可重用前胡。然前胡不具备柴胡的退热功效。

在治疗呼吸道感染类疾病的过程中,柴胡仍是主力。希望增强止咳祛痰作用者,可在柴胡剂基础上加前胡。

宋某,女,70多岁,2011年病例。冠心病10余年,现双下肢浮肿,颜面浮肿,气喘,动则乏力憋闷,口干舌燥,微有头痛头晕。舌苔白厚腻,脉弦滑上冲,鼓指有力,沉按有力,左右同形。

诊断:胸痹(水饮郁胸、肝阳上亢)。

处方: 汉防己20 g 生石膏60 g 云苓30 g 桂枝20 g
党参20 g 芒硝8 g 冲 枳壳20 g 杏仁10 g
大黄5 g 夏枯草20 g

水煎服10天

药后腹泻,遂将芒硝去掉,继续服用。药后患者浮肿症状消退,活动后喘促、憋闷、乏力症状明显减轻,继续服用5天停药。

按 木防己汤用于治疗膈间支饮、喘满、心下痞坚、面色黧黑、脉沉紧。其症状描述颇似心衰症状,与该患者症状非常相符。该患者有喘憋乏力症状,伴肢体浮肿、颜面部浮肿,水饮郁于上,属于心衰伴容量负荷过重。患者不想去西医院进一步确诊,故而根据其症状,口服中药一试。

该方效果尚好,但是没有进行后续治疗。我在老家接诊的好多患者都是在解除症状后停药,很少有坚持巩固治疗的。该患者后期最好用调心汤巩固疗效。

心衰有多重表现,此例患者容量负荷过重,口服利尿剂应该就有效。我们使用中药也是此道理,但是西药利尿往往会导致电解质失衡,需要随时监测。中药利水则比较柔和,安全系数相对高,且组方中考虑到了五脏和气血津液的相互协调,稳定度高。木防己汤中,防己清除胸膈水饮;茯苓、桂枝温阳降逆,防止水饮上冲;石膏清胸膈郁热,心衰之后肺循环瘀血,部分患者会产生肺热症状,石膏可清肺热;夏枯草也有散郁热的作用,我经常用其治疗风火型胸痹。

尹某,男,60岁,2014年病例。该患者形体肥胖,胸闷、心慌1年,加重2天,动则气喘、乏力。患者白天犯困,夜间睡眠鼾声重,口干、口苦。脉象上溢,沉按有力,大小不均,脉率不齐,属于促脉。舌质暗红,舌苔白腻。

辅助检查:心电图示:窦性心动过速,频发室性早搏,电轴左偏,ST-T

改变。今日血压:160/90 mmHg。

既往史:高血压史 30 年,最高达 160/110 mmHg。

中医诊断:胸痹,(肝阳上亢、痰瘀阻络型)。

处方:刘绍武调心汤加夏枯草 20 g,桑寄生 30 g,当归 10 g,川芎 10 g,自备三七粉 10 g 送服。

服药后感觉胸闷明显减轻,血压正常。

当时此病例记载不够详细,且患者在症状减轻后不再继续服药。

按 该患者是我多年前治疗的一个病人,形体肥胖,走路气喘。从患者症状看,属于冠心病心律失常范畴。室性早搏达到一定数量也会出现心衰症状,该患者的冠脉一定存在严重问题。如果出现心肌梗死,推测其发生恶性心律失常的概率很大。

患者到社区医院就诊时,医生建议住院,患者未同意。我对其病进行一番解释后,患者坚持想试试中药效果。该患者病位在心,出现脉率不齐、脉力度大小不一。刘绍武将这种脉象归为涩脉范畴,因其脉快,也可以归于促脉范畴,代表心脏功能衰退。选择调神、调心方,加当归、川芎、三七、桑寄生以利血脉;夏枯草疏散心包郁热。我认为其含有风火型冠心病的病机。

该患者的治疗过程很顺利,但遗憾的是见效后该患者不能坚持治疗,导致治疗中断。在该患者的治疗过程中未使用西药进行抗血小板、调脂、扩冠等治疗,证实了中药对于该病的确切疗效,但对长期的疗效不能得知。根据刘绍武的经验,治疗冠心病心绞痛应该坚持服药到半年以上,这样才能达到治愈的效果。

病例七

刘某,60 岁,约 2019 年病例。冠心病 10 余年,经常于夜间憋醒,胸中闷胀,呼吸困难,胃脘堵闷,四支发凉,夜尿多,大便不成形。脉缓滑,沉按无力。

此辨证为脾肾阳虚、水湿上泛阻滞胸阳型胸痹。病痰饮者当以温药和之,采用温氏奔豚汤加减。

处方:

山药 30 g	党参 20 g	砂仁 5 g	沉香 5 g
肉桂 10 g	川牛膝 10 g	附子 5 g	云苓 30 g
泽泻 20 g	吴茱萸 10 g	山萸肉 30 g	

4 剂,水煎服

上方疗效良好,但患者未再要求继续治疗。

🅑 我在本科学习期间阅读李可的经验专辑,学习到很多知识。温氏奔豚汤即是从该书学得,该方主治一切脾肾虚寒、水饮上泛之证,凡需要温药和之之法,均要想到该方。阳虚会导致气血运行不畅,出现瘀血之象,此时瘀血是标,阳虚是本。不要见到瘀血之冠心病就派上桃红四物汤,还要考虑到更深一层的病机。

病例八

赵某,女,55 岁,2022 年 1 月 11 日就诊。右胁肋胀痛 1 个月,伴阵发出汗,睡眠欠佳,易醒,心悸有惊恐感。舌淡,脉沉细弱。肝功能及超声正常。

处方: 巴戟天 10 g　　淫羊藿 20 g　　仙茅 10 g　　黄柏 6 g
　　　　牡蛎 30 g　　　龙骨 30 g　　　柴胡 6 g　　　前胡 10 g
　　　　陈皮 24 g　　　大黄 3 g　　　白芍 10 g　　　茯苓 10 g
　　　　党参 10 g　　　甘草 3 g　　　黄芩 10 g　　　莪术 10 g
　　　　木香 6 g

7 剂,水煎服

2022 年 1 月 24 日患者复诊,服上方后,睡眠改善,心悸出汗减轻,胁痛症状无变化。予以理气化瘀法治疗。方用四逆散、失笑散加减。

处方: 前胡 20 g　　枳壳 6 g　　　桔梗 20 g　　白芍 20 g
　　　　大黄 3 g　　　陈皮 18 g　　莪术 10 g　　三棱 10 g
　　　　五灵脂 10 g　蒲黄 6 g　　　乌药 10 g　　柴胡 6 g
　　　　金钱草 45 g

7 剂,水煎服

服用上方后患者胁痛症状消失,停药。

🅑 该患者的失眠、出汗、惊悸症状为肝肾亏虚、心神不安之象,为更年期常见综合征。且其脉偏细弱,故而首方选用二仙汤加减。首方对解决患者神经症状有效,但是对于胁痛效果不好。患者虽然肝功及超声未见阳性指标,但是我认为肝胆疏泄不畅的病机仍然存在,故而复诊处方着重理气除郁,加金钱草利胆,效果尚好。

病例九

彭某,男,42 岁 2020 年就诊,主诉心前区压榨感半个月,无心前区疼痛,不影响活动,压榨感呈持续性。睡眠欠佳,多梦,颈项部酸痛僵硬感,情绪急躁。舌质红,苔略黄腻,脉沉上溢数。

分析:该患者的症状颇似心脏疾患,但是没有发作性特点。其人有失眠多梦、性情急躁、脉数特点,存在肝郁化火的病机,考虑为肝着之证。处方仍然选择调心汤加浙贝母解郁,丝瓜络畅肝络。

处方: 百合 30 g　　　乌药 10 g　　　丹参 20 g　　　首乌藤 30 g

　　　　郁金 10 g　　　牡蛎 30 g　　　五味子 6 g　　　瓜蒌 20 g

　　　　薤白 15 g　　　前胡 20 g　　　苏子 20 g　　　花椒 6 g

　　　　黄芩 10 g　　　北沙参 30 g　　炙草 8 g　　　陈皮 30 g

　　　　大黄 5 g　　　丝瓜络 10 g　　浙贝母 15 g　　北柴胡 15 g

5 剂,水煎服。

复诊:患者上述症状缓解,效不更方,上方续服 5 剂。后患者心前区压榨感消失,停药。

按 此患者有心前区压榨感,首先考虑冠心病,但是症状特点不能完全符合。虽如此,也不能完全排除冠心病可能,所以我在处方时仍以调心汤为基础进行治疗。调心汤本身具有疏肝安神之效,所以稍加通络之品以治该病,整体效果尚可。通过整个过程来综合分析,该患者应确诊为肝着之证。因冠心病的疗程要长,很多时候试探性的治疗也是为了更准确地诊断。边治、边观察、边修改治疗方案,这种临床技巧在《伤寒论》中很常见。很多病的诊断过程是曲折的,需要摸索,而非三指摸脉便能定乾坤的一厢情愿。

病例十

于某,女,57 岁,2022 年 5 月 26 日就诊。主诉 3 个月前出现发作性心前区憋闷、心慌,无胸痛,每次持续半小时,缓解后无不适症状。大便通畅,睡眠可,无腰痛腰凉等症。脉聚关上溢,偏弱。脉律不齐,淡红舌,薄苔。

诊断:胸痹(心气不足,气血不畅)。

分析:患者症状表现符合冠脉缺血的特点。限于我院条件,无法进一步检查冠脉,故而根据中医辨证先治疗观察。胸痹之证的关键症状一是胸痛,二是胸闷。其关键病机是胸阳不足,阴邪上犯。该患者脉虚且不齐,无明显热象,故而选择瓜蒌薤白剂和前胡调心汤加减治疗。

处方: 百合 20 g　　　乌药 10 g　　　丹参 20 g　　　郁金 10 g

　　　　瓜蒌 15 g　　　薤白 10 g　　　桂枝 6 g　　　牡蛎 30 g

　　　　前胡 30 g　　　清夏 6 g　　　黄芩 10 g　　　陈皮 12 g

大黄 3 g　　　炒枳壳 6 g　　　大枣 5 个　　　甘草 6 g

党参 10 g

7 剂,水煎服

患者复诊时上述症状均减轻,有胃脘部不适症状,故而减去瓜蒌、薤白,增加石菖蒲、珍珠母,续服 10 剂。胸闷心悸几乎无发作,停药观察。

患者平素胃弱,使用瓜蒌、薤白时应该注意,服药后可能会有胃脘部不适症状,去掉之后则立刻改善,这是我个人的临床体会。

病例十一

姜某,女,76 岁,2022 年 5 月就诊。活动后胸前区隐痛 1 周,休息后减轻。既往经常出现眩晕症状,脉上溢弦滑,舌质暗红,苔略腻。

既往史:脑梗死 3 年,左侧肢体无力。糖尿病 10 年,血糖控制欠佳,空腹血糖 8.0 mmol/L。

辅助检查:心电电轴左偏,窦性心律,V1～6 导联 ST 段压低,T 波低平。

分析:该患者症状符合冠心病特点,且有糖尿病病史,脑梗死病史,所以该患者冠脉出现粥样硬化的可能性极大,心电图也支持该诊断。

诊断方向确定后,我们来看患者的体质特点:经常眩晕、脉弦滑上溢,提示肝火偏旺,符合风火型胸痹的特点。方剂选择前胡调心汤加夏枯草、龙胆草、白芍。

处方:　百合 30 g　　　乌药 10 g　　　丹参 30 g　　　郁金 10 g

五味子 6 g　　　牡蛎 30 g　　　龙胆草 6 g　　　夏枯草 10 g

前胡 10 g　　　北柴胡 6 g　　　清半夏 6 g　　　黄芩 10 g

党参 20 g　　　炙草 3 g　　　陈皮 6 g　　　大黄 3 g

白芍 10 g　　　大枣 10 个

中药颗粒,10 剂,冲服。

二诊:胸部隐痛减轻,最近略有夜尿频症状。上方减大枣加桑螵蛸 10 g,益智仁 10 g,续服 10 剂。

三诊:发作性胸闷、隐痛症状进一步缓解,最近出现盗汗症状,头部汗多。首方加山萸肉 30 g,桑叶 30 g,续服 10 剂。

按 胸痹治疗的常规知识不再赘述。此患者治疗过程中出现盗汗、头部汗多,为肝郁化火之象。肝火上冲,热量郁于上,故而出现头部汗多,故而加桑叶,该药既能散邪,又能敛汗。山萸肉能敛肝、补肝,还能治疗肝肾下虚、尿频,故而以此代替桑螵蛸、益智仁。肝火上冲于上,则虚于下,其头部出汗、夜尿频其实也是患者病症的一种体现。我不知道是否有人提出过风火型胸痹的概念,但是在临床中很多患者符合肝郁化火、生风痹阻心脉的特点,故而加入夏枯草、龙胆草以清泻肝火。

病例十二

华某,男,57 岁,2023 年 12 月 14 日就诊。主诉发作性心前区疼痛 20 年,每次发作持续十几秒,伴心慌。西医院诊断为冠心病,患者当时拒绝支架治疗,一直口服西药,但心绞痛症状仍频繁发作,睡眠欠佳,每晚睡眠约 5 小时,伴怕热、出汗、口干,舌质暗红,苔白干燥,脉沉伏有力。

既往史:高血压 20 年,口服降压药,血压控制尚可。

分析:患者心绞痛症状典型,存在心肺阴虚、肝郁化火、气滞血瘀三种病机。方以调心汤加夏枯草清泄肝火,桑寄生疏通血脉,鹿衔草补心止汗。

处方:

百合 30 g	乌药 12 g	丹参 30 g	郁金 10 g
五味子 10 g	石决明 30 g	桑寄生 20 g	北柴胡 15 g
紫苏子 20 g	花椒 3 g	黄芩 10 g	党参 20 g
夏枯草 20 g	陈皮 20 g	大黄 8 g	白芍 20 g
甘草 6 g	鹿衔草 10 g		

中药颗粒,12 剂,冲服

二诊:12 月 27 日复诊,服用上方后整体症状如前。为增强化瘀通痹的力量,增加川芎、前胡;增加石膏、北沙参、知母以清燥热养阴;增加首乌藤以安神助睡眠。嘱患者自行煎煮草药。

处方:

百合 30 g	乌药 6 g	丹参 30 g	郁金 15 g
五味子 8 g	首乌藤 30 g	瓜蒌 20 g	薤白 10 g
牡蛎 30 g	前胡 20 g	北柴胡 15 g	石膏 30 g
知母 10 g	紫苏子 30 g	黄芩 10 g	北沙参 30 g
甘草 6 g	陈皮 30 g	大黄 5 g	白芍 30 g
川芎 15 g			

10 剂,水煎服

三诊:2024 年 1 月 8 日复诊,心绞痛发作次数减少,疼痛程度略减轻,睡眠略好转。效不更方,上方续服 10 剂。

患者服药至 30 剂以上时,心绞痛症状明显缓解,有时轻微发作,睡眠好转。因该患者家在外地,不能坚持服药,遂中断治疗。一般冠心病心绞痛至少服药 3 个月才能有稳定的效果,最好坚持服药 6 个月,此后每年都服药 2 个月,这样能有更好的效果。

我一个初中同学的父亲,心肌梗死后未行支架治疗,也没有坚持西药抗血小板及调脂方案,心绞痛发作很频繁。我对其进行中药治疗1个月后效果非常明显。此后,他每年都进行中药治疗一段时间,其间未用西药,病情一直稳定。从理论上讲,这个患者的病情是很危险的,应该进行严格的抗血小板及调脂治疗,然后择期口服中药。但此患者依从性差,只在有症状时口服一段时间中药。

有些冠脉狭窄严重的冠心病心绞痛患者,口服中药治疗时见效很缓慢,往往在一个月后才有明显的效果。因此,在治疗时不要因为短期无效而频繁改方,乱了章法。医生要做到心中有数才行,告诉患者做好心理准备,坚持服药。想要做到心中有底,必须对自己的方剂效果非常熟悉,对患者的病情掌握透彻,辨证方向正确。

我本人并未进行纯中药治疗改善患者冠脉狭窄程度的研究,无确切的数据进行比较。我目前观察到以前胡调心汤为主的方剂在改善患者症状、提升患者生活质量方面有确切疗效,患者往往也是满意于整体症状的改善。

下一步计划进行此项研究,力求从数据上证明中药对冠脉狭窄的治疗效果。但是搜集这些数据很难,因为造影提示严重狭窄的冠脉往往直接进行支架治疗,而拒绝支架的患者也不愿再进行造影检查。

▌病例十三

关某,男,54岁,2023年10月11日就诊。患者形体肥胖,半年前因心肌梗死行冠脉支架术。在我门诊处进行相关复查时,了解到患者睡眠鼾声重,经常在睡眠中憋醒,白天鼻塞明显,口干口苦。西医院呼吸科诊断为重度睡眠呼吸暂停综合征,佩戴呼吸机治疗效果不满意。舌质暗红,苔白干燥,脉沉滑不齐。

分析:首先要提醒大家重视睡眠打鼾的危害。高血压病、糖尿病、脑中风、冠心病、心衰等均与打鼾有密切关系。西医对此研究也颇多,大家应该阅读这方面的资料。西医一般通过佩戴呼吸机解决打鼾问题,有呼吸道器质性病变者则用手术法解决。我最近几年才开始重视打鼾对内科疾病的影响,并采用除湿开窍法进行治疗,取得一定效果。

除鼻腔、气道器质性阻塞外,大多打鼾之人多肥胖。肥胖之后脂肪挤压导致原有的气道阻力改变,产生鼾声现象。所以,我们要从清胃肠之痰热、利湿开窍入手治疗,然后根据患者的其他症状综合评判,制定方剂。此患者脉不虚,形胖,鼻塞,选择刘绍武理鼻汤加减。

诊断:胸痹心痛病(心脉痹阻证)。

处方:钩藤20 g　　川芎15 g　　路路通15 g　　苍耳子30 g

辛夷 10 g	葛根 30 g	麻黄 6 g	王不留行 30 g
白芍 30 g	陈皮 30 g	大黄 6 g	鱼腥草 30 g
北柴胡 15 g	紫苏子 30 g	花椒 6 g	黄芩 10 g
党参 30 g	甘草 10 g	乌药 10 g	百合 30 g
大枣 10 g			

7 剂，水煎服

复诊：10 月 18 日复诊，服用上方，鼻塞、打鼾症状无明显缓解。继续上方思路，因党参偏燥热，改为北沙参滋阴润肺。加入射干利窍降逆，射干有豁痰降逆之功，可治疗痰饮阻塞气道而产生哮鸣音，与打鼾机理相仿，故而选用。

处方：
路路通 15 g	苍耳子 30 g	辛夷 15 g	葛根 30 g
麻黄 8 g	王不留行 30 g	白芍 30 g	陈皮 30 g
大黄 6 g	鱼腥草 30 g	北柴胡 15 g	紫苏子 30 g
僵蚕 10 g	黄芩 10 g	北沙参 30 g	钩藤 20 g
射干 10 g	炙甘草 8 g	麦冬 20 g	大枣 10 g
花椒 5 g			

10 剂，水煎服

经过上方加减治疗 1 月余，鼻塞、打鼾症状明显减轻，睡眠中无憋醒发生，但是患者不愿继续服药，遂停药。

按 打鼾以及睡眠过程中憋醒并不是一件小事，应引起足够重视。打鼾日久，其他慢性疾病可能逐渐出现。所以，不能单纯为治疗打鼾而研究打鼾的方剂，要综合考虑患者病情再处方。

古籍中很少有打鼾治疗方剂。《伤寒论》中有少量条文记载了打鼾现象，是因热病发展过程中产生肺热津伤后出现的打鼾，并不是慢性的打鼾现象，两者还是有区别的。但是肺热一病机还是应该注意的，选择葶苈子、芦根、冬瓜子等清肺热药物可能会增加疗效，大家可以试用。

打鼾患者普遍存在的病机是饮食肥甘厚腻导致胃肠积热，化生痰热，上逆气道，产生打鼾，故而要从根本上解决问题，治疗过程中要清淡饮食，多运动，尽量减轻体重，这样才能有好的疗效。如果不改良饮食结构，不养成好的起居习惯，单纯依靠药物治疗，效果会大打折扣。

病例十四

吕某，女，66 岁，近来胸闷、心慌，睡眠欠佳，易醒，头晕，右侧耳鸣，自觉耳内发闷。舌质红，苔少，裂痕舌，脉沉弱上溢。

辅助检查:心电图示:左室高电压,不完全右束支传导阻滞,ST压低。

分析:此患者胸闷心悸,睡眠欠佳,脉上溢,提示肝郁气滞、心神不安的病机。头晕、耳鸣则为肝郁化风,上扰清窍所致。其脉偏弱,舌少津,提示津液偏亏的病机。故而综合考量后,采用疏肝解郁、养心安神的治疗思路。

处方:
百合30 g	乌药10 g	丹参30 g	郁金12 g
五味子10 g	牡蛎30 g	粉葛30 g	夏枯10 g
北柴胡15 g	法半夏10 g	黄芩10 g	党参30 g
炙草10 g	陈皮30 g	大黄6 g	白芍30 g
山药30 g			

7剂,水煎服

复诊:上述症状均好转,上方继续口服至30剂,首诊症状基本消失,停药。

按 调心汤不作更多解释,重点讲一下葛根、夏枯草在治疗头晕、耳鸣中的作用。头晕、耳鸣、耳内堵闷影响听力,属于清窍失灵的表现。常见病机为肝郁化火、上扰清窍。如果患者偏虚,也存在上气不足不能濡养清窍的病机。如果经络不,畅也会导致气血运行失畅而清窍失灵。葛根可解决经络不畅、不能输送津液至头脑清窍的问题;夏枯草可散肝郁之火;清阳不升往往伴随浊阴不降,柴胡、半夏、大黄是非常好的组合,可解决升降的矛盾。

病例十五

刘某,男,45岁,2023年8月30日就诊。主诉失眠多年,口服安定维持睡眠。近半年经常心慌,自服倍他乐克进行治疗,效果一般。现心悸,乏力,无胸闷胸痛,无喘促。平时怕热,双脚凉,经常饮酒,有焦虑抑郁病史。舌质暗瘀斑,苔滑,脉沉滑数不齐。

辅助检查:动态心电图示:平均心率82次/分,最低心率52次/分,室性早搏11 715个、231个二联律、211个三联律。

分析:此患者因心悸就诊,心电图提示心律失常,室性早搏超过1万次,符合西医射频消融的指征。中医治疗该病,从整体调节入手,患者平时思虑过重,有焦虑抑郁史,服用过相关治疗药物,且经常饮酒,出现严重的失眠,整体表现为一种兴奋不安的状态。首先需要安神、助睡眠,这样患者的早搏数量才能减少。另外,患者脉象表现为偏快,属于促脉,有血热之象。故而采纳魏执真老师的观点加入赤芍、牡丹皮以清热通络、降心率。另外,心悸患者如果不是脾胃特别虚弱者,应重用重镇安神药如牡蛎、珍珠母、石决明、磁石等。处方选择刘绍武的调心汤为基础,结合患者具体体质进行加减。

处方: 赤芍 20 g　　牡丹皮 15 g　　百合 30 g　　乌药 10 g

丹参 30 g　　郁金 10 g　　五味子 10 g　　牡蛎 30 g

瓜蒌 30 g　　薤白 15 g　　龙骨 15 g　　川芎 15 g

佛手 10 g　　麦冬 20 g　　太子参 20 g　　珍珠母 30 g

北柴胡 15 g　　姜半夏 10 g　　黄芩 10 g　　竹茹 10 g

黄连 10 g　　三七 4 g　　甘草 5 g

15 剂,水煎服

二诊: 心悸乏力好转,睡眠好转,脉律仍不齐。继续上方思路。

处方: 赤芍 20 g　　百合 30 g　　乌药 10 g　　丹参 30 g

郁金 10 g　　五味子 10 g　　牡蛎 30 g　　瓜蒌 30 g

薤白 15 g　　川芎 15 g　　桂枝 10 g　　麦冬 15 g

太子参 30 g　　珍珠母 30 g　　北柴胡 15 g　　姜半夏 10 g

黄芩 10 g　　甘草 8 g　　苦参 6 g　　酸枣仁 8 g

陈皮 20 g　　茯神 20 g

10 剂,水煎服

三诊: 午饭后心慌明显,休息后减轻,双脚凉好转,最近情绪欠佳,心烦,睡眠欠佳。舌质暗,苔黄腻,脉虚软不齐。

分析: 患者已经服药 20 余剂,整体见效,但患者有焦虑抑郁病史,情绪稍有波动即影响睡眠。在调心的基础上加夜交藤、温胆汤组合。

处方: 百合 30 g　　乌药 10 g　　丹参 30 g　　夜交藤 60 g

郁金 15 g　　五味子 10 g　　牡蛎 40 g　　瓜蒌 30 g

前胡 10 g　　北柴胡 15 g　　黄芩 10 g　　甘草 5 g

竹茹 15 g　　北沙参 40 g　　酸枣仁 15 g　　龙骨 10 g

姜半夏 10 g　　黄连片 5 g

10 剂,水煎服

四诊: 10 月 12 日复诊,心慌症状明显好转,情绪好转,脚温,睡眠仍欠佳。复查动态心电图示:室性早搏共发生 10 717 次,较前略好转,继续治疗。结合龙江名医崔振儒治疗心悸经验,加入桑寄生、苦参、重楼、鹿衔草,其余延续以前思路。

处方: 桑寄生 30 g　　苦参 8 g　　重楼 5 g　　鹿衔草 20 g

珍珠母 30 g　　牡蛎 30 g　　酸枣仁 5 g　　川芎 15 g

麦冬 20 g	桃仁 12 g	前胡 20 g	黄芩 12 g
党参 20 g	甘草 8 g	百合 30 g	乌药 10 g
丹参 30 g	郁金 10 g	五味子 10 g	瓜蒌 20 g
桂枝 10 g	姜半夏 10 g	茯苓 30 g	

10 剂,水煎服

五诊:10 月 26 日复诊,心慌症状明显好转,情绪好转,脚温,睡眠仍欠佳,口服安定后每晚睡眠 6 小时左右。舌质暗,瘀斑,苔黄腻,脉沉伏数不齐。继续之前思路。

处方:
桑寄生 30 g	苦参 8 g	重楼 5 g	鹿衔草 20 g
桃仁 10 g	牡蛎 30 g	酸枣仁 6 g	川芎 15 g
北柴胡 15 g	太子参 30 g	甘草 8 g	百合 30 g
乌药 10 g	丹参 30 g	郁金 10 g	五味子 10 g
瓜蒌 20 g	姜半夏 10 g	茯苓 30 g	竹茹 20 g

10 剂,水煎服

11 月 14 日复查动态心电图示:室早 1 317 次,单发室早,ST 无明显改变。继续上方 10 剂后停药,患者很是满意,嘱患者定期随访。

按 在此患者的治疗过程中,龙江医派著名医家崔振儒老师的经验给了我很大的信心。我在研究生学习期间,导师姜德友教授重视龙江名医经验的整理搜集工作。我在整理文件的过程中学习了很多经验,这些经历对我日后的工作有很大的助力。

心脏早搏的出现往往是因为神经失调,该患者明显符合此点。室性早搏对身体的危害远大于房性早搏,存在发展为室速、心律失常性心肌病的可能,在治疗时应积极应对。治疗时要以协调神经为基础,故而用刘绍武的调心汤加重镇安神药物为主。西医在对抗交感神经亢奋时往往使用倍他乐克等药,中医则选择疏肝解郁、平肝潜阳、重镇安神的思路。龙江名医崔振儒老师在治疗心律失常时有很多经验用药,如桑寄生、苦参、重楼、鹿衔草等,能明显提升效果。

病例十六

庄某,女,54 岁,2023 年 9 月 11 日就诊。主诉心慌、乏力 1 个月。新冠病毒感染后出现心慌、乏力、睡眠欠佳,每晚睡眠 4 小时,盗汗,小腹、胃脘部发凉,手足心发热,腰痛,多年鼻塞不畅,大便不成形,易腹泻。舌质暗红,苔白厚略干燥,脉滑数。

此患者以心悸为主,但是其病机比较复杂,属寒热错杂证、虚实夹杂证,还有上焦寒湿清窍不通证,不能单纯用养心安神的思路治疗,需综合考量。选择理鼻汤打底进行治疗,先通上窍。

处方: 苍耳子 30 g　　辛夷 10 g　　　葛根 30 g　　　王不留行 30 g
　　　　陈皮 30 g　　　大黄 3 g　　　白芍 30 g　　　鱼腥草 30 g
　　　　北柴胡 15 g　　紫苏子 30 g　　花椒 10 g　　　黄芩 10 g
　　　　太子参 30 g　　甘草 6 g　　　五味子 15 g　　酸枣仁 10 g
　　　　川芎 15 g　　　丹参 30 g　　　郁金 10 g　　　大枣 5 个
　　　　地黄 30 g

10 剂,水煎服

复诊: 9 月 25 日复诊,心慌、失眠好转,盗汗减轻,鼻塞减轻。效不更方,续服 10 剂,所有症状均明显好转,停药。

🅑 使用刘绍武的理鼻汤治疗心悸、失眠症,这是我在临床中逐步摸索而得来的经验。理鼻汤的主要作用是开上焦、升清降浊。对于符合这个病机的眩晕症,也可以选择此方治疗,效果也不错。中医是讲究辨证的,临床中使用专病专方是初级阶段。在运用比较熟练后,要尽量探索患者的病机,这样才能更加灵活地处方。

在我们临床思维未能充分构建时,采用专病专方的方法也是一个不错的选择,也有一定的见效率。在我们对方剂的治疗方向有比较充分的认识时,我们会逐渐摸索出异病同治的方法。

病例十七

邢某,女,43 岁,2023 年 9 月 18 日就诊。发作性胸闷、心慌 2 年,伴乏力,深呼吸时前胸疼痛,睡眠尚可。脉滑数上溢,舌质暗,苔白略干。

8 月 13 日肺 CT 示:右肺上叶条索状影,双肺下叶结节,右侧胸膜局限性增厚。

分析: 此患者的右肺 CT 表现可能是炎症后的改变,可能与深呼吸时胸痛有一定关系。患者的症状表现,大致符合调心汤的治疗方向,故在方中加入贝母、夏枯草、玄参以散结滋阴。

诊断: 心悸病(肝郁气滞证)。

处方: 百合 30 g　　　乌药 10 g　　　丹参 30 g　　　郁金 10 g
　　　　五味子 10 g　　牡蛎 30 g　　　代赭石 10 g　　石膏 30 g
　　　　桂枝 6 g　　　北柴胡 15 g　　紫苏子 30 g　　花椒 5 g
　　　　大黄 5 g　　　党参 20 g　　　甘草 6 g　　　当归 10 g
　　　　玄参 15 g　　　夏枯草 20 g　　赤芍 15 g　　　浙贝母 10 g

6 剂,水煎服

复诊: 9 月 28 日复诊,深呼吸时无胸痛,胸闷、心慌无发作,继续上方治疗,后停药。

🔘 按 在病毒性肺炎流行之后,有很多患者出现胸闷、胸痛、心慌症状。从中医辨证来看,这属于燥热伤肺,导致肺络失和,进而影响到心神,属于百合病病机。治疗这类病时,应重视百合、生地、代赭石等药物的使用,同时清燥救肺汤也是一个重要的方剂。

病例十八

韩某,女,15 岁,学生,2023 年 10 月 24 日就诊。心慌、乏力 3 天,平时月经周期提前一周,量少,痛经,腰腹疼痛剧烈,双下肢发凉,口干喜凉,晨起颜面部浮肿,尿频。舌质红,苔薄白,脉沉细弱,尺脉不足。

尿常规示:白细胞＋＋＋,156 个/L。

心电图示:窦性心律,轻度电轴右偏,窦性过缓伴不齐。

甲状腺功能检查示:TSH5.12,抗甲状腺过氧化物酶抗体 737,甲状腺球蛋白抗体 1134。

分析:患者年龄虽小,但是甲功化验已经出现异常,提示该患者平时身体素质不好,饮食、起居习惯不好,长期积累导致病变。患者腰腹凉、腰疼、尿频、颜面部浮肿症状提示有肾虚、寒湿不化的病机。虽然表现为心悸,但是要整体调理,故选择温经汤加阳和汤组合治疗。

诊断:心悸(脾肾两虚证)。

处方:

吴茱萸 6 g	当归 10 g	川芎 8 g	桂枝 8 g
白芍 10 g	益母草 15 g	炮姜 5 g	茯苓皮 10 g
党参 15 g	甘草 5 g	阿胶 5 g	北柴胡 8 g
小茴香 8 g	黄芩 6 g	麻黄 3 g	芥子 8 g
巴戟天 10 g	酸枣仁 3 g	杜仲 6 g	苍术 10 g

15 剂,水煎服

二诊:11 月 12 日复诊,心慌乏力好转,颜面部浮肿明显消退,尿频好转。11 月 10 日月经至,提前 4 天,量少,痛经,腰腹疼痛剧烈,双下肢发凉,口干喜凉。舌质红,苔薄白,脉沉细弱,尺脉不足。

上方奏效,继续以前思路。

诊断:虚证(脾肾两虚证)。

处方:

吴茱萸 6 g	当归 10 g	川芎 8 g	白芍 10 g
炮姜 5 g	党参 15 g	甘草 5 g	阿胶 4 g
北柴胡 8 g	小茴香 8 g	黄芩 6 g	巴戟天 10 g
酸枣仁 3 g	杜仲 6 g	肉桂 6 g	大黄 3 g
牡丹皮 8 g	麦冬 6 g		

15 剂,水煎服

三诊：12月4日复诊，心慌、乏力好转，晨起颜面部浮肿减轻，尿频明显缓解，面色暗。月经周期提前一周，量少，痛经，腰腹疼痛剧烈，小腹下坠疼痛，月经前前额长粉刺，手脚凉，口干喜凉。舌质红，苔薄腻，脉滑数上溢，尺脉不足。

患者心慌、乏力好转，颜面部浮肿消退，但是月经疼痛严重，故加入治疗气滞血瘀的药，如莪术、刘寄奴、乌药。

处方： 吴茱萸6 g   当归10 g   川芎8 g   肉桂5 g
赤芍10 g   牡丹皮6 g   炮姜4 g   姜半夏5 g
麦冬10 g   党参10 g   炙甘草6 g   阿胶6 g
北柴胡10 g   莪术6 g   刘寄奴6 g   乌药8 g
麻黄3 g   熟地黄15 g   芥子8 g   香附8 g

15剂，水煎服

上方服完后停药，随访发现患者月经基本正常，无痛经，月经前粉刺明显减少，心悸、乏力等症状明显缓解。复查甲功及尿常规均正常，嘱继续随诊。

按 患者症状较多，结合其辅助检查，最初可以确定的诊断有：① 桥本氏甲状腺炎并甲减；② 痛经；③ 窦性心律不齐；④ 尿路感染。但是其主要症状均与肾阳虚相关，故而在治疗时要抓住主要矛盾，以温经汤、阳和汤为主干方剂进行治疗。

患者年龄虽小，出现桥本氏甲减，提示其平时生活习惯不好，情绪不稳定，身体疲劳和精神疲劳超出自身调节阈值而发生甲状腺问题。故而治疗时应该把健康教育放在首位，以此为基础进行药物调理。

经过40多天的治疗，患者各种症状均明显好转，复查甲功及尿常规均正常，可停药随访。我个人认为，部分甲功异常是可逆的，不要一见到甲减就给患者吃替代药物，这样会给患者带来极大的压力。针对甲功异常的原因进行生活方式的改良及中药调理，部分患者可以恢复正常。

三、脾胃消化系疾病

病例一

杨某，男，28岁，2022年6月17日就诊。近来饮食不当导致胃脘痛，上腹部剧烈绞痛，腹胀，无恶心，无泄泻，不影响食欲，每天疼痛2小时左右。脉弦滑有力,舌质红,苔略腻。

此患者平时身体很健壮,因忙于饭店工作,有时吃饭不太规律,冷热不均,进食匆忙,导致胃脘痛发作。心电图检查未见异常,胃镜提示慢性浅表性胃炎。根据患者目前的表现,辨证为大柴胡汤证,治疗以行气止痛为主。

处方: 北柴胡 12 g　　清夏 8 g　　　黄芩 8 g　　　党参 10 g

　　　　炙甘草 4 g　　大枣 8 g　　　陈皮 20 g　　大黄 3 g

　　　　白芍 20 g　　　莪术 8 g　　　木香 5 g　　　当归 5 g

上方 7 剂,水煎服后,胃脘痛未再发作,停药。

按 大柴胡汤用于治疗"呕不止、心下急、郁郁微烦"之证,主治病位在胃脘处,为少阳、阳明证,病机为上焦不通,津液不下,胃气不和的病机,夹杂积热,从而导致平滑肌痉挛,出现胃脘痛症状。刘绍武的调胃汤即是大柴胡汤的变方,凡是出现聚关脉者,皆有运用调胃汤的机会。大家应该从研究大柴胡汤入手来理解调胃汤,以更深刻地理解聚关脉的含义。

病例二

王某,女,77 岁,因头晕入院。查体发现右胁下压痛,超声显示胆囊增大,诊断为急性胆囊炎。伴腹胀、食欲差、腹痛。住院进行抗感染治疗10 天,并配合口服中药。出院时,腹部不适减轻,出院带药:

　　柴胡 18 g　　　苏子 20 g　　　半夏 12 g　　　黄芩 10 g

　　党参 20 g　　　丹参 30 g　　　生姜 9 g　　　大枣 10 g

　　甘草 6 g　　　仙鹤草 30 g　　陈皮 18 g　　　大黄 3 g

　　白芍 30 g　　　砂仁 3 g　　　木香 6 g　　　厚朴 9 g

　　栀子 10 g　　　前胡 30 g　　　吴茱萸 3 g　　麦冬 10 g

　　　　　　　　　　　　7 剂,水煎 150 ml,每日两次口服

后来患者又来门诊找我开药,反馈上次中药效果良好,腹胀、腹痛基本消失,想继续服用上方。

此病例是我工作之初的住院病例,当时记到自己电脑上,记载不详细。结合此病例,我重点推荐大柴胡汤加减在治疗脾胃、肝胆、肠道疾病方面的作用,大家应重视。

病例三

王某,女,58 岁,2023 年 9 月 7 日就诊。右侧胁肋隐痛不适多年,近日复发,伴右侧后背疼痛,大便困难、不畅,需口服芦荟胶囊以保持大便通畅。舌质暗,苔略黄腻,脉沉缓有力。

诊断: 胆胀病(肝胆湿热证)。

处方: 北柴胡20 g　　枳壳30 g　　赤芍30 g　　金钱草60 g

郁金20 g　　鸡内金30 g　　芒硝10 g　　山楂30 g

大黄10 g　　川楝子20 g　　石韦30 g　　泽兰30 g

茵陈30 g　　黄芩10 g　　丹参30 g　　槟榔15 g

旋覆花10 g　　茜草10 g　　威灵仙15 g

7剂,水煎服

复诊: 右侧胁肋隐痛明显减轻及右侧后背疼痛减轻,大便通畅,继续服用上方7剂后停药。

按 胆胀之病,临床多见,胆囊炎、胆结石、肝内胆管结石等病。诊断时最好结合超声检查以明确病情之轻重。该病多由饮食肥甘厚腻、胆道排泄不畅而得,情绪压抑不畅也会影响胆汁排泄。湿热型病机最为常见,然而不要忽略寒湿病机。脾寒和胆热病机可能同时存在,有时需要温阳理气,如用大黄附子细辛汤,这点不要忘记。

此患者平时身体强壮,属于矮胖型体型,常年坐办公室工作,缺乏运动,气机运行不畅,故而属于偏湿热型胆胀。采用大柴胡汤进行加减治疗,虽然未检查超声以明确是否存在胆结石,但加入了金钱草、鸡内金、郁金、芒硝等清利湿热的药物,从病机角度来看并不违背。

病例四

焦某,男,17岁,2022年7月18日就诊。反复口腔溃疡六年,辗转多家中西医医院就诊,未发现导致溃疡的原因,经维生素等治疗后未能治愈。每年口腔溃疡此起彼伏,影响进食。激素治疗有效,平素一日两次大便,偶有胃痛。脉弦滑长而不虚,舌质红,苔白腻。

分析: 慢性口腔溃疡首先应该考虑脾胃、肝脾失调所致故而采用甘草泻心汤加减治疗。若无效,则需要从肾虚论治。

处方: 干姜5 g　　黄连8 g　　黄芩10 g　　清半夏8 g

炙甘草10 g　　党参10 g　　北柴胡10 g　　炒枳壳6 g

白芍15 g　　升麻6 g　　羌活5 g　　乌梅10 g

当归6 g　　大黄3 g

5剂,水煎服

复诊: 口腔溃疡无好转,改为封髓丹加减。

砂仁10 g　　黄柏10 g　　炙甘草10 g　　徐长卿30 g

淡豆豉30 g　　栀子5 g　　细辛5 g　　玄参20 g

板蓝根12 g

5剂,水煎服

此方服完有效,但是患者反应药难喝,未能坚持继续治疗。

按 慢性口腔溃疡治疗非常困难,必要时应该借助西医化验排除血液病、风湿免疫病等。此患者在西医院进行了系统检查,未能找出反复口腔溃疡的原因。有些顽固性的口腔溃疡需要从肾论治,我在临床中治疗反复发作的口腔溃疡通常从肝脾胃入手即可有比较好的效果。对于非常顽固的口腔溃疡,可能病根较深,损伤正气,需要从肾论治,可选用封髓丹、傅青竹的引火汤等。另外,对于顽固性口腔溃疡,有时加入全蝎、蜂房、僵蚕等虫类药物有效,该类药物可能可以提升患者的疮疡愈合力。

病例五

宋某,男,50岁,2019年病例。因劳累大汗后喝凉水而引发腹泻4个月余,每天大便6次左右。用过温阳止泻药及多种治疗肠炎的西药无效。现晨起口干,大量饮水,腰间恶风,脉缓有力,舌质暗,苔白。

当时我对慢性腹泻还没有太多经验,处方大致选用痛泻要方为主,另加升阳止泻的黄芪、升麻。但当时处方并没有章法,自然没有效果。

处方: 附子5 g　　　吴茱萸10 g　　桂枝25 g　　甘草10 g
　　　　薏仁45 g　　　防风10 g　　　防己5 g　　　云苓30 g
　　　　黄芪20 g　　　升麻5 g　　　白芍10 g

水煎服3天

复诊: 服用上方无效后,我重新调整思路。当时我正在看《伤寒论》的厥阴篇,决定试试乌梅丸方效果。患者脉不虚,口干多饮,上焦有热,损伤津液,腰间怕寒,符合寒热并存的病机,因此直接用乌梅丸。

处方: 乌梅10 g　　　细辛5 g　　　干姜10 g　　　附子5 g
　　　　桂枝20 g　　　当归10 g　　　蜀椒5 g　　　党参15 g
　　　　黄连8 g　　　黄柏20 g

水煎服3天

此方大效,三剂服完,腹泻基本消失。后改用平胃散加当归、白芍、乌梅继续调理十天左右停药。随访未再复发。

按 此病例是我学中医之初的一个病例,印象深刻。通过此病例,我体会到了经方的神奇,也坚定了学习中医的信心。此后我多次使用乌梅丸治疗慢性腹泻,当然也有因辨证不准确而无效者。乌梅丸处方还可以治疗一些顽固性失眠。我使用乌梅丸方时,大致掌握上有湿热、下焦有寒两个关键点。另外,乌梅属于补肝、助疏泄之药,凡肝阳不升、肝肾亏虚者,皆有使用乌梅的机会。

病例六

张某,男,49 岁,2010 年病例。溃疡性结肠炎 10 余年,3 年前病情严重时在县医院用灌肠法治愈,今又复发,用上法无效。现腹痛,大便带血,腰痛,经常上火喉痛,舌尖红,有齿痕,脉弦软无力。

处方: 苍术 15 g   山药 20 g   厚朴 10 g   陈皮 10 g

       槟榔 10 g   山楂 10 g   神曲 10 g   麦芽 10 g

       党参 10 g

水煎服 3 天

二诊: 上方效果欠佳,症状如前。便中带血,非一般止泻方所能见效,考虑使用黄土汤养血温阳止血。

处方: 生地 20 g   黄芩 5 g   白术 20 g   炙甘草 10 g

       附子 5 g   阿胶 8 g

       灶中黄土块约 200 g(煎汤代水)

水煎服 5 天

三诊: 药后腹痛、便血减轻。考虑到患者病程长,需散剂缓治,处方时选择了附子薏苡仁败酱散治疗肠痈(当时认为便血应该也属于肠痈的范畴)。

       薏仁 100 g   附子 25 g   败酱草 45 g   阿胶 25 g

       葛根 100 g   薤白 100 g

上药打成细粉,每次 3 g,日三次口服

按上方服用 1 月余,患者腹痛、便血症状明显缓解。后嘱其用香椿树枝煮水喝,腹痛便血症状基本治愈,大便基本成形,多年随访未复发。

按 葛根、薤白均有治疗腹泻的作用。葛根偏凉,性升;薤白偏温,性降。葛根、薤白组合能升降胃肠之气,这是我学习彭子益的书籍所得。该组合治疗肩周炎也有不错的效果。慢性腹泻、便血,肠道络脉损伤,应加阿胶养血补血。我使用附子薏苡仁败酱散的时候不多,没有更多可分享的经验。据说附子薏苡败酱散可以治疗很多下焦病症,应该广泛应用。

病例七

张某,男,63 岁。脑中风恢复期在我院住院康复。2016 年 12 月出现腹痛,呈发作性,疼痛时腹壁紧张,大便稍困难,需使用开塞露。饮食正常。腹部超声示阑尾无异常;腹部立位片无异常。请外科会诊后仍未能明确其腹痛原因,初步拟定肠功能紊乱。舌红,苔腻,脉滑不虚。

腹痛发作时针刺双足三里后疼痛好转,停止针灸后腹痛仍发作。予以刘绍武的调胃、调肠汤加减。

处方: 柴胡 18 g　五灵脂 10 g　苏子 30 g　　荔枝核 30 g

黄芩 10 g　　陈皮 30 g　　小茴香 6 g　大黄 6 g

仙鹤草 30 g　川楝子 30 g　白芍 30 g　　花椒 6 g

甘草 6 g

3 剂,水煎服

服药后患者腹痛明显减轻,继续服用 5 天后,腹痛基本消失。

2017 年 2 月,患者出现左半身出汗多症状。患者中风后语言謇涩,不能准确描述其症状。舌脉大致如前,偏身出汗,属于营卫不和。使用柴胡桂枝汤无效后,采用桂枝汤加除湿止汗的鹿衔草、白术。

处方: 桂枝 12 g　茵陈 30 g　　泽泻 30 g　　甘草 6 g

白术 15 g　白芍 12 g　　鹿衔草 70 g　枳壳 9 g

柴胡 12 g　生姜 5 片　　大枣 10 个

5 剂,水煎服

服完出汗基本消失。

🅐 刘绍武的调肠、调胃汤均出自经方大柴胡汤。调肠汤又着重加入川楝子、荔枝核等,加强了行气止痛的效果。有些顽固的、原因不明的腹痛,需要在此基础上加入五灵脂。为了避免不必要的麻烦,一般五灵脂不与党参等同用,可用仙鹤草替代党参。

患者一段时间后又出现偏身汗多现象,属于自主神经紊乱现象。中医仍要辨证论治才行。对于患者湿气重者,鹿衔草是止汗的特效药。鹿衔草、白术、泽泻方止汗出自《黄帝内经》,希望大家重视。

我在门诊治疗很多汗证,其中更年期汗证的数量最多,其原因是自主神经功能紊乱。其次是年轻人饮食热量过高导致的湿热内蒸出汗,有些出汗很顽固,我在翻阅书籍查找更加有效的方药时,发现一些止汗专药,如郁金、桑叶、刘寄奴等,大家可参考。刘寄奴的止汗作用是我在读书时发现的(书名已经忘记),大概是活血止汗的意思。但是为什么其他活血药没有明显的止汗作用? 值得进一步探讨。敛汗的药我一般很少使用,对浮小麦、麻黄根、煅牡蛎等体会不多。当归六黄汤也是常用的汗证方剂,应该重视。身体偏虚的汗证使用大剂量山萸肉有效,一般用量在 60 g 以上。

病例八

周某,女,39 岁,2023 年 9 月就诊。进食辛辣刺激饮食后出现腹泻 1 个月。现大便干稀不调,经常腹泻,日 3~4 次,有时大便正常,腿脚凉,口干,睡眠尚可,肠鸣音多。舌质红,白腻苔,脉细滑数有力。

诊断为寒热夹杂型腹泻,予以乌梅丸治疗。

处方: 乌梅15 g　　细辛2 g　　干姜5 g　　桂枝4 g

附子3 g　　当归6 g　　花椒3 g　　党参20 g

黄连8 g　　黄柏5 g

7剂,水煎服

2个月后患者反馈效果良好,腹泻治愈,未复发。

按 慢性腹泻,大便不规律,稍有饮食不当即出现腹泻者,多属肝脾失调。我在临床中遇到此类患者,常用两种思路进行治疗:肝脾失调、无明显寒热症状者使用四逆散、平胃散加减;腹泻病程长、一般方剂无效者,选择乌梅丸治疗。

我在治疗慢性肠炎时,很少用到参苓白术散等健脾方剂。有脾胃虚寒表现者,可以用理中丸加减,或者香砂六君子加减。另外,慢性腹痛腹泻,属肝脾失调者甚多,且很多慢性肠炎者有思虑过重的特点,符合肝郁克脾的病机,故而使用四逆散的机会很多。在学习《圆运动的古中医学》后,我认识到腹泻日久会损伤肝阴,这点很重要,故而当归、白芍应适当加入,必要时加入阿胶。

我对溃疡性结肠炎的治疗经验不多,使用上述经验治疗溃疡性结肠炎,效果不好,仍未能摸索出更好的经验。从经方角度分析,偏于寒性的溃疡性结肠炎可使用桃花汤、吴茱萸汤等加减,偏于热性使用白头翁汤加减。

病例九

宋某,男,17岁,2023年11月9日就诊。反复左侧腹部疼痛多年,现腹痛经常发作,进食生冷食物后出现腹痛,腹痛发作后腹泻,有时疼痛持续1小时以上。平时大便干燥,排便费劲,1~2天行一次,口干口苦,平时性格急躁。舌质红,苔黄腻,脉弦滑不虚。

诊断: 腹痛(肝郁气滞证)。

分析: 该患者为一高中学生,身体素质尚可。根据患者症状和年龄,考虑胃肠功能紊乱的可能性大。可以按着疏肝理气的思路治疗,以观察疗效。

处方: 北柴胡15 g　　紫苏子20 g　　花椒5 g　　黄芩10 g

党参20 g　　甘草8 g　　大枣10 g　　陈皮30 g

白芍30 g　　大黄5 g　　川楝子15 g　　橘核10 g

乌药10 g　　枳壳10 g　　香附10 g

中药颗粒,9剂,冲服

复诊:11 月 22 日复诊,腹痛明显减轻,腹痛症状很少发作,排便通畅。上方续服 10 剂后,腹痛基本消失,随访 3 个月未复发。

🅑 青少年的胃肠功能紊乱症在临床常见,中药治疗该类疾病有很好的效果,但是必要时应该结合胃肠镜检查。该患者的腹痛症状为肝旺克脾之证,首先应该解决肝旺的问题,不需要加茯苓、白术之类。或者该方使用之后,可以进行健脾治疗。一般身体素质较好者不需要健脾,解决肝旺的问题后,其脾自安,这是我的个人看法。

病例十

罗某,女,62 岁,2023 年 11 月 22 日就诊。主诉右侧腹痛疼痛 1 个月,伴呃逆、胃胀。最近两天出现眩晕、恶心、呕吐、耳鸣,睡眠欠佳。舌质暗红,苔黄厚腻,脉沉滑,左侧略弱。

辅助检查:11 月 22 日肺 CT 示:双肺斑索,双肺纹理增强。超声示:脂肪肝,肝内钙化,胆囊未见异常。

分析:患者想解决腹痛问题,近来又出现眩晕、恶心、呕吐症状。从西医来讲,这两组症状没有太多相关性;但从中医角度看,这两组症状还是有相关性的。眩晕往往由于肝胆火旺、上扰清窍所致,腹痛往往也需要从调理肝气入手。另外,患者症状性质属实,不虚,故而仍选择大柴胡汤作为基础方,加胆草、竹茹、大青叶以清热止呕。此组合参考印会河的清泄肝胆方。

处方:

北柴胡 10 g	紫苏子 15 g	花椒 3 g	黄芩 8 g
党参 15 g	甘草 6 g	大枣 10 g	陈皮 20 g
白芍 15 g	大黄 3 g	龙胆草 3 g	姜半夏 5 g
大青叶 5 g	竹茹 5 g		

中药颗粒 7 剂,冲服

复诊:11 月 30 日复诊,右侧腹痛疼痛缓解,呃逆减轻,眩晕完全缓解,无恶心,睡眠好转。上方续服 7 天停药。

🅑 门诊经常见到这样的患者,症状多,要求一起治疗。这时候医生要分析这些症状是否均有相关性,这些症状背后是否有主要矛盾主导。如果能够找到症状背后的主要矛盾点,则可以异病同治,一个方剂解决多个症状。如果这些症状不在一条主线上,则不要去靠增加药物来解决症状。靠增加对症药物来治疗疾病,效果往往不好。

举例来讲,一名高血压患者,有头晕、头胀、心烦、失眠等症状。患者要求治疗高血压病,医生开出平肝潜阳方,效果一般。后医生又开出酸枣仁汤,患者睡眠好转的同时,血压也不治自愈。临床中类似的情况很多,找到主要矛盾后,整个治疗会很顺利。

病例十一

苗某,男,33岁,2023年11月30日就诊。右侧腹部疼痛1个月,一般晚饭后出现腹痛症状,怕热,易出汗,无恶心,无腹胀,大便通畅。脉沉滑,舌质红,苔薄少津。腹部查体无按压痛。

既往史:2015年尿常规发现潜血阳性,膀胱镜检查发现息肉,已摘除,未做病理检查。此后复查尿常规未见潜血,今日尿常规检查又发现尿潜血(＋＋)。

辅助检查:超声示:脂肪肝,肝内高回声结节,胆囊毛糙,肝血管瘤。

诊断:腹痛(肝郁气滞证)。

处方:
金银花30 g	小蓟15 g	蒲公英30 g	土茯苓30 g
丝瓜络10 g	白茅根30 g	车前草30 g	黄芪30 g
大黄5 g	郁金10 g	北柴胡20 g	紫苏子30 g
花椒5 g	黄芩10 g	太子参30 g	大枣10 g
陈皮30 g	赤芍30 g	川楝子15 g	

7剂,水煎服

复诊:12月8日复诊,右侧腹部疼痛减轻。患者怕热、易出汗、脉滑,提示内有湿热;尿检有潜血,提示湿热入络。故而采用清利湿热的方法以治疗其尿潜血。

处方:
金银花30 g	小蓟15 g	蒲公英30 g	土茯苓30 g
丝瓜络10 g	白茅根30 g	车前草30 g	黄芪30 g
大黄5 g	郁金15 g	北柴胡15 g	紫苏子30 g
刘寄奴10 g	黄芩10 g	北沙参30 g	醋延胡索15 g
陈皮30 g	赤芍30 g	川楝子15 g	乌药10 g

7剂,水煎服

后患者无不适症状,但是因工作繁忙,没有复查尿常规。

按 下焦之患,属湿热者很多,且下焦之证往往与肠道关系密切,故而刘绍武老中医会采用清理肠道的办法治疗前列腺疾病,此方法经过验证是有效的。同时,我们还要参考其他医家的专病专药经验,以起到画龙点睛的效果,如治疗下焦湿热的马鞭草、马齿苋、鬼箭羽,它们既能清利湿热,同时有散结作用。

尿中潜血属湿热入络之证,故而采用清血分热的赤芍、双花、土茯苓、蒲公英合用。

病例十二

刘某,男,63岁,2023年11月8日就诊。便秘1个月,大便干燥,4～5天排便一次,无心烦,无胃胀打嗝,手足心烦热影响睡眠,睡眠欠佳,每晚睡眠6小时左右。口干口苦,脉弦缓偏软,舌质暗略紫,苔略腻。

诊断:便秘(肝郁脾虚证)。

处方:

北柴胡15 g	紫苏子30 g	花椒5 g	黄芩10 g
党参20 g	甘草5 g	大枣15 g	陈皮30 g
白芍30 g	大黄5 g	川楝子15 g	芦荟3 g
威灵仙10 g	橘核10 g	羌活5 g	独活5 g
防风10 g	升麻5 g	葛根10 g	西洋参10 g

7剂,水煎服

上方效可,7剂服完患者自行停药。

🔘 据我个人的临床经验,便秘的治疗在于调理肝脾、理气。体质虚弱者需要补肾健脾。临床最常见的便秘治疗方案多属柴胡证,柴胡可畅通三焦之气,气机升降恢复正常,则肠道的传导功能自然正常。值得一提的是,胃肠的传导功能与患者情绪关系甚大,焦虑、抑郁等情绪对胃肠功能影响很大,这更加证实了柴胡剂治疗便秘的有效性。

如果患者年龄大,脉虚,下焦寒,平时乏力,这个时候要考虑寒湿不化导致便秘的病机,应重用生白术、巴戟天、肉苁蓉等,同时少量配合调理气机升降的药,以动静结合。有时乌梅对肝肾虚型便秘效果不错,但是缺乏大量临床验证,经验不够成熟,大家可以参考。

病例十三

安某,女,17岁,2023年8月31日就诊。主诉大便不成形3年,每日大便3次,大便前腹痛,大便后有便不净感觉。月经周期准,经期头痛剧烈,恶心,无呕吐,痛经,有血块,带经5天,手脚凉,口干思凉,面色萎黄,舌质淡,苔白,脉弦细滑上溢。

诊断:泄泻(肝脾失和)。

分析:该患者主诉大便不成形,结合其他症状,判断为肝寒之证,故而选择乌梅丸,减少黄连、黄柏用量。

处方:

乌梅15 g	细辛2 g	干姜4 g	肉桂3 g
附子4 g	当归6 g	花椒4 g	党参15 g

| 黄连 5 g | 黄柏 3 g | 北柴胡 6 g | 枳壳 10 g |
| 白芍 8 g | 甘草 3 g | 桃仁 4 g | 厚朴 6 g |

中药颗粒 7 剂,水冲服

复诊: 9 月 6 日复诊,大便已成形,便前无腹痛。患者想解决经期头痛症状,予温经汤加减。

处方:
吴茱萸 4 g	当归 5 g	川芎 4 g	桂枝 4 g
白芍 6 g	牡丹皮 5 g	生姜 3 g	姜半夏 4 g
麦冬 5 g	党参 8 g	炙甘草 4 g	酸枣仁 5 g
北柴胡 6 g	枳壳 5 g	白术 8 g	茯苓 6 g
黄芩 6 g	龙胆草 3 g	葛根 10 g	

7 剂

后患者未来复诊。

按 现在门诊工作中常见内寒证的学生,其主要原因就是饮食生冷、缺乏运动,导致脾肾寒湿凝结于下焦,进而导致痛经、月经紊乱等,甚至影响怀孕。首先告知患者养成良好的饮食习惯,适当增加运动,有助于排出体内寒湿。因动则生阳,促进血脉流通,增加排汗,寒湿自会减轻。

该类型的体质一般会用到当归四逆汤加吴茱萸、生姜,或者温经汤、当归芍药散类方。乌梅丸处方集寒热于一炉,主久痢,运用时要根据患者体质调整寒性药和热性药的比例。

病例十四

倪某,女,63 岁,2023 年 9 月 28 日就诊。主诉大便不成形 10 余年,日大便 3 次以上,大便前腹痛,大便不尽,排气多,睡眠欠佳,易醒。脉聚关沉数,舌质暗,苔略黄腻。

既往史: 右侧乳腺手术 3 个月。高血压病 5 年。

诊断: 泄泻(肝郁脾虚证)。

处方:
乌梅 20 g	细辛 3 g	干姜 10 g	肉桂 6 g
附子 5 g	人参 10 g	当归 10 g	花椒 6 g
黄连 10 g	黄柏 8 g	北柴胡 15 g	枳壳 15 g
赤芍 15 g	甘草 6 g	桃仁 10 g	薏苡仁 30 g
败酱草 20 g	金银花 30 g		

7 剂,水煎服

复诊: 10 月 7 日复诊,服用上方后大便基本成形,睡眠欠佳好转,

诊断: 泄泻(脾肾不足证)。

处方:乌梅 12 g　　细辛 2 g　　　干姜 3 g　　　肉桂 3 g

　　　附子 4 g　　　党参 10 g　　　当归 6 g　　　花椒 3 g

　　　黄连 6 g　　　黄柏 4 g　　　苍术 5 g　　　厚朴 6 g

　　　陈皮 10 g　　炙甘草 4 g　　白芍 5 g　　　北柴胡 5 g

　　　枳壳 8 g

7 剂,水煎服

后大便正常,停药。

按 该患者大便不成形多年,并无太多寒证表现,似乎湿热表现多一些。仍选择乌梅丸为主方,加入双花、败酱草、薏苡仁,取附子薏苡合败酱散之意,以增加清利湿热的力量。第二次处方取乌梅丸合四逆散、平胃散,也是我治疗慢性肠炎的常用组合。

病例十五

李某,女,75 岁,2023 年 11 月 10 日就诊。主诉反复腹泻 1 年余,加重伴下腹疼痛 2 个月。1 年前出现大便稀溏,日 2～3 次,自行口服益生菌和其他止泻药物稍有效果,症状时轻时重。近两个月腹泻加重,日大便3～4 次,稀便,无便血便脓,伴下腹隐痛,无尿痛,口干舌燥明显。舌质暗红,苔黄腻,脉沉弱。体格检查:下腹部局部按压痛。

诊断:泄泻(肝郁脾虚证)。

处方:乌梅 15 g　　细辛 2 g　　　干姜 4 g　　　桂枝 5 g

　　　附子 3 g　　　当归 10 g　　花椒 3 g　　　人参 10 g

　　　黄连 10 g　　黄柏 6 g　　　槟榔 10 g　　黄芩 6 g

　　　白芍 20 g　　甘草 6 g　　　北柴胡 6 g　　枳壳 10 g

　　　何首乌 10 g

中药颗粒,6 剂,冲服

二诊:11 月 22 日复诊,大便稀好转。11 月 14 日超声示:胆囊壁毛糙,双肾结石,左肾囊肿,子宫萎缩。心电图示:窦性心律,T 波改变。22日肠镜未见异常,

诊断:腹痛(肝郁气滞证)。

处方:乌梅 15 g　　细辛 2 g　　　干姜 4 g　　　桂枝 5 g

　　　附子 3 g　　　当归 10 g　　花椒 3 g　　　人参 10 g

　　　黄连 8 g　　　黄柏 6 g　　　槟榔 10 g　　黄芩 6 g

　　　白芍 20 g　　甘草 6 g　　　北柴胡 6 g　　枳壳 10 g

　　　何首乌 10 g　　川楝子 8 g

9 剂

三诊:12月1日复诊,腹痛减轻,仍有腹泻。晨起腹泻3～5次,非水样便,每次大便量不多,上午、下午无明显腹泻。无便血便脓,伴下腹隐痛,无尿痛,口干舌燥明显。舌质暗红,苔黄少津,脉沉弱。

诊断:泄泻(肾虚证)。

处方:

肉豆蔻10 g	五味子10 g	补骨脂10 g	吴茱萸6 g
北柴胡10 g	枳壳15 g	白芍15 g	炙甘草8 g
仙鹤草30 g	山药10 g	杜仲5 g	肉苁蓉5 g
乌梅10 g	当归3 g		

9剂

服用上方后腹痛腹泻均愈。继续服用上方9剂,停药。后腹痛腹泻未再复发。

按 该患者年龄较大,以腹痛腹泻为主症,肠镜检查未见异常,考虑胃肠功能失调。初予乌梅丸加减有效,但是效果不满意。后考虑到患者腹痛、腹泻晨起明显,且无四神丸证,故而予以四神丸、四逆散加减,效果较前方明显。可见一病有一病之主方,有些时候是在治疗过程中逐渐修正的。仙鹤草为治疗慢性腹泻的对症药,可予重用。久泻伤肾,故而少加当归、肉苁蓉、山药以补肾。

病例十六

李某,男,49岁,2023年12月5日就诊。大便不成形10年,2018年肠镜检查诊断为溃疡性结肠炎,口服美沙拉秦,现腹胀,肠鸣音多,大便干稀不调,偶有便脓血。周身酸软无力,着凉后四肢关节酸胀不适,小便不畅。脉细弱聚关数,舌质暗红,苔白腻。12月6日查空腹血糖6.2 mmol/L。

诊断:泄泻(脾肾两虚证)。

处方:

乌梅15 g	细辛3 g	干姜6 g	桂枝6 g
附子6 g	当归10 g	花椒5 g	人参10 g
黄连片8 g	黄柏6 g	白芍10 g	枳壳10 g
甘草5 g	补骨脂6 g	五味子6 g	北柴胡6 g

6剂,水煎服

二诊:12月13日复诊,服用上方后大便仍不成形,余症无变化。

处方:

乌梅10 g	干姜4 g	肉桂4 g	当归6 g
党参6 g	黄连6 g	黄柏5 g	枳壳8 g
白芍8 g	北柴胡8 g	炙甘草5 g	仙鹤草15 g
砂仁3 g	川楝子6 g	肉苁蓉6 g	

7剂,水煎服

三诊:12月20日复诊,患者感觉第二次处方效果不如首方效好,又改为首方6剂。

四诊:12月26日复诊,大便稀好转,仍感觉乏力。

处方:乌梅 15 g　　细辛 3 g　　干姜 6 g　　桂枝 6 g
　　　附子 6 g　　当归 10 g　　花椒 5 g　　人参 10 g
　　　黄连片 8 g　　黄柏 6 g　　白芍 10 g　　枳壳 10 g
　　　补骨脂 6 g　　五味子 6 g　　北柴胡 6 g

12 剂,水煎服

五诊:1月8日复诊,大便有时成形,大便次数减少,每日大便 6～7次,排气多,偶有带血丝,周身酸软无力。舌质淡,苔白略腻,脉弦长软,上溢。

处方:乌梅 15 g　　细辛 3 g　　干姜 6 g　　桂枝 6 g
　　　附子 6 g　　当归 10 g　　花椒 5 g　　人参 10 g
　　　黄连片 8 g　　黄柏 6 g　　白芍 10 g　　枳壳 10 g
　　　补骨脂 6 g　　五味子 6 g　　北柴胡 6 g

12 剂,水煎服

六诊:1月19日复诊,大便有时成形,大便次数减少。舌质淡,苔白略腻,脉弦长软上溢。

处方:北柴胡 10 g　　紫苏子 20 g　　花椒 4 g　　黄芩 10 g
　　　人参 10 g　　甘草 5 g　　川楝子 10 g　　荔枝核 10 g
　　　橘核 10 g　　白头翁 10 g　　阿胶 4 g　　乌梅 10 g
　　　砂仁 6 g　　枳壳 8 g　　当归 6 g　　巴戟天 3 g
　　　鸡内金 6 g　　白术 6 g

6 剂,水煎服

七诊:1月29日复诊,大便有时成形,大便次数减少,偶尔带血丝。双下肢发凉减轻,仍觉乏力。舌质淡,苔白略腻,脉弦长软上溢。

处方:北柴胡 10 g　　紫苏子 15 g　　花椒 3 g　　黄芩 10 g
　　　人参 10 g　　甘草 5 g　　川楝子 10 g　　荔枝核 8 g
　　　橘核 8 g　　白头翁 6 g　　阿胶 4 g　　乌梅 10 g
　　　砂仁 6 g　　枳壳 8 g　　当归 6 g　　巴戟天 4 g
　　　鸡内金 6 g　　白术 6 g　　仙鹤草 15 g

12 剂,水煎服

按 溃疡性结肠炎属于顽固性疾病,一般会迁延很长时间。我平时治疗该类病很少,尚未摸索出行之有效的思路。该病以便血、腹痛、腹泻为主要症状,伴乏力、消瘦。最初方剂以乌梅丸为主,效果不稳定,后期使用调肠汤加减,效果仍不满意,遂停药。该患者以虚为主,是否可以考虑桃花汤为主方治疗? 或者直接运用刘绍武的调肠汤而不加他药? 调肠汤的主导思想是推陈致新,将肠道的黏液宿便排出体外,从而调整胃肠功能。肠道黏液宿便是病理产物,也是致病因素,形成恶性循环,长此以往会因实致虚。因患者体质消瘦、乏力,有所顾虑而没有使用该方。实际临床中有很多虚弱患者服用泻下方药后逐渐强壮,所以虚病并不完全禁止泻下方法。

病例十七

刘某,女,64岁,2023年8月29日就诊。幽门螺杆菌阳性10余年,经过抗生素治疗后反复发作。近期化验幽门螺杆菌阳性,想通过中药治疗。现胃胀反酸,口臭,烧心,排气多。脉聚关沉弱,尺脉不足,舌质红,苔略黄干燥。

诊断:痞证(肝郁克脾)。

处方:

北柴胡15 g	厚朴10 g	槟榔6 g	黄芩10 g
党参30 g	甘草6 g	大枣10 g	白芍30 g
桂枝10 g	陈皮30 g	大黄6 g	蒲公英30 g
牡蛎30 g	浙贝母6 g	旋覆花6 g	麦冬6 g
瓦楞子10 g	海螵蛸10 g	代赭石6 g	

6剂,水煎服

二诊:9月4日复诊,胃胀、反酸、口臭、烧心等症状均有好转。脉聚关沉弱,尺脉不足,舌质红,苔略黄干燥。服上方诸症好转,续服9天。

三诊:9月13日复诊,胃胀、反酸、口臭、烧心等症状均有明显好转。睡眠欠佳,半夜易醒,半夜口干,夜尿2次,小便黄。脉聚关沉弱,尺脉不足,舌质红,苔略黄干燥。

处方:

北柴胡10 g	紫苏子10 g	花椒4 g	黄芩6 g
北沙参15 g	甘草4 g	大枣6 g	陈皮15 g
白芍10 g	大黄3 g	蒲公英20 g	牡蛎20 g
川楝子6 g	麦冬3 g	百合6 g	厚朴3 g
乌梅8 g	五味子5 g		

11剂,水煎服

四诊:9月25日复诊,胃胀、反酸、口臭、烧心等症状均有明显好转,睡眠可。

处方：

北柴胡 15 g	紫苏子 20 g	花椒 5 g	黄芩 10 g
党参 20 g	甘草 6 g	大枣 10 g	陈皮 30 g
白芍 30 g	大黄 5 g	蒲公英 30 g	牡蛎 30 g
百合 30 g	乌药 10 g	丹参 30 g	郁金 10 g
五味子 10 g	巴戟天 5 g	石膏 20 g	

9 剂，水煎服

服完上方，复查幽门螺杆菌转阴。

🅱 幽门螺杆菌感染临床常见，有消化系统症状者应积极治疗。部分医生认为无症状的幽门螺杆菌感染可以不治疗，但临床中如何把握治与不治的标准，我想还是因人而异。结合此病例，谈一下徐书医生推荐的治疗幽门螺杆菌的专药——蒲公英、牡蛎，这个药对增强了我治疗脾胃疾病的信心。另外，升降泻心汤等方在治疗幽门杆菌感染的过程中也常用，大家还是在辨证的基础上加入专病专药的使用。

病例十八

杨某，女，67 岁，2023 年 8 月 17 日就诊。主诉恶心、打嗝 13 年，经过很多医生治疗，效果欠佳。平时厌恶油腻，腹胀，左侧上腹部疼痛，稍有饮食不慎则腹泻，进食量正常，伴手颤、语言颤抖。该患者焦虑易怒，性格偏执。舌质暗，紫斑，脉弦聚关。近期胃镜示：浅表性胃炎，霉菌性食管炎。

分析：该患者的整体表现可以判定为胃肠功能紊乱，与长期情绪不良、气郁不畅克脾有关。病程已久，但病以实为主，未见明显虚象，治疗应着重行气、降气、解郁、降逆止呃。方选大柴胡汤合旋覆花代赭石汤加减。

处方：

北柴胡 15 g	姜半夏 10 g	黄芩 10 g	太子参 20 g
炙甘草 6 g	陈皮 30 g	大黄 4 g	白芍 20 g
竹茹 10 g	丁香 6 g	旋覆花 8 g	代赭石 6 g
前胡 10 g	莪术 10 g	百合 30 g	丹参 30 g
乌药 10 g			

6 剂，水煎服

复诊：8 月 28 日复诊，恶心、打嗝减轻，左侧上腹部仍略有疼痛。因其舌质紫暗，后期方中加入土鳖虫、桃仁红花等，并酌加枳壳、厚朴、郁金等药。大致服药 2 月余，患者症状缓解，但未能除根。

🅱 呃逆之证多与肝胃相关，疏肝降逆为治。久病入络，可加化瘀之品。有些妇女长期情绪不良，怨气甚重，经常一生气即呃逆频频，甚至敲打关节也会出现呃逆症状,均为肝郁气滞所致。此例患者经治疗症状缓解一半,但未治愈,治疗方向还是不够精确。

如果患者继续治疗,我打算从肝风的角度加入虫类药以缓解平滑肌痉挛,并加入麻黄、杏仁、细辛等疏散肺气、肝气之郁,仍以大柴胡汤为主干方剂。疾病治疗过程中有很多切入点,只要大致方向正确,都会有效。

病例十九

武某,男,38岁,2023年10月12日就诊。胃胀、呃逆1周,无胃脘痛,无恶心,食欲尚可。平时身体健康,一周前因涉入寒冷河水中时间过长,回家后即出现上述症状。舌质红,苔略黄腻,脉弦滑数。

诊断:呃逆(肝郁气滞证)。

处方:
北柴胡20 g	紫苏子30 g	花椒3 g	黄芩15 g
党参30 g	炙甘草10 g	大枣15 g	陈皮30 g
厚朴30 g	枳壳20 g	木香10 g	白芍30 g
大黄5 g	川楝子15 g	旋覆花10 g	代赭石10 g

5剂,水煎服

服用上方后,胃胀、呃逆症状完全缓解。

按 患者着凉后出现上述症状,脉象表现为肝郁气滞。治疗并未着重祛寒,而是采用大柴胡汤加旋覆花等对症理气降逆药。

病例二十

罗某,男,51岁,2023年12月18日就诊。主诉上腹胀、打嗝20天。腹胀、打嗝,无恶心,食欲差,口干,进食稍凉食物则打嗝,略有乏力,偶感胸闷憋气,睡眠过程中偶有憋醒。舌质暗红,苔白厚腻,脉弦滑长聚关。12月18日超声示:肝大,肝弥漫性改变,胆囊壁厚。心电图示:窦性心动过缓,不完全右束支传导阻滞。

诊断:呃逆(肝郁气滞证)。

处方:
旋覆花12 g	代赭石8 g	姜半夏10 g	党参15 g
生姜10 g	炙甘草8 g	大枣6 g	北柴胡15 g
紫苏子20 g	花椒6 g	黄芩10 g	陈皮30 g
白芍20 g	大黄4 g	厚朴10 g	

9剂,水煎服

二诊:12月29日复诊,腹胀、呃逆完全缓解,略有乏力,偶有睡眠欠佳。舌质暗红,苔黄厚腻,脉弦缓长。因其乏力,加入生脉饮组合,继续治疗后呃逆症状消失,停药。

按 呃逆之证病位在膈,与肝、胆、胃密切相关。一般使用降逆和胃疏肝之剂便可取效,病程长者加入活血化瘀成分,如血府逐瘀汤。亦有少部分呃逆之症需要加入虫类药才能有效。

四、肾系疾病

病例一

徐某,女,64岁,2018年5月就诊。小便灼热痛半年,尿检未见异常。曾服用清热利湿中药几十天无效。舌苔厚腻,脉沉硬有力。

辨证为湿热下注性热淋,遂使用治疗湿热淋证的经方猪苓汤加大黄、栀子。三天后,患者反馈有点疗效,但不明显。

于是调整处方,从清肝火的角度处方,使用白头翁汤。该方治疗湿邪下注性腹泻,对肝火走下焦的病应该也有效果。

处方: 白头翁18 g   秦皮5 g   黄芩10 g   甘草10 g
      白茅根20 g   栀子6 g

3剂,水煎服

服用后小便灼热痛的症状基本消失。

按 白头翁汤是经典明方,治疗下焦湿热下利,但是我临床使用该方不多。从其他医家的著作中发现该方有大用途,特别是白头翁一药,可以清肝郁热,在治疗甲状腺、乳腺、妇科疾病方面大有用途,应该予以重用。然而,我对该方的临床经验不多,以后应该多积累。

病例二

黄某,女,38岁,2022年3月就诊。主诉着凉后诱发尿频、尿急1个月,口服抗生素无效。脉沉不虚,舌质暗,苔厚腻微黄。

分析:患者既往因失眠焦虑常在我门诊就诊,体质属于肝胆火旺夹湿热。据我个人经验,患者脉象虽然不虚,但是也存在下焦寒证,故而应该温下焦与清利湿热同用。

处方: 甘草8 g   车前子15 g   鱼腥草30 g   山豆根8 g
      滑石20 g   金钱草30 g   黄芪30 g   黄柏12 g
      柴胡10 g   五味子20 g   附子8 g   当归8 g
      龟甲10 g   黄芩15 g

7剂,水煎服

水煎服 2 剂后,效果好,症状消失。剩余 5 剂患者未继续服用,表示想待以后症状复发时服用。

按 很多女性的尿路感染症状在尿检时往往正常,抗生素治疗无效,且易反复发作。这与患者的体质有很大关系,其中属于肾虚夹杂湿热或肝火者居多。我治疗该病采用潜阳封髓丹配合清利湿热或者清肝火的方剂治疗,一般效果不错,但也有一些效果不好的患者。此方借鉴内蒙名医李寿田的经验方,并进行了部分加减。另外,女性过更年期后出现漏尿现象也很难治疗,一般从温肾固涩的角度进行治疗,最好配合盆底肌群的训练,这样才能从根本上解决问题。

病例三

代某,女,70 多岁,2015 年病例。患者在脑梗后卧床,出现肺感染、高热、昏迷及二便失禁,用导尿管导尿。使用抗生素治疗 1 个月后,神志清醒,但肢体无力,卧床,语言謇涩,语声低微,消瘦明显。同时发现右侧股骨颈骨折。来我院住院后,发现导尿管浑浊,化验尿常规发现白细胞3+。点滴头孢后无效,随即进行尿细菌培养加药敏试验,结果发现该细菌对大部分抗生素已耐药,且亚胺培南院内缺货,故只能选择中药治疗。

患者脉象弦细无力,伸舌不完全,饮水呛咳。第二次化验尿常规发现白细胞 7 000 多个/HP,第三次尿常规示白细胞满视野,偶有低热。我当时正在看一本医家的著作,其中记载了一方剂用于治疗尿路感染。其组方大致为萆薢分清饮加减,决定试试效果。

处方: 萆薢 20 g　　石菖蒲 12 g　　乌药 20 g　　益智仁 10 g
　　　　土茯苓 30 g　　冬葵子 20 g

该方用十五天后复查尿常规,白细胞降至 278 个/HP。坚持服用该方一个月后,白细胞降至 200 多个/HP,感染得到控制。考虑换方。

处方: 萹蓄 15 g　　冬葵子 10 g　　瞿麦 10 g　　土茯苓 30 g
　　　　升麻 6 g　　　滑石 10 g　　　淫羊藿 20 g　黄柏 6 g
　　　　栀子 10 g　　　石菖蒲 12 g　　车前子 30 g　甘草 6 g
　　　　柴胡 18 g　　　桑螵蛸 10 g

服用 15 剂后化验尿常规,白细胞降至 10 个。继续治疗,此时患者语言清晰,神志清楚,双上肢可自主活动,饮食量增加,饮食呛咳好转。但因右侧股骨颈骨折,不能进行康复治疗。嘱患者继续服用上方治疗。后来患者在做完股骨头置换术后来我院康复,化验尿常规结果正常。

按 高龄患者在卧床后很容易出现肺感染、尿路感染，严重者会危及生命。其中，高龄卧床患者最害怕得肺感染，很多患者会因此失去生命。尿路感染多发生在导尿之后，因导尿会破坏尿道的防御机构，打破平衡。中医治疗尿路感染首先辨寒热虚实。该患者的尿路感染性质属本虚夹杂湿热型，首方用萆薢分清饮见效后，予以八正散加减，加淫羊藿、车前子、桑螵蛸以补肾强壮利尿，柴胡、黄柏清肝火。柴胡、黄柏、五味子组合是治疗尿路感染的高效组合，用量需大。但该组合出处我已记不清了。

病例四

刘某，男，49 岁，2023 年 12 月就诊。身高 175 cm，体重 94 kg。呼吸道感染后发热 4 天，最高达 39 ℃。口服退烧药后体温暂时恢复正常，夜间体温又上升至 38 ℃许。口干，周身酸痛，乏力，无咽痛，无咳嗽，无鼻塞。舌质红，少津，苔白，脉沉滑数。

既往史：10 年前甲状腺癌手术，6 个月前肾癌手术，糖尿病 10 余年，现口服二甲双胍、达格列净片，血糖控制尚可。既往曾发现尿蛋白＋＋，经中药治疗后治愈。

2023 年 12 月 26 日化验血常规示：白细胞 5.62×10^9/L，中性粒细胞百分比 63.8％，中性粒细胞绝对值 3.59×10^9，红细胞 6.14×10^{12}，血红蛋白 179 g/L，血小板 186×10^9，CRP（C-反应蛋白）29.9，C-CRP（超敏 C-反应蛋白）大于 10，糖化血红蛋白 7.2％，血糖 5.81 mmol/L。尿常规：尿酮体＋，隐血＋＋＋，尿糖＋＋，尿蛋白＋＋，胱抑素 C 1.46 mg/L，肌酐 87.6 μmol/L 尿素 6.8 mmol/L。

分析：患者呼吸道感染后发热，自行吃药治疗未能降温，化验结果显示尿潜血、蛋白尿。先解决发热症状，再图治肾脏问题。选择表里同治的五根汤合麻杏石甘汤为主方。

处方：
葛根 20 g	芦根 20 g	茅根 20 g	板蓝根 10 g
山豆根 3 g	藿香 10 g	红花 5 g	大黄 4 g
鱼腥草 20 g	生石膏 30 g	生麻黄 5 g	杏仁 10 g
甘草 8 g	柴胡 20 g	黄芩 15 g	沙参 30 g
桑叶 15 g			

1 剂，水煎服

服药后体温正常，观察一周未再发热。

二诊：患者发热治愈后想治疗尿潜血问题。患者尿潜血、尿蛋白阳性三年余,几年前在我门诊口服中药后潜血、尿蛋白消退,现又出现蛋白尿。平时胸闷气短,心慌,爬楼活动后喘促,乏力,平时怕热出汗,睡眠打鼾,睡眠过程偶有憋醒,已经开始佩戴呼吸机治疗。脉沉伏数不齐略上溢,舌质红,舌中鲜红少苔(我认为这种舌是真阴虚舌象),苔白少津。

处方:

僵蚕 10 g	百合 30 g	乌药 10 g	丹参 30 g
郁金 10 g	五味子 10 g	牡蛎 30 g	柴胡 15 g
苏子 30 g	生地 30 g	黄芩 10 g	太子参 30 g
麦冬 15 g	大枣 15 g	大黄 4 g	赤芍 15 g
茅根 30 g	当归 10 g	川芎 15 g	地骨皮 10 g
莲子 10 g			

7 剂,水煎服

三诊: 服用上方后喘促乏力好转,舌脉如前,改为益气养阴方治疗。

处方:

莲子 15 g	黄芪 30 g	麦冬 20 g	太子参 30 g
黄芩 10 g	地骨皮 15 g	甘草 6 g	五味子 10 g
生地 30 g	熟地 30 g	当归 10 g	黄柏 10 g
桑叶 15 g	柴胡 15 g	双花 30 g	茅根 30 g
山药 40 g	山萸肉 15 g		

10 剂,水煎服

四诊: 2024 年 1 月 25 日复查尿常规,潜血、蛋白均转阴。

按 患者外感后出现发热,采用五根汤加减很快治愈,这种思路值得大家参考。

患者既往有糖尿病、肿瘤手术史,发现蛋白尿、尿潜血已经 3 年余。患者血糖数值控制尚可,初步认为患者蛋白尿、潜血与糖尿病相关。予以中药治疗试试效果。根据患者体质肥胖、饮食不注意、应酬较多以及脉沉伏数不齐略上溢、舌质红、舌中鲜红少苔(我认为这种舌是真阴虚舌象)、苔白少津等症状和舌脉信息,基本确定患者有阴虚、湿热两种病机。故而在治疗时围绕肾阴虚、湿热进行加减,采用清心莲子饮为基础方。

患者有怕热、易出汗的症状,属于阴虚火旺证型的出汗证,故而合用当归六黄汤。双花、茅根之用,取法于刘绍武的决渎汤。茅根有益气养阴、清利湿热的作用;双花有透邪作用,凉而不寒,凡内有郁热火毒、水湿之邪且体质不寒者均可运用。山药平补肺脾肾,另有固摄作用,虚劳病症者必须重用山药。山萸肉温补肝肾,有固摄作用,大量山萸肉可以固摄元气,治疗喘脱危重症,堪当大任。此处少量加山萸肉取其温补肝肾、固摄精气的作用。上方服用 17 天,复查尿蛋白、潜血消失。

病例五

闫某,女,72 岁,2024 年 1 月就诊。周身浮肿 1 月余,面色萎黄,四肢、颜面部浮肿。患者自述小便量减少,未准确测量。脉沉滑有力。

近期化验肌酐 97 μmol/L。既往有肺气肿、肺心病史 10 余年,高血压病史 6 年。

予以利水利尿治疗,方用决渎汤加金银花、丝瓜络、白茅根、车前子各 10 g,水煎服。2 剂后周身浮肿明显消退,继续口服 4 天。

🈯 决渎汤是学习刘绍武经验所得。该方用药很是平淡,大家看到该方多数不会对此方的利水效果有太多信心,但是实践证明该方有效,对于一些原因不明的水肿也有确实的疗效,大家应该重视。大家对于水肿疾病往往会从脾肺肾三脏去考虑治疗,而该方却是从疏通的角度治疗水肿。

病例六

黄某,女,43 岁,2024 年 1 月就诊。反复尿频 1 年余,劳累或着凉后出现尿频、尿急。最近 3 天着凉后出现尿频、小腹凉、尿急、尿痛。脉弦细沉,舌质淡,苔白腻。贫血病史 1 年余,血红蛋白 78 g/L。

诊断为肾虚夹杂湿热型尿频,予以温阳利尿治疗。

当归 15 g	黄芪 30 g	附子 6 g	滑石 20 g
龟甲 20 g	砂仁 10 g	黄柏 10 g	甘草 10 g
知母 10 g	鹿角霜 20 g	玄参 20 g	熟地 20 g
白茅根 30 g	蒲公英 30 g	石韦 30 g	车前子 30 g

7 剂,水煎服

服用上方后尿频、尿急现象基本消失,停药。

🈯 妇女反复发作的泌尿系刺激症状与肾虚寒湿关系很大。在此病的发展过程中,又会有其他变化,有时夹杂肝火、有时夹杂湿热,时间久了会损伤肾阴等。但是其本根是肾虚和湿气,有时寒湿和湿热是同时存在的,不能严格分开。比如附子薏苡仁败酱散,你认为该方是治疗寒湿还是湿热呢? 好像怎么解释都能行得通。

治疗该类疾病的大原则是补肾扶正、利尿祛湿。补肾时可加补气的黄芪以助气化,"气化则能出矣"。白茅根、石韦、蒲公英、车前子、滑石清热利尿,但利尿之品多会有伤阴之弊,故而加知母、玄参、熟地、黄柏以滋阴清热。

当归、黄芪、附子、滑石、龟甲、砂仁、黄柏、甘草这个用药组合是借鉴李寿田中医的经验。该方寒热同用,含有封髓丹组合,对多数反复发作的泌尿系刺激症状效果较好。

病例七

刘某,男,54 岁,2023 年 10 月就诊。昏沉乏力,尿频,夜尿多,尿不畅。超声提示肾结石。舌质暗,苔黄腻,脉沉伏有力。

诊断:尿频(湿热证)。

处方:

生地黄 20 g	山楂 30 g	西洋参 5 g	黄柏 3 g
酒大黄 5 g	泽泻 15 g	猪苓 5 g	荷叶 20 g
石韦 30 g	鸡内金 20 g	郁金 10 g	金钱草 50 g
海金沙 15 g	生地黄 20 g	泽泻 15 g	北柴胡 15 g
紫苏子 15 g	花椒 5 g	芒硝 5 g	黄芩 10 g
甘草 4 g	茵陈 30 g	乌药 10 g	车前子 10 g

9 剂,水煎服

复诊:2024 年随访,服上方后肾结石排出,排尿较前通畅,患者未再要求服药。中医认为肾结石的病机是肾虚而膀胱热,肾虚则气化不足,湿浊沉积,酿成结石;膀胱热则更加耗伤肾阴,湿热蕴于下,结成结石。治疗肾结石、胆结石均应首重疏通方法,气机畅通则结石易排除。气虚者则加黄芪、当归以补气,促进异物排出。结石由身体内的代谢成分酿成,形成之后又变成了异物,需要排出体外,跟痰饮的道理大致相仿。痰饮在上需要宣发肃降以排除,结石在下需要蒸腾汽化以排出。

我治疗肾结石时常重用五味药:石韦、金钱草、海金沙、鸡内金、郁金。体质不虚者加芒硝以软坚化石,其余药物根据患者体质加减。结石小于 1 cm 者易排,结石太大则考虑外科方法。结石阻塞尿路形成积水也会损伤肾功能,不能大意。

病例八

倪某,女,63 岁,2023 年 12 月 27 日就诊。尿频 30 年,夜间尿频严重,每晚小便达 6～9 次,影响睡眠,着凉后尿频加重。口干,大便成形,日一次。心烦,焦虑。齿痕舌,舌质暗紫,苔白腻厚,脉沉聚关数。

辅助检查:12 月 27 日尿常规未见明显异常。

诊断:尿频(湿热肾虚证)。

处方:

当归 10 g	黄芪 30 g	附子 8 g	滑石 20 g

| 龟甲 10 g | 黄柏 10 g | 甘草 10 g | 砂仁 8 g |
| 北柴胡 15 g | 黄芩 10 g | 石韦 20 g | 蒲公英 30 g |

6 剂,水煎服

二诊:1 月 2 日复诊,夜尿频略好转,小腹不适,腰疼。上方加淫羊藿 30 g,杜仲 5 g 以补肾。

三诊:1 月 8 日复诊,夜尿频略好转,仍有小腹不适,舌脉如前。患者症状虽有缓解,但不满意。考虑更方为五苓散加减,除湿以助气化,加山萸肉、益智仁以固肾,小茴香可增强肉桂之效。

处方:

| 猪苓 6 g | 茯苓 8 g | 泽泻 10 g | 白术 10 g |
| 肉桂 10 g | 小茴香 10 g | 山茱萸 10 g | 益智仁 15 g |

6 剂,水煎服

四诊:1 月 19 日复诊,尿频症状完全缓解,停药。

🔵 理论上可行的方法,临床实践中不一定效果好。《伤寒论》中的方剂不讲理论、专讲实践,常有意想不到之效果。后代验方、时方往往药味较多,经方则比较精炼,但是临床的困境往往需要经方才能突破。

病例九

张某,男,67 岁,2010 年冬就诊。颜面浮肿,双下肢浮肿,按之凹陷,约一个月。无明显诱因,自诉可能因夜间受风寒。饮食睡眠正常,无明显不适。舌苔滑,脉浮弦有力。

处方:小青龙加石膏汤(剂量记录不详)。水煎服 3 天。

后水肿消失。当时患者饮食起居都正常,没有进行西医化验检查。随访水肿未再出现。

🔵 这是我首次使用小青龙汤。当时对该方的理解不是太到位。小青龙汤是治疗内部寒饮,不是针对皮肤肿胀的方剂,但是该方能宣散肺气,起到提壶揭盖的效果,故而效果还不错。该患者水肿的病机应该是寒邪侵袭腠理,导致水液代谢失常而出现水肿。

病例十

景某,女,80 岁,2023 年 8 月 28 日就诊。颜面四肢浮肿 3 个月,按之凹陷,大便次数多且稀,胃胀打嗝,口干口苦,易出汗,严重出汗,冬天寒冷也会大量出汗,无盗汗现象,怕热无恶寒,睡眠欠佳,偶有喘促、憋气,小便无力。脉滑数沉,舌质红,有瘀斑,苔薄腻。

既往史:糖尿病 10 余年,注射胰岛素,血糖控制欠佳(空腹血糖

15 mmol/L)。重症肌无力半年,左侧眼睑下垂,四肢无力,口服激素治疗。腰椎管狭窄。

辅助检查:心脏超声示:左房轻度增大,左室肥厚,主动脉瓣反流,左心舒张功能减低,射血分数 51%。

诊断:水肿(湿热证)。

处方:

金银花 40 g	丝瓜络 15 g	车前子 30 g	白茅根 40 g
郁金 20 g	大黄 3 g	黄连 10 g	黄芪 30 g
北柴胡 15 g	紫苏子 30 g	花椒 5 g	黄芩 10 g
太子参 30 g	五味子 10 g	麦冬 15 g	泽兰 30 g
石韦 30 g	夏枯草 20 g	王不留行 30 g	
山药 30 g			

7 剂,水煎服

二诊:9 月 3 日复诊,颜面四肢浮肿减轻,出汗未见减轻。

处方:

太子参 30 g	五味子 10 g	麦冬 20 g	佛手 10 g
黄芪 30 g	当归 10 g	防风 20 g	白术 20 g
黄连 10 g	黄柏 10 g	黄芩 10 g	生地黄 30 g
熟地黄 30 g	桂枝 15 g	白芍 20 g	附子 6 g
炙甘草 6 g	大枣 15 g	北柴胡 15 g	

7 剂,水煎服

三诊:9 月 12 日复诊,颜面四肢浮肿反复,出汗未见减轻。

2023 年 9 月 12 日超声示:肝脏轻度弥漫性改变,胆囊壁欠光滑,胆囊结石(堆积范围 1 cm×0.6 cm)。

处方:

金银花 30 g	丝瓜络 15 g	车前子 30 g	白茅根 30 g
郁金 15 g	黄芪 30 g	北柴胡 15 g	黄芩 10 g
太子参 30 g	五味子 10 g	猪苓 10 g	百合 30 g
乌药 10 g	白芍 30 g	丹参 30 g	刘寄奴 10 g
首乌藤 60 g	牡蛎 30 g	大枣 15 g	陈皮 30 g
厚朴 15 g			

7 剂,水煎服

四诊:9 月 19 日复诊,颜面四肢浮肿减轻,出汗减少,睡眠欠佳,偶有喘促、憋气,小便无力。脉滑数沉软,舌质红,苔少。

处方:

金银花 30 g	丝瓜络 10 g	车前子 30 g	白茅根 40 g
郁金 15 g	黄芪 30 g	北柴胡 15 g	黄芩 10 g
太子参 30 g	五味子 10 g	猪苓 10 g	百合 30 g

桑叶 30 g	白芍 30 g	丹参 30 g	刘寄奴 10 g
首乌藤 60 g	牡蛎 30 g	山药 30 g	陈皮 30 g
鳖甲 8 g	酸枣仁 6 g		

7 剂,水煎服

后停药。

按 此病例是我门诊中见到的复杂疾病,患者年龄大,慢性疾病多,水肿原因很难用某一个病机解释,应该是多种因素综合作用的结果。治疗上以刘绍武的决渎汤和小柴胡汤加减为主,虽稍微见效,但是效果不稳定。我认为自己对该患者的认识还不到位,处方时抓不住主要矛盾,导致章法混乱。现在看来,治疗该病应该全面考虑,分清主次,用药时重点突破,尽量使用小方;且一边治疗,一边观察,一边调整。

病例十一

齐某,女,18 岁,2023 年 9 月 19 日就诊。眼睑浮肿 1 个月(自述新冠病毒感染后出现),无眼睑瘙痒,无肢体浮肿,稍有胸闷气短,无明显乏力,大便干燥不畅,口干不苦。舌质暗,苔白腻,脉沉滑数。

分析:该患者是一名大学生,饮食起居基本正常,仅眼睑局部浮肿,推断其应该不是内脏失调所导致。该患者经其他医生治疗无效,我决定从散表邪的角度尝试治疗。

处方:桂枝 8 g	白芍 10 g	甘草 5 g	生姜 6 g
大枣 6 g	白术 15 g	葛根 20 g	麻黄 6 g
苦杏仁 8 g	薏苡仁 20 g	大黄 3 g	北柴胡 8 g
黄芩 6 g	枳壳 6 g		

中药颗粒,6 剂,冲服

服上方后眼睑浮肿基本消退,停药。

按 针对患者的表部症状应该选择表证处方,葛根汤以散表邪,四逆散以疏通三焦气机,稍加大黄以除内热、通便,效果尚好。古人云"病邪在上者,因而越之",即是此意。上焦症状或来自风火上扰,或来自风寒袭上,或风湿侵上,均应以散邪为主要治法。若因肾虚上焦空虚、肝火上亢等脏腑失调原因导致上焦病证,则另当别论。

病例十二

刘某,女,46 岁,2023 年 10 月 8 日就诊。晨起颜面部浮肿,双下肢偶有浮肿,昏沉乏力,头晕,颈肩部紧张僵痛,周身关节酸痛,口干口苦,怕冷,腰腿凉,腰痛,心烦,睡眠尚可,但醒后周身乏力。舌质暗,苔白腻,脉沉伏细弱。

诊断: 水肿病(脾肾两虚证)。

处方: 葛根 20 g　　桂枝 10 g　　白芍 15 g　　川芎 15 g
当归 10 g　　泽泻 20 g　　茯苓 15 g　　白术 30 g
猪苓 10 g　　益母草 30 g　　巴戟天 15 g　　北柴胡 10 g
紫苏子 15 g　　花椒 5 g　　黄芩 10 g　　太子参 20 g
山药 15 g　　丝瓜络 10 g　　黄芪 30 g　　白茅根 30 g

7 剂,水煎服

复诊: 11 月 24 日复诊,口服上方后水肿明显消退,昏沉乏力减轻。患者未能继续服药,后水肿及其他症状反复,又予以前方 7 剂,未再复诊。

按 有些女性在绝经期前后出现不明原因水肿,为激素失调所致。主要涉及的病机是肾虚不能气化、肝郁脾虚导致内生湿气。治疗这类浮肿,可选择二仙汤、柴胡龙骨牡蛎汤、当归芍药散等,并可加入刘绍武的决渎汤、益母草之类利水药物。

病例十三

杨某,男,22 岁,2022 年 7 月 18 日就诊。主诉会阴部胀痛一周,尿急,偶有尿痛,口干口苦。舌质红,苔白腻,脉弦细滑数。

分析: 该患者的症状为尿路感染症状,但尿检、超声等检查结果记载不详。患者症状表现为下焦湿热,局部经络不畅,且无身体虚弱象。故而选择以驱邪为主的方药,以清利湿热、散结止痛。

处方: 炒川楝子 20 g　　荔枝核 20 g　　橘核 10 g　　熟地黄 30 g
蒲公英 30 g　　炒鸡内金 15 g　　白芍 20 g　　大黄 3 g
炒枳壳 10 g　　北柴胡 10 g　　炙甘草 5 g　　醋延胡 10 g
石韦 20 g　　蒺藜 15 g　　牡蛎 30 g　　黄芩 10 g

7 剂,水煎服

复诊: 2022 年 7 月 25 日前来复诊,会阴部位疼痛、尿急、尿痛症状明显缓解,但口干口苦仍明显,脉弦滑。考虑增强滋阴降火的药物,如三黄(苦寒清火)如地骨皮(清热泻火)。

处方: 川楝 10 g　　桂枝 20 g　　橘核 10 g　　熟地 30 g
蒲公英 30 g　　白芍 20 g　　柴胡 6 g　　甘草 5 g
石韦 20 g　　蒺藜 10 g　　地骨皮 10 g　　牡蛎 30 g
黄芩 8 g　　黄柏 8 g　　滑石 15 g　　黄连 5 g
山药 20 g

15 剂

服尽后症状消失。

按 该患者症状属下焦湿热,或称肝经湿热。湿热蕴于下焦则耗伤肾阴,故清利湿热时要同时滋阴,此法也可以称为滋阴利湿法。滋阴利湿法的代表性方剂是《伤寒论》中的猪苓汤,该患者也可以试用。首方思路是我比较惯用的方剂,效果尚稳定。炒川楝子、荔枝核、橘核取自刘绍武的调肠汤,以散结理气;合用四逆散也有此意。蒲公英、石韦以利湿热;熟地以滋阴。

首方见效之后,增加黄柏、黄连以苦寒坚阴、滋阴撤火,该思路治疗一些慢性前列腺炎效果也不错。如果小便不畅、前列腺增生严重,可以增加皂角刺、王不留行以增强散结之效。但是这类疾病会随着年龄的增长而越发难治,疗程会很长。

病例十四

孙某,女,58岁,2022年6月17日就诊。主诉尿频、尿急,颜面部及双手浮肿,偏头痛,睡眠欠佳多年,颈肩部着凉则酸痛。舌质淡红,苔薄白,脉聚关,尺脉不足。

处方:

麻黄 5 g	苦杏仁 5 g	石膏 15 g	炙甘草 3 g
茯苓 10 g	白术 10 g	桂枝 4 g	羌活 4 g
黄芩 6 g	独活 4 g	北柴胡 8 g	防风 6 g
川芎 6 g	升麻 3 g	葛根 15 g	当归 6 g
白芍 6 g	附片 6 g	细辛 4 g	麸炒枳壳 5 g
黄柏 4 g			

上方服用 7 剂后,颜面部浮肿基本消失,尿频尿急缓解,患者停药。

按 患者颜面部浮肿属于水气疾患,尿频、尿急也属于膀胱气化失司。舌脉无热象且偏虚,故而选择温化、发散之方,如小续命汤加减。

小续命汤是汉唐时期治疗脑中风的主要方剂。后世医家对于脑中风的认识改变,慢慢不再使用续命汤类方治疗中风。其实续命汤仍大有用武之地,其治疗脑中风的机理是发散上焦郁热、清热通脉。发散上焦郁热也是治疗肝阳上亢证的一种办法,《黄帝内经》所言"其在上者,因而越之"即是此意。

另外,续命汤还可以治疗多年咳喘病、面部浮肿疾患及一些肺心病、慢性支气管炎等。大家可能会对麻黄的兴奋性有所顾虑,也害怕此药会导致多汗而虚脱。对于麻黄的兴奋性副作用,张仲景提出先煎去沫、充足煎煮并尽量开盖煎煮以减轻。麻黄一般不会引起大汗,为安全起见,可以采用逐步加量的方案。

五、头痛、眩晕(肝系疾病)

病例一

王某,女,71岁,2016年12月就诊。主诉左侧头疼反复发作20年,发病时吃止疼药控制,此次发病吃止疼药无好转。左侧偏头痛,如粗针针刺样疼痛,生气后头痛发作加重。平时大便干,3～4天行一次。舌质暗,脉弦滑数。

分析:反复发作的头痛,在排除器质性病变后,一般与中医的肝气失调相关。情绪不良、疲劳或遭受寒邪侵袭,均会导致血管痉挛。病程长者,一般夹杂瘀血的病机。故而治疗时采用大柴胡汤加龙胆草、夏枯草以清泻肝火、疏散肝郁,桃核承气汤以化瘀排浊、推陈致新。处方如下:

桃仁5 g	大黄10 g	芒硝8 g	桂枝8 g
甘草6 g	红花5 g	当归12 g	白芍15 g
生地15 g	柴胡15 g	前胡20 g	清半夏10 g
黄芩20 g	沙参10 g	龙胆草5 g	夏枯草15 g
丹皮10 g	大枣10个		

5剂,水煎服

记得当时患者来住院处找我,正值其头痛发作,表情痛苦。我立即予以针刺左侧风池、合谷、百会,行泻法。十几分钟后,头痛减轻。继续针灸配合中药治疗五天,头痛症状消失。

患者头痛症状控制后,要求治疗咳嗽。补充病史:咳嗽20年,着凉后加重,无咳痰,有咽部不适感。辨证为咽部刺激性咳嗽,与风邪、瘀血相关。予以活血祛风、利咽止咳方,以桃红四物、失笑散打底,加止咳解痉药。处方如下:

五灵脂8 g	姜黄8 g	前胡20 g	厚朴10 g
杏仁10 g	桃仁10 g	当归10 g	川芎8 g
大黄10 g	白芍10 g	细辛3 g	射干10 g
地龙5 g			

5剂,水煎服

服上方5剂后,患者咳嗽明显减轻。嘱原方加陈皮、蝉蜕,继续口服5剂,咳嗽症状消失。随访未复发。

按 头痛是一种症状,临床中我们要结合检查探寻头痛背后的病根,排除重大疾患后,对其进行针对性治疗,以保障患者的安全。临床中常见血管性头痛、颈椎病导致的头痛、神经紊乱导致的头痛、高血压病头痛等。西医有更细的分型,大家应熟悉。

本患者的头痛症状提示肝郁气滞、气滞血瘀的病机,有气滞化火、上冲头脑的病势,故而采用小柴胡汤、桃核承气汤、四物汤打底进行加减,加龙胆草、夏枯草清散肝经郁热。此思路治疗肝郁气滞化火型头痛效果良好,运用时也应该灵活加减。

病例二

乔某,女,43岁,2024年2月就诊。头痛反复发作2年,近2年头痛月经前加重,后颈项部疼痛,头部转动加重,无头晕,无恶心。平时月经周期提前5天,带经4天,小腹凉、疼痛。平时易急躁,脉弦细弱,齿痕舌,舌质淡红,苔白腻。

诊断为肝郁夹杂湿型头痛,予以柴胡桂枝汤加减。处方如下:

葛根 40 g	桂枝 10 g	白芍 20 g	赤芍 20 g
甘草 10 g	木瓜 15 g	川芎 30 g	当归 6 g
柴胡 15 g	清半夏 10 g	黄芩 10 g	蔓荆子 30 g
羌活 10 g	防风 20 g	僵蚕 10 g	郁李仁 15 g
钩藤 20 g	大黄 5 g		

7剂,水煎服

复诊:服用上方后,头疼明显缓解。上方续服7剂。

后考虑到患者有月经前头痛加重的现象,且患者具备寒湿象,后来采用吴茱萸汤进行治疗。大约治疗一个月,头痛基本治愈。随访半年未复发。

🅑 该患者头痛有寒湿之象,且颈椎痛也比较明显。故而选择桂枝加葛根汤为主要方剂进行治疗。患者的寒湿之气需要以川芎、羌活、防风、木瓜等辛温之药通络除湿。中间合入小柴胡汤,考虑到月经前头痛为肝经不畅、上泛头脑的病机,且此人脾气急躁,故而加入解肝郁的柴胡剂。此方也可以认为是柴胡桂枝汤加减。

病例三

王某,女,60岁,2015年就诊。主诉发作性头痛18个月,复发伴呕吐2周,收入院治疗。入院时患者全头胀痛,伴头巅顶部灼热感,颜面发红灼热,头痛剧烈时则呕吐,转头时头痛加重,心烦易怒,食减少,大便秘结,睡眠欠佳。舌暗,苔腻,脉弦不虚。

第一次处方为我科室其他医师所开,处方如下:

石膏 30 g	土元 10 g	钩藤 20 g	天麻 12 g
蔓荆子 20 g	葛根 50 g	川芎 36 g	柴胡 18 g
白芷 10 g	胆南星 12 g	香附 20 g	丹皮 10 g
全虫 3 g	菊花 10 g	羌活 12 g	

2 剂,冲服

服药后患者呕吐一次,心中烦躁,四肢躁动。当时我在值夜班,针刺双内关穴,3 分钟后烦躁减轻。我对其调整处方思路,以疏肝降逆为主,处方如下:

柴胡 12 g	半夏 12 g	黄芩 10 g	党参 20 g
甘草 3 g	生姜 9 g	大枣 10 g	吴茱萸 9 g
黄连 3 g	枳壳 6 g	青皮 6 g	竹茹 10 g
陈皮 12 g	夏枯草 10 g	茯苓 10 g	大黄 3 g
栀子 10 g	龙胆草 6 g		

2 剂,冲服

服用上方后,患者头痛逐渐缓解。继续治疗 5 天,患者无不适,出院。

按 头痛是临床中常见的一种病证。头痛的原因有很多,脑出血、蛛网膜下腔出血、脑肿瘤、颅内感染等均会导致头痛症状,有时病情比较危重;而偏头痛、颈椎病、高血压病等导致的头痛病则不是那么危急。我们在治疗之前,要对患者头痛的性质做一个详细的了解,从症状上判定患者的危重性,结合辅助检查,一定把医疗安全放在首要位置。

中医治疗头痛有很多验方,这些验方有很高的参考价值。我们常犯的一个错误是执着于验方而忽视辨证论治,导致验方不灵验。该患者的首次处方是另外一个高年资医生开的治疗头痛的验方,以散偏汤为主进行加减。该方的配伍讲起来头头是道,然而效果却不好。第二个处方是我当时根据自己的辨证而开的方,效果尚好。患者具有肝郁化火的病机,故而选择了柴胡剂加夏枯草、龙胆草、栀子;又有胃气上逆的病机,故而加吴茱萸汤;温胆汤是配合小柴胡汤宣通湿浊气、降胆之逆的。

病例四

陈某,女,56 岁,2023 年 8 月 18 日就诊。头痛 20 余年,头痛部位在右侧眼眶、右侧耳后,严重时呕吐,每 3～5 天发作一次,每次发作口服去痛片。睡眠欠佳,每晚睡眠 4 小时左右,有时彻夜不眠,睡眠不好时头疼加重,明显乏力、昏沉,入睡困难,胃胀,大便干燥,易受惊吓,多梦。最近外感后咽痒咳嗽,舌质淡,有齿痕,脉沉细弱。

诊断:头痛(肝郁肾虚证)。

处方:

百合 10 g	乌药 7 g	丹参 10 g	郁金 7 g
五味子 4 g	白前 7 g	前胡 7 g	北柴胡 7 g
紫苏子 10 g	牡蛎 15 g	吴茱萸 4 g	黄芩 7 g
党参 8 g	甘草 4 g	陈皮 10 g	大黄 2 g
白芍 10 g	酸枣仁 3 g		

7 剂,水煎服

二诊:8 月 28 日复诊,服用上方后,头痛减轻,睡眠好转,胃胀等症状均有好转。原方续服 7 天。

三诊:9 月 5 日复诊,现头疼明显减轻,服药两周期间头疼轻微发作 2 次,睡眠好转,乏力好转,胃胀减轻,口干口苦减轻,自觉口中有黏痰。脉细滑促,舌质暗,苔略滑腻。续服上方 7 剂。

四诊:9 月 21 日复诊,19 号,20 号下午头痛发作,头痛部位在耳后、脑后,跳痛,无僵硬感,持续 4 小时,无恶心。现每晚睡眠 6 小时。脉细弱,舌质暗,苔白腻。打算从寒湿角度处方,选择《千金方》中的一个头痛方。

处方:

山药 10 g	山茱萸 8 g	细辛 3 g	秦艽 10 g
附子 5 g	肉桂 5 g	羌活 10 g	

7 剂,冲服

五诊:9 月 28 日复诊,口服上方后头痛未明显发作,继续上方思路,加补肾药。加巴戟天以增强附子补肾阳的力量,加杜仲以补肾安神,加四逆散为了解肝经之不畅。

处方:

山药 10 g	山茱萸 8 g	细辛 3 g	秦艽 8 g
附子 5 g	肉桂 5 g	羌活 8 g	杜仲 4 g
巴戟天 4 g	北柴胡 4 g	枳壳 4 g	赤芍 4 g
甘草 3 g			

7 剂,冲服

六诊:10 月 8 日复诊,口服上方期间,头痛一次,持续 2 小时,右侧后颈部跳痛,无恶心。患者治疗至今日,整体效果尚满意,睡眠明显好转,头痛虽有发作,但是发作次数和疼痛程度已经明显改善。患者此时的头跳痛属于肝经不畅的性质,采用中药息风止痉的药,如钩藤、僵蚕、川芎等。

处方:

山药 8 g	山茱萸 6 g	细辛 2 g	秦艽 6 g

羌活 6 g	北柴胡 5 g	白芍 8 g	甘草 3 g
荆芥 3 g	姜半夏 4 g	郁李仁 6 g	钩藤 10 g
防风 5 g	僵蚕 4 g	蔓荆子 8 g	醋延胡索 6 g
川芎 10 g	大黄 2 g		

7 剂,水煎服

七诊:10 月 16 日复诊,服用上方期间头痛未发作,暂无其他不适,上方续服 4 剂,停药,随访头痛未在复发。

🈲 此患者的头痛比较顽固,也比较复杂,病程达 20 年。导致头痛的病机非单一因素,在治疗时要充分考虑到。病程短的头痛,病机也单一;病程长的头痛,疾病在发展过程中会夹杂其他变化,故而病机也复杂。根据患者的细微症状变化,捕捉其背后的病机,进而对其进行治疗。

该患者的治疗过程中,有过几次调方,调方的方向变化也比较大,但是患者最终逐步好转。不同的处方,解决的病机不同。山药、羌活、附子、细辛方是《千金方》的一个方,是治疗寒饮上逆导致头痛的方剂。我认为,该方对于非热性的头痛都可以试用。

病例五

田某,女,44 岁,2023 年 8 月 28 日就诊。头晕 3 天,伴恶心,颈部无僵硬疼痛,右侧肩胛骨疼痛,向右转头头晕加重,平卧、站立或翻身活动也会有头晕。平时月经前头痛,偏右侧头痛,跳痛,头痛影响睡眠,伴恶心,稍进食多则腹胀,口干口苦,月经提前,经期无腰腹疼痛,少量血块,带经 8 天,量少,脚凉。舌质暗,苔略腻,脉沉短弱无力。

既往史:子宫肌瘤手术史。

分析:该患者头晕、头痛症状同时存在,患者认为自己的头痛症状已经多年,失去治疗信心,无治疗的意愿,只想解决头晕症状。其实对于中医来讲,我们要综合分析患者的所有症状,找到主要矛盾点。如果辨证准确,可能一个方剂能解决多种症状。

患者脉细弱无力,肢凉,舌质暗,苔腻,提示体内寒湿之气重,寒湿之气上冲头脑导致眩晕、头痛。患者月经前头部跳痛为肝经瘀滞不畅的表现。初步拟定疏肝解郁、温化寒湿之方,以吴茱萸汤、小柴胡汤打底。患者转头则头晕加重,提示颈椎影响血管供血,加桂枝加葛根汤对症治疗。

处方:
| 吴茱萸 8 g | 党参 15 g | 生姜 6 g | 细辛 3 g |
| 北柴胡 12 g | 姜半夏 6 g | 黄芩 6 g | 甘草 8 g |

石膏 30 g　　当归 6 g　　桂枝 10 g　　白芍 12 g

葛根 20 g

6 剂,水煎服

二诊:9 月 4 日复诊,头晕、恶心症状基本消失,右侧肩胛骨疼痛明显减轻,向右转头无头晕。考虑用原治疗思路进行治疗。患者未在月经期,头痛未发作。从病机的角度,为解决寒饮上逆的问题,加入《千金方》治疗寒饮上逆头痛的方剂:山药、山萸肉、细辛、羌活、附子、秦艽。

处方:吴茱萸 5 g　　党参 20 g　　生姜 6 g　　细辛 3 g

北柴胡 12 g　　葛根 15 g　　黄芩 8 g　　甘草 8 g

石膏 30 g　　当归 6 g　　桂枝 8 g　　白芍 15 g

秦艽 10 g　　山药 20 g　　山茱萸 10 g　　羌活 10 g

附子 6 g

6 剂,水煎服

三诊:9 月 11 日复诊,此次月经延后 10 天,无头痛发作,头晕、恶心消失,右侧肩胛骨疼痛明显减轻,向右转头无头晕。效不更方,上方继续口服 9 剂。

后患者头晕、头痛症状解决,睡眠可,体力较以往明显增强。此后处方又有些许变化,不再详述。经过一段时间继续服药,患者停药,随访三个月未复发,后来处方如下:

山药 10 g　　丹参 10 g　　北沙参 10 g　　北柴胡 6 g

杜仲 6 g　　党参 6 g　　当归 8 g　　白芍 8 g

大黄 10 g　　白术 15 g　　酸枣仁 4 g　　山茱萸 6 g

附子 4 g　　秦艽 6 g　　细辛 2 g　　羌活 4 g

🔘 **按** 该患者头痛符合血虚、寒湿、气逆的表现,故而在治疗时应兼顾养血、温阳除湿、降逆这几个关键点。后期为防反复,则着重养血疏肝补肾法。

病例六

茅某,女,54 岁,2023 年 9 月 1 日就诊。头痛 30 年,右侧头部胀痛、闷痛、牵扯眼眶疼痛,伴恶心,着凉或者情绪波动会诱发。平时手脚凉,心悸,烘热汗出。舌质暗,胖大舌,齿痕,苔白腻,脉上溢滑数。

分析:患者症状提示为血管神经性头痛,中医病位在肝。治疗以疏解肝经之郁、行气活血、祛风止痉为主。此方法对于脉象弦而有力的头痛效果较好。

处方: 荆芥 10 g　　　防风 15 g　　　蝉蜕 5 g　　　僵蚕 10 g

蔓荆子 30 g　　　全蝎 4 g　　　川芎 20 g　　　醋延胡索 15 g

北柴胡 10 g　　　白芷 10 g　　　姜半夏 10 g　　　甘草 5 g

郁李仁 20 g　　　钩藤 30 g　　　白芍 30 g　　　大黄 6 g

香附 15 g　　　黄芩 10 g

7 剂,水煎服

复诊: 9 月 8 日复诊,头痛略减轻,余症未变。但是患者头痛的缓解程度似乎没有达到我的预期,感觉还是辨证欠准确,决定更方,从调神的角度处方。

处方: 百合 30 g　　　乌药 10 g　　　丹参 30 g　　　郁金 10 g

五味子 10 g　　　牡蛎 30 g　　　前胡 20 g　　　北柴胡 15 g

紫苏子 30 g　　　吴茱萸 8 g　　　黄芩 15 g　　　北沙参 30 g

陈皮 30 g　　　大黄 5 g　　　白芍 30 g　　　姜半夏 10 g

葛根 50 g　　　大枣 15 g　　　石膏 30 g　　　防风 20 g

7 剂,水煎服

服用上方头痛明显减轻,效果强于首次处方。现偶有隐痛,但因患者去外地,遂停药。

按 此患者的首次处方为我治疗头痛的惯用方剂,多数情况下效果满意。如效果欠佳,则根据患者具体体质进行调整。该患者的头痛病位在肝,第二次调神方剂主要解决的也是肝经瘀滞的矛盾。因矛盾点在上焦,故而加防风、葛根、前胡以疏散上焦邪气,加石膏以清上焦热。

病例七

栾某,女,50 岁,2023 年 9 月 8 日就诊。头痛、头晕 20 年,情绪激动则头痛,头痛发作时恶心,严重时呕吐,大约每个月发作 2 次。双下肢发凉,怕冷,易出汗,白天烘热汗多,情绪激动或活动则出汗。舌质红,苔白腻,脉沉滑有力。

诊断: 郁病(肝郁肾虚证)。

处方: 荆芥 6 g　　　防风 6 g　　　蝉蜕 4 g　　　僵蚕 6 g

蔓荆子 15 g　　　吴茱萸 6 g　　　川芎 10 g　　　醋延胡索 10 g

北柴胡 10 g　　　白芷 6 g　　　姜半夏 10 g　　　甘草 3 g

郁李仁 15 g　　　钩藤 10 g　　　白芍 20 g　　　大黄 3 g

葛根 20 g　　　龙胆草 4 g　　　夏枯草 10 g

6 剂,水煎服

复诊：上方效果好，继续上方 9 剂后停药。

按 该患者头痛发作与情绪相关，且具有烘热出汗症状，脉象不虚，符合肝郁化火、上冲头脑之证。故而治疗时首重散邪疏肝解郁，龙胆草、夏枯草、钩藤是疏散肝经郁热的主要药物。凡头痛导致恶心呕吐者，均应加入吴茱萸，该药降逆作用非常直接。如果患者热象明显而有需要降逆，则考虑使用吴茱萸配合黄连、石膏以佐之。

病例八

胡某，男，25 岁，2023 年 9 月 13 日就诊。主诉头痛 7 年，大约每周头痛发作一次，头痛发作时伴恶心、头晕，睡眠休息后疼痛缓解。平时入睡困难，焦虑，下阴潮湿，口干舌燥。舌质淡，苔薄黄腻，脉弦滑数。

分析：该患者头痛呈发作性，伴焦虑、睡眠障碍，脉弦数滑，属于肝郁气滞型头痛。苔黄腻，下阴潮湿，为夹杂湿热之象。故而选择疏散肝经郁热、清热除湿的方剂，以散偏汤为主。

荆芥 10 g	防风 10 g	蝉蜕 4 g	僵蚕 10 g
蔓荆子 20 g	吴茱萸 8 g	川芎 20 g	石膏 30 g
北柴胡 20 g	白芷 6 g	生姜 8 g	吴茱萸 8 g
郁李仁 15 g	钩藤 15 g	白芍 20 g	大黄 4 g
葛根 15 g	姜半夏 8 g	甘草 6 g	

6 剂，水煎服

复诊：9 月 28 日复诊，服上方后头痛无发作，睡眠可，舌脉大致同前。续服 6 剂，头痛症状消失，停药。

按 该患者比较年轻，治疗得当的话恢复能比较快。关于散偏汤不再过度解释，大家自行查阅学习。这里重点说说吴茱萸，吴茱萸治疗头痛，属于胃气上逆的比较适合。吴茱萸辛温大热，有降逆之效，专降上冲头脑之寒饮。临床中，只要见到胃气上逆之证便可考虑使用该药。如有内热，加生石膏以佐制其热性。临床体会，加吴茱萸后效果提升。

病例九

咖嘉，女，45 岁，俄罗斯人，2023 年 9 月 22 日就诊。有随同翻译进行转述。头痛 2 年，右侧偏头痛，阴天时头痛加重，伴昏沉乏力，腹胀，眼睑浮肿。舌质淡，苔薄白，脉沉滑数。

分析：因语言关系，翻译过程中可能存在偏差。患者主要想解决头痛的问题。另外，该患者形体偏胖，昏沉乏力，眼睑浮肿，提示体内湿浊之气过重。脉象不虚，提示内有郁热。故而处方从痰浊瘀滞的角度进行治疗。

处方：

葛根 30 g	荆芥 10 g	防风 10 g	僵蚕 10 g
蔓荆子 20 g	土茯苓 30 g	川芎 15 g	醋延胡索 6 g
北柴胡 10 g	白芷 6 g	姜半夏 8 g	甘草 6 g
郁李仁 15 g	钩藤 20 g	白芍 15 g	大黄 3 g
羌活 6 g	龙胆草 4 g	夏枯草 15 g	

9 剂，水煎服

上方服完后头痛消失，其余症状也缓解。患者很是高兴，向周围朋友介绍中药之神奇效果。

🔘 该病例的处方也含有散偏汤的成分，结合痰浊头痛的病机，重用土茯苓、半夏解决湿邪问题。患者在阴天时头痛发作加重，提示清阳不升、痰浊瘀滞。荆芥、羌活除湿祛风止痛，这是治疗该头痛比较关键之处。

病例十

郝某，男，71 岁，2023 年 10 月 8 日就诊。主诉右侧偏头痛 1 个月余，呈紧张性疼痛，牵扯眼眶疼痛，右侧眼眶疼痛为重，无明显头晕。口中乏味，嗅觉减弱，咳嗽白痰，黏稠。舌质红，苔白干燥，脉弦滑数上溢有力。

辅助检查：头核磁示：额叶、颞叶脑梗死伴软化灶，多发腔梗，无新发病灶。右侧大脑前动脉 A1 段狭窄。颈椎 C3-7 间盘突出。

诊断：头痛（肝阳上亢证）。

处方：

荆芥 10 g	防风 15 g	蝉蜕 6 g	僵蚕 15 g
蔓荆子 30 g	牛蒡子 30 g	川芎 20 g	醋延胡索 15 g
北柴胡 15 g	白芷 10 g	甘草 10 g	郁李仁 20 g
钩藤 30 g	白芍 30 g	大黄 5 g	鱼腥草 30 g
桑叶 15 g	龙胆草 6 g	夏枯草 15 g	

7 剂，水煎服

口服上方后头痛基本告愈，停药。

🔘 患者虽然年龄较大，但是头痛病程比较短，故而治疗也比较容易。患者头痛的形式属实，不虚，肝阳上亢化火的病机明显。另外，患者有肺阴虚燥热的病机，故而治疗时也选散偏汤加龙胆草、夏枯草疏散郁热，加入白芍、桑叶滋阴润燥，整体效果良好。

病例十一

罗某，男，18 岁，2023 年 10 月 15 日就诊。右侧偏头痛 1 周，颈部后疼痛，疼痛呈针刺样，鼻塞不畅，口干。舌质红，苔白腻，裂痕舌，脉沉细滑数。

诊断：头痛（湿邪蕴于太阳经）。

处方：
苍耳子15 g	辛夷8 g	葛根15 g	麻黄5 g
王不留行15 g	陈皮15 g	大黄6 g	党参10 g
紫苏子15 g	花椒4 g	黄芩6 g	北柴胡12 g
炙甘草3 g	大枣6 g	白芷6 g	路路通8 g

7剂，水煎服

复诊：10月22日复诊，头痛鼻塞明显缓解，上方续服14剂，症状解除，停药。

🅑 此患者为一高中学生，平时学习压力大，头痛、鼻塞的毛病给学习造成很大困扰。处方并没有选择治疗头痛的系列方剂，而是选择刘绍武的理鼻汤进行加减，以除上焦湿热、开窍，一箭双雕，这也算是理鼻汤的创新性运用。掌握专病专方的治疗手段固然重要，但是掌握辨证论治的精华后，临床应用更加灵活，更能发挥验方的作用。

病例十二

司某，女，41岁，2023年11月21日就诊。主诉头晕头痛10天，伴恶心，无呕吐，平时睡眠欠佳，心慌，手足心热，烘热出汗。齿痕舌胖大，苔白腻，脉沉滑弦。

诊断：头痛（肝郁气滞、湿浊上逆）。

处方：
荆芥6 g	防风10 g	僵蚕8 g	蔓荆子20 g
川芎20 g	醋延胡索10 g	北柴胡9 g	白芷6 g
姜半夏6 g	甘草5 g	郁李仁15 g	钩藤15 g
白芍20 g	大黄3 g	吴茱萸6 g	木瓜6 g
葛根20 g	龙胆草4 g		

3剂，水煎服

复诊：11月26日复诊，头疼减轻，发作时疼痛程度减轻，后颈部疼痛，全头胀痛。

处方：
荆芥6 g	防风10 g	僵蚕6 g	蔓荆子15 g
川芎15 g	醋延胡索10 g	北柴胡9 g	白芷6 g
姜半夏6 g	秦艽10 g	郁李仁15 g	钩藤15 g
白芍20 g	大黄3 g	吴茱萸6 g	木瓜6 g
葛根10 g	龙胆草4 g	羌活10 g	山茱萸10 g
山药10 g	细辛2 g		

6剂，水煎服

按 该患者头痛、头晕，颈部酸痛，属于清阳不升、经络瘀滞的表现；睡眠欠佳、心慌、烘热出汗则为肝郁化火的表现。该患者的主要矛盾在于肝郁气滞夹杂痰湿，阻塞经络，导致清阳不升，故而出现晕痛表现。选方时以散偏汤为主，加入吴茱萸降逆，羌活、葛根升清阳，木瓜除湿通络。其实该患者使用经方桂枝加葛根汤合小柴胡汤也有一定疗效，该组合也可以起到升清降浊、疏通经络的作用。

病例十三

莫某，女，61岁，2020年之前病例。反复头晕5年，此次又头晕发作5天。主要症状：头晕恶心呕吐，视物旋转，双下肢浮肿。静滴改善循环药效果欠佳。脉短滑，舌红，苔白少津。

既往史：高血压20年，糖尿病2年。

诊断：肝胆火旺、肝风内动型眩晕。

予以印会河的清泄肝胆方加减。

处方：
柴胡12 g	黄芩10 g	半夏10 g	青皮6 g
枳壳8 g	竹茹10 g	胆草5 g	栀子10 g
蔓荆子15 g	苍耳子15 g	大青叶15 g	菊花10 g
钩藤15 g	党参20 g	桑寄生30 g	夏枯草15 g

按 此患者属于典型眩晕患者，发病原因是多方面的，颈部血管、颈椎、血压、情绪等等均有影响。故治疗时应当抓主证，该眩晕符合肝胆火旺上冲于脑的眩晕表现，故而应该疏散肝胆风热之邪。使用上方3天后患者眩晕缓解，6天后明显缓解，9剂后眩晕基本消失，腿部浮肿消退，整体状态较好，停药。该方并没有利水之药，但是下肢浮肿会随着眩晕的好转而消退。我认为该现象是由于三焦火邪阻塞水道而成的水肿，"三焦者，决渎之官，水道出焉"。但并不是所有浮肿都需要健脾补肾才能解决，这点应该注意。

印会河的清泄肝胆方治疗肝胆火旺型眩晕效果很好，抓住眩晕不敢睁眼的主要症状即可使用。我在临床中使用该方多次，凡有上述症状且脉象弦而不虚者，使用该方效果均好。但若有腰部以下酸痛、发凉等肾虚症状，且脉沉弱者，使用该方效果不好。

病例十四

杨某，女，60岁，2023年8月17日就诊。主诉头晕30年余，现症头晕、头胀，有上冲感觉，情绪紧张则加重。平时睡眠欠佳，颈部酸痛，怕风、怕凉,易出汗,乏力,四末不温,口苦。脉沉缓,尺脉不足,舌质暗,苔略黄腻。

辅助检查:超声示:双侧颈内动脉内膜改变伴右侧颈动脉球部斑块,左侧颈内动脉右侧椎动脉椎间段血流速度减低,右侧椎动脉椎间内径较左侧狭窄。核磁平扫示:脑内少许腔隙性梗死灶。

分析:患者头晕、头胀,颈部酸痛,怕风、怕凉、四末不温,提示寒湿之气阻碍清阳上升,舌脉也支持此方向。故而选择桂枝加葛根汤为主,增加黄芪、细辛、川芎以升清阳;鹿衔草强壮筋骨除湿,兼有止汗作用;刘寄奴除湿通络活血。

诊断:眩晕(寒湿阻络、清阳不升型)。

处方:

桂枝 15 g	白芍 20 g	炙甘草 8 g	葛根 30 g
黄芪 30 g	姜黄 10 g	白术 30 g	细辛 3 g
鸡血藤 30 g	北柴胡 15 g	黄芩 10 g	党参 20 g
陈皮 30 g	大黄 4 g	鹿衔草 30 g	刘寄奴 6 g
茯神 30 g	川芎 15 g	酸枣仁 10 g	姜半夏 10 g
知母 15 g			

7 剂,水煎服

复诊:8 月 23 日复诊,头晕减轻,上方续服,后未再复诊。

按 该患者的头晕症状与颈椎病、椎基底动脉供血不足相关,治疗上选择桂枝加葛根汤效果比较稳定。此类患者临床多见,应该注意运用此方。如情况允许,葛根可以加至 60 g 甚至更多;但有些人服药大量葛根汤后胃部不适,故而应该逐渐加量。一般葛根 30 g 即可以起到升清阳、缓解颈部紧张不适的作用。

颈椎病如果影响到患者的睡眠,出现心烦、情绪急躁等症状,甚至失眠等神经症状,应该考虑合入柴胡剂以解郁安神。

病例十五

王某,女,41 岁,2023 年 9 月 4 日就诊。主诉头晕 1 周,无头痛,伴颈部僵痛。平素手脚凉,月经后延,无痛经,有血块,带经 6 天,经期双侧乳腺疼痛。舌质红暗,苔白腻,脉沉弱。

辅助检查:乳腺超声示:双侧乳腺小叶增生。颈椎片示:颈椎骨质退变,部分椎间孔变窄。TCD(经颅多普勒)示:双侧大脑后动脉血管痉挛。

诊断:眩晕(寒湿阻络、清阳不升型)。

处方:葛根 30 g 桂枝 10 g 赤芍 10 g 白芍 15 g

炙甘草 6 g	木瓜 10 g	北柴胡 15 g	姜半夏 8 g
黄芩 8 g	薏苡仁 30 g	川芎 15 g	苍术 10 g
厚朴 10 g	防风 10 g	防己 5 g	

6 剂,水煎服

复诊: 9 月 11 日复诊,头晕减轻,今日月经至,小腹下坠疼痛,脚凉,近来略有呃逆症状。仍以上方为主,加降逆之旋覆花、代赭石。

处方: 葛根 30 g	桂枝 10 g	白芍 15 g	酒大黄 5 g
炙甘草 6 g	木瓜 10 g	北柴胡 15 g	姜半夏 8 g
黄芩 8 g	薏苡仁 30 g	川芎 15 g	苍术 10 g
厚朴 10 g	防风 10 g	香附 15 g	郁金 10 g
旋覆花 10 g	代赭石 6 g		

6 剂,水煎服

后患者头晕症状完全缓解,改方调理患者睡眠等问题。

按 此例患者的头晕症状为后循环缺血所致,进一步的原因是颈椎病。患者体质偏寒、偏弱,为寒湿之邪阻滞太阳经,故而选择桂枝加葛根汤,增加苍术、薏苡仁、木瓜以除湿通络,小柴胡以升清降浊。另外,该方若加黄芪后效果可能更好,因黄芪可以补上气之不足;但我习惯于先祛邪、后扶正,故而未加黄芪。

该患者虽然脉弱,但是也存在肝经瘀滞的病机,故而加香附、郁金。

病例十六

赵某,男,86 岁,2023 年 9 月 5 日就诊。主诉头晕 1 月余,转头则头晕明显,睡眠可。脉弦缓,舌质红,苔略黄腻。

辅助检查: 8 月 30 日核磁示:双侧丘脑、双侧基底节放射冠腔隙性脑梗死,脑白质退行性病变。

诊断: 眩晕(湿邪阻滞型)。

处方: 葛根 30 g	泽泻 15 g	磁石 15 g	白术 15 g
川芎 15 g	石菖蒲 10 g	牛膝 20 g	姜半夏 10 g
路路通 15 g	桑寄生 30 g		

3 剂,水煎服

复诊: 9 月 11 日复诊,服用上方 3 天后头晕明显减轻,转头时头晕无加重,夜尿频。上方加益智仁 20 g,续服 6 剂停药。

按 高龄患者脑动脉血管功能减退,内脏功能减退。首先应该对患者的头晕性质作出判断,通过查体排除相对重的疾病。该患者为高龄患者,除头晕外无其他明显不适,生活也比较自律;脉弦缓,舌苔腻,存在湿浊阻塞经络的病机。另外,患者的辅助检查提示其存在明显的脑动脉硬化甚至一些血管出现闭塞,故应以疏通为治。该方剂是张琼林医生的方剂,疏通为治,另有降逆、开窍醒脑作用。我经常使用此方,效果尚可。该方的主要药物为葛根、泽泻、生磁石、白术、川芎、石菖蒲、牛膝、半夏。方中葛根、川芎疏通经络而升清;白术、泽泻利湿降浊;牛膝、半夏引浊下降;石菖蒲开窍化湿。该组合对于湿浊阻塞经络而出现眩晕症状者效果好,在运用时可根据患者兼证进行加减,此方合用柴胡剂的机会很多,大家可试用。

病例十七

苗某,女,64岁,2023年10月23日就诊。主诉眩晕发作5天,伴视物旋转,恶心呕吐,耳鸣,头沉如裹,睡眠欠佳,胸闷气短,心慌,口干口苦。舌质暗红,苔黄腻,脉沉滑缓有力。

诊断:眩晕(肝胆火旺证)。

处方:

北柴胡15 g	姜半夏10 g	黄芩10 g	龙胆草6 g
栀子10 g	大青叶8 g	陈皮15 g	青皮10
枳壳10 g	竹茹10 g	大黄5 g	蔓荆子20 g
苍耳子20 g	葛根20 g	夏枯草10 g	桑叶15 g
钩藤15 g	蒺藜10 g		

7剂,水煎服

复诊:头晕完全缓解,但睡眠欠佳,胸闷气短,心慌,口干口苦。舌质暗红,苔黄腻,脉沉滑缓有力。调方为疏肝安神思路,兼清肝胆火。

处方:

百合20 g	乌药10 g	丹参30 g	郁金10 g
五味子10 g	牡蛎30 g	北柴胡15 g	紫苏子20 g
花椒3 g	黄连片5 g	党参15 g	甘草5 g
陈皮30 g	大黄3 g	白芍15 g	龙胆草3 g
夏枯草10 g			

6剂,水煎服

按 突然发作的眩晕与平时头目昏沉症状有根本的差异,大家要对各种头晕的性质进行明确分辨。突然发作的眩晕属于风邪性质,一般在失眠、疲劳、焦虑的应激状态下诱发。治疗时一般采用印会河的清泄肝胆方,此思路效果可靠。临床运用时,我稍作加减,但加减时不离开肝胆火旺、化风袭上的主要病机。脉象有力者加钩藤,脉虚体弱者莫用钩藤,因钩藤属于疏散之物。桑叶、蒺藜清肝明目,清上焦风邪,是常用组合。

突然发作的眩晕,如果辨证准确,一般两副药就会有效。如果无效,则提示辨证方向不正确。该类病发作迅速,治疗得当缓解也快,与慢性疾病有明显差异。上方服用七天,眩晕症状基本消失,后用疏肝安神发调整患者睡眠,并稍加清泄肝胆的夏枯草、龙胆草。

病例十八

王某,女,53岁,2016年住院病例。因头晕、剧烈呕吐,不敢睁眼,视物旋转入院。血压190/100 mmHg,静滴甘露醇无效,仍呕吐不止。舌质淡,苔白腻,脉数偏弱。

入院后静滴天麻素、银杏叶制剂,针刺百会穴、双曲池后呕吐明显缓解。入院第二天,患者仍眩晕,不敢睁眼,不敢转头,有恶心感,予以中药治疗。

处方:

苍耳子10 g	仙鹤草60 g	半夏12 g	栀子8 g
竹茹15 g	柴胡20 g	大青叶15 g	青皮6 g
甘草6 g	蝉蜕5 g	蔓荆子15 g	徐长卿30 g
大枣20 g	黄芩10 g	人参10 g	茯苓15 g
龙胆草3 g	枳壳7 g	大青叶15 g	

水煎服,3剂

服上方3剂后,患者恶心完全缓解,头晕明显缓解,可下地行走;但仍感头晕昏沉,双脚无力,走动100米左右会感觉到乏力。面色㿠白,舌质淡,苔薄腻,脉短缓无力。

患者头晕昏沉乏力,面色㿠白,舌质淡,脉沉弱无力,符合血虚湿重的表现,故而予以养血利湿治疗。方用四物汤各10 g,茯苓80 g,桂枝15 g,白术25 g,甘草15 g。

服用该方后效果不明显,患者仍感乏力、昏沉、头重脚轻,转头则头晕加重,脉滑弱。诊断为肾虚风动。予以天麻、钩藤、珍珠母、菊花、夏枯草、龙胆草、赤芍、川断、青葙子、枸杞、山药、山茱萸、茯苓。

服用上方2剂后,头晕乏力逐渐减轻;但睡眠欠佳,脉沉弱。后以归脾汤加减善后,带药出院。

处方:

甘草8 g	白术10 g	茯苓10 g	黄芪60 g
升麻3 g	山茱萸20 g	茯神15 g	当归15 g
党参15 g	龙眼肉30 g	远志3 g	柴胡6 g
枣仁10 g	羌活5 g	防风12 g	仙鹤草70 g
桂枝8 g	生麦芽15 g	生姜10 g	大枣10 g

按 该患者眩晕急性发作期为风火上扰的性质,选择清泄肝胆火的思路治疗,方剂以印会河的眩晕方为主。因患者脉弱,故增加仙鹤草60 g,人参10 g(据说仙鹤草具有治疗眩晕的作用)。徐长卿有镇静作用,可以定风,故而加入。其实天麻完全可以代替徐长卿的定风作用。现在看来,首次处方还能再精简一下。

在眩晕、恶心、呕吐症状缓解之后,患者的头晕昏沉症状和急性发病期的症状性质不同,故而采用健脾补肾法而收效。治疗头晕昏沉乏力的方剂有很多,不必拘泥于某些特定方剂。

病例十九

李某,女,50岁,2016年就诊。主诉头晕,恶心,呕吐,乏力,睡眠欠佳,胃胀,右胁胀闷,饮食欠佳。舌质暗,苔腻,脉沉弱短。

处方:
大枣10 g	黄芩10 g	熟地10 g	陈皮24 g
木香12 g	茯苓10 g	枳壳6 g	大黄6 g
当归10 g	白芍30 g	党参10 g	生姜9 g
竹茹5 g	川芎6 g	甘草3 g	半夏12 g
蝉蜕6 g	柴胡18 g		

服上方9天后,患者头晕、胃胀、右胁下胀症状基本消失。

按 此患者表现属于风火型眩晕,胃胀、右胁肋胀闷症状属于胆胃气郁,采用大柴胡汤加减合温胆汤治疗。此方并没有使用天麻、钩藤类治疗眩晕的专药,而是着重解决了肝郁化火的病机,眩晕随之而愈。我曾有一个阶段几乎不用天麻治疗眩晕,效果也还可以。后来对天麻有了全面认识,才慢慢使用该药。我认为,天麻属于温性,偏补虚而定风止眩,肝胆实火莫用,偏虚者可用。

病例二十

张某,女,56岁,2016年就诊。主诉低血压多年,时常头晕不能行动,自觉头脑反应变慢,心悸乏力,食欲不好,口干舌燥。脉象缓,虚软乏力。病性属虚,予张锡纯升陷汤加减。

处方:
黄芪100 g	山药30 g	沙参70 g	知母30 g
甘草15 g	桂枝15 g	升麻10 g	柴胡10 g

5剂,水煎服

上方服完继续口服调心汤加生脉饮。

处方: 党参30 g　　麦冬50 g　　五味子30 g　　桂枝30 g

肉桂 8 g	云苓 30 g	桑寄生 50 g	百合 30 g
丹参 30 g	郁金 15 g	乌药 15 g	生牡蛎 30 g
瓜蒌 30 g	柴胡 25 g	半夏 15 g	大黄 5 g
甘草 15 g	黄芩 15 g	陈皮 30 g	枣 10 个(掰开)

10 剂,水煎服

上方用完,血压已恢复正常,各种症状基本消失。告之尽量避免劳心过度。

按 上气不足,则头为之苦倾,同时有心悸乏力症状,严重时甚至可晕厥。此患者平时操劳过度,气血暗耗,故而直接使用升阳补气方剂。后期使用调心生脉饮方剂,效果尚好。

头晕有很多种,有时患者心动过缓、心脏停搏也会出现该症状,严重者出现猝死,不要大意。必要时应完善西医检查,以进一步明确病因,再定治疗计划。

六、中风、高血压病

病例一

崔某,男,50 岁,2015 年 5 月 21 日就诊。主诉左侧肢体无力 12 天,语言謇涩 1 天。患者于 12 天前无明显诱因出现左侧肢体无力伴头晕,无头痛,无恶心、呕吐,随即来我院就诊。血压 170/110 mmHg,左侧中枢性面舌瘫,左侧肢体轻偏瘫,左半身浅感觉减退。头颅 CT 示:腔隙性脑梗塞。

给予口服马来酸依那普利叶酸片、静脉滴注银杏叶提取物注射液治疗,患者症状明显减轻。昨日上午 8 点钟,患者又出现左上肢无力、语言謇涩,半小时后自行缓解。今日上午 10 点钟,出现左上肢无力、头晕、视物模糊,无恶心呕吐,无视物旋转,休息后症状缓解。患者为求系统诊治,今日到我院门诊就诊,门诊以"中风(腔隙性脑梗死)"收入院。现患者现左侧肢体无力,头晕,视物模糊,无视物旋转,无恶心呕吐,睡眠尚可,饮食、二便正常。

患者入院后给予抗凝、抗血小板聚集、改善循环药静滴治疗。用药三天,仍感觉头重脚轻、头目昏沉。根据其头重脚轻的症状特点,分析其主要病机是肝肾亏虚于下,肝风上扰于上。采用印会河的天麻钩藤饮加减方。

处方： 天麻 10 g　　钩藤 15 g　　珍珠母 30 g　　菊花 15 g

　　　　龙胆草 8 g　　夏枯草 20 g　　赤芍 15 g　　川断 10 g

　　　　青葙子 20 g

水煎服

患者服用完 1 剂即感觉到头晕、头重脚轻明显减轻。第二次处方加细辛、附子各 3 g，并加重钩藤、天麻用量。

患者住院 10 余天后出院，入院时的主诉症状基本消失。出院后继续使用中药治疗 1 月余，期间用过 7 剂小续命汤，未出现头晕症状，四肢活动基本正常。随访 3 年，患者中风未复发。

按 中风是常见的脑血管病。我最初在医院的病房工作，管理过很多脑梗死急性期和恢复期病人，后来又到西医脑病专科医院进修，对北方常见的脑梗死病有比较全面的了解。个人认为，在脑中风的诊断和治疗中，采用中西医结合的方式是最为有利的。临床中结合核磁检查，了解患者血管状态，对评估患者预后和病情发展很重要。这些知识要不断丰富。

在临床中，中医和西医能够相互弥补其不足之处。比如，一名反复脑梗的患者在核磁检查后发现大脑后循环将近闭塞，当时到省内血管外科就诊，综合评估后并未进行相关处置，告诉患者回当地医院康复观察。该患者一直有严重的头晕症状，使用一般西药治疗效果不好。一天我在值夜班时，患者家属找我处理患者头晕问题。我在了解患者情况后，对其进行针灸治疗，采用风池、风府穴位为主，当时即有明显疗效。第二天患者自觉头脑清晰，比往常舒适。但是患者大脑后循环血管问题是根本，针灸只能缓解一时症状，不能根治其病。

关于大脑动脉重度狭窄这个问题，能否用中药方法解决，我曾请教过很多医生，但是并未得到满意答案。这点我也在不断摸索和观察之中。

此患者出现头重脚轻的头晕症状，采用印会河老中医的方子，效果很好。大家可以自己阅读相关书籍，加深印象，在印老治疗头晕的一系列方子中，清泄肝胆方也是临床很值得采用一张方子，效果很稳定。

病例二

丁某，男性，50 多岁，脊髓型颈椎病，椎管扩张术后，来我院进行康复治疗。入院时四肢无力，双下肢无力较重，不能站立行走，手脚心烦热，口干舌燥，怕热，脉象沉有力。

患者体质为阴虚内热型体质，故而采用滋阴通络的方剂——大补阴丸加减。

处方： 白芍 30 g　　川膝 10 g　　龟甲 10 g　　当归 10 g

| 葛根 30 g | 黄柏 6 g | 羌活 12 g | 桑枝 12 g |
| 熟地 30 g | 蜈蚣 1 条 | 知母 30 g | |

服药 7 天后,感觉手脚心发热明显减轻,四肢力量有所增强。此时有腰痛症状,加骨碎补、杜仲,续服 10 剂。后手脚心烦热、口干舌燥等症状消失。继续在我院进行康复运动治疗一段时间,期间坚持服用中药。后患者肢体力量基本恢复正常,出院。

按 此患者为颈椎间盘突出导致的脊髓受压,进而出现肢体无力。手术解压后进行康复治疗。康复过程中,针对患者体质进行相应的中药调理,可以缩短康复疗程,提升康复效果。该患者的肢体无力要参考痿证的治疗。阴虚型的痿证,首选大补阴丸。葛根、桑枝、蜈蚣等起到解痉通络作用。该方中桑枝的用量应该提升至 30 g 以上,或换成桑寄生更加适合,因桑寄生能够起到活血、补益肝肾、强壮下肢的作用。

病例三

杨某,65 岁,男,于 2016 年 1 月 3 日晚 11 时许就诊。无明显诱因出现右半身不遂,不能站立,伴语言謇涩。到西医院就诊,经脑 CT、核磁检查后诊断为"脑梗死"。予以常规西医治疗,经治疗后患者右侧肢体肌力有所恢复,可独自行走,语言謇涩好转,后到我院进行康复治疗。

入院时,患者右半身不遂,语言尚流利,右上肢肌力 3 级,右侧手指丝毫不能活动,患侧明显浮肿,可独自行走,饮食无呛咳,饮食、二便尚可,睡眠可。舌质暗红,苔腻,脉象沉滑。

分析:患者有痰热之象,脉象不虚,应用化痰通络之方。另以治疗中风后遗症的补阳还五汤为基础,以起到补气化痰通络之效。处方如下:

黄芪 60 g	当归 10 g	川芎 6 g	桃仁 10 g
红花 6 g	地龙 10 g	胆南星 6 g	瓜蒌 20 g
石菖蒲 6 g	蜈蚣 1 条	羌活 6 g	大黄 3 g
桑枝 30 g	龙胆草 6 g	秦艽 10 g	僵蚕 10 g
蝉蜕 6 g			

该例中风自入院以来,进行康复训练与中药治疗,综合治疗 40 余天,右手指活动度无明显好转,患者失去信心,要求出院。此时,我也在寻找治疗中风后遗症的方剂,有些思路和方剂也没法确定其疗效。补阳还五汤加减方对此病属于惯用方剂,无太多可争议之处,但是效果欠佳。再次处方必须完全改变思路。患者脉象沉滑,舌暗,苔腻,分明是痰证,故而选择指迷茯苓丸为主要方剂进行治疗。

处方:茯苓 20 g　　枳壳 12 g　　半夏 12 g　　芒硝 10 g

党参 10 g	白术 12 g	干姜 3 g	甘草 6 g
桑枝 30 g	知母 10 g	佩兰 10 g	丝瓜络 20 g
天竺黄 12 g	桂枝 6 g	白附子 5 g	秦艽 10 g
胆南星 12 g	竹茹 10 g	地龙 10 g	僵蚕 10 g
泽兰 10 g	鸡血藤 15 g		

🈯 方中包含指迷茯苓丸、理中丸,另有泽兰、秦艽、桑枝等可行水气而通络。患者服该方 10 天后,右手指活动度明显好转。继续治疗一段时间后,患者出院。出院时,患者右手指活动仍未完全恢复正常。脑梗死恢复程度与梗死位置有很大关系,如果梗死位置涉及重要的运动神经元细胞,错过最佳治疗时间后,多半要留下后遗症。恢复期的康复治疗,针灸和中药治在改善其症状方面有效,但很难恢复到得病前的水平了。

脑梗死的急性期治疗,最有效的方法应该是溶栓、导丝取栓。现在脑中风急性期很少使用中医治疗,我对此也缺乏经验。我曾中药治疗过几例症状不重的急性期脑梗死,配合抗血小板治疗,不使用静滴药物,效果尚可,但是病例太少,无法形成规律性的经验。

结合此病例,我提醒大家重视指迷茯苓丸的运用。该方对于颈椎病手麻木有不错的疗效,配合葛根汤等加减,使用更加应手。一般人使用芒硝 5 g 以内不会出现腹泻,有些人则会出现严重的腹泻。因此,使用芒硝时应该从小剂量开始,视情况而加减用量。

病例四

张某,59 岁,男,因语言謇涩、右上肢无力 2 天入院,诊断为脑梗死急性期。入院后予以静滴常规西药,口服地黄饮子加细辛、蝉蜕。治疗 1 周后,患者语言謇涩及右上肢无力均有明显好转。舌脉信息等缺失。

处方:
熟地 30 g	山茱萸 12 g	石斛 10 g	麦冬 20 g
五味子 6 g	石菖蒲 6 g	远志 6 g	茯苓 10 g
肉苁蓉 20 g	肉桂 3 g	巴戟天 20 g	附子 3 g
生姜 3 g	细辛 3 g	羌活 6 g	防风 20 g
防己 10 g	人参 10 g	蝉蜕 12 g	全虫 3 g
蜈蚣 1 条	僵蚕 10 g	黄芪 30 g	

🈯 该病例记载不太详细。提醒大家对地黄饮子一方要重视起来。该方治疗脑中风后肾虚痰浊型语言謇涩有很好效果。同时,对于脑退化、患者性格变化、急躁易怒、夜尿多、尿失禁、痴呆等也有不错的疗效。对于格林巴利恢复期、脉虚无力者也有效果,大家可以试用。

病例五

于某,73 岁,男,2017 年就诊。主诉语言謇涩、饮水呛咳 26 天,诊断为脑梗死。经过营养脑细胞、改善脑血液循环、抗血小板治疗,现仍语言謇涩,精神压抑,胃胀反酸,手脚心热,饮水呛咳,头晕,血压高(住院期间口服施慧达,血压控制尚可)。舌暗,苔腻,脉弦细上溢。予以血府逐瘀汤原方,加大黄、陈皮,皆用常规剂量。服药后 13 天,饮水基本无呛咳,语言謇涩好转,胃胀反酸好转,患者出院。

🔘 王清任有一首会厌逐瘀汤,用于治疗血凝咽喉导致饮水呛咳。临床中,呛咳之症多见于脑病,而非咽部瘀血。化瘀法治疗多数脑梗呛咳都有一定效果,但发病时间久者效果差。会厌逐瘀汤和血府逐瘀汤成分类似,因患者还有烧心反酸症状,故加陈皮、大黄以清热降气。

病例六

高某,男,55 岁,2014 年就诊。主诉头晕、头胀、心烦、腿软乏力 1 月,夜尿多。高血压病 5 年,脑梗塞病史。现嘴角麻木,伸舌左偏,入睡困难。舌质暗,苔白腻,脉象沉数而有力上溢。刻诊血压:160/85 mmHg。

分析:该患者表现为中风前兆,嘴角麻木,舌左偏,推测已经出现脑内小血管的阻塞,但是患者当时不想去医院检查,强烈要求试试中药。此患者是很典型的肾亏阳亢症状,气血逆于上,下焦亏虚。方用天麻钩藤饮加减(方出自印会河)。

处方:

天麻 12 g	钩藤 15 g	珍珠母 30 g	菊花 15 g
苦丁茶 9 g	龙胆草 9 g	夏枯草 15 g	赤芍 15 g
川断 15 g	青葙子 20 g		

3 天后患者反馈见效良好,头晕减轻,睡眠改善,嘴角麻木减轻,腿脚有力。血压 140/80 mmHg。继续服用 5 天后,患者自觉无不适,未再继续治疗。

🔘 中风是北方常见疾病,吸烟、饮酒、血压控制不好、自律性差的患者更容易得此病。随着检查技术的发展,目前的核磁检查能发现小的梗死病灶,核磁血管成像能对脑内动脉的狭窄程度进行初步评估,这对医生把握病情有很好的参考价值。大家一定利用好这些辅助检查。印会河的天麻钩藤饮加减方对表现为头重脚轻的头晕患者疗效很好,推荐使用。

病例七

张某,男,57 岁,2023 年 8 月 14 日就诊。主诉右侧嘴角流涎 7 天,伴足趾麻木,双下肢麻木,右侧为重。肢体活动正常,无头晕。平时健忘,急躁易怒,夜尿频,尿无力,憋尿费劲。舌质暗红,苔略黄腻,脉弦滑上溢且数。2年前脑梗死,右侧面部麻木后遗症。

辅助检查:8月8日化验,空腹血糖9.5 mmol/L,肌酐102 μmol/L,尿素氮9.0 mmol/L,胱抑素C 1.49 mg/L。核磁示:多发腔梗,见新发病灶,基底动脉延长综合征。

诊断:中风(肝阳上亢、痰浊瘀血阻滞经络)。

西医诊断脑梗死急性期,但是患者不愿住院治疗,先予以中药治疗观察。处方如下:

白薇 10 g	石菖蒲 10 g	石膏 20 g	牛膝 10 g
天竺黄 5 g	生地 10 g	大黄 3 g	百合 10 g
槟榔 5 g	牡丹皮 10 g	龙胆 4 g	竹茹 8 g
地龙 8 g	山楂 15 g	水蛭 4 g	

7剂,水煎服

二诊:嘴角流涎减轻,足趾麻木减轻,仍夜尿频,舌脉如前。上方续服10天。

三诊:足趾麻木基本消失,嘴角流涎明显减轻,患者要求治疗夜尿频,苔腻略退,脉弦不数。予以补肾开窍治疗,地黄饮子加减:

荔枝核 20 g	山楂 20 g	附子 8 g	青皮 10 g
枳壳 15 g	党参 10 g	甘草 6 g	熟地 30 g
山萸肉 15 g	石斛 15 g	麦冬 15 g	五味子 8 g
石菖蒲 10 g	远志 6 g	茯苓 15 g	肉苁蓉 10 g
肉桂 5 g	巴戟天 6 g	覆盆子 10 g	益智仁 10 g
全蝎 5 g			

7剂,水煎服

后尿频明显好转,继续口服上方7剂后停药。

按 此患者处于脑梗死急性期,以感觉障碍为主。根据患者体质,有痰热、肝火病机,故而处方着重平肝清热化痰通络,采用白薇汤加减。白薇一药,《神农本草经》谓之能治疗暴中风、身热肢满、忽忽不知人、狂惑邪气。此药具有清热开窍作用,恰合中风病机,然而现在医生治疗脑中风常常忽略此药的运用。近现代医家中比较重视此药的有冉雪峰医生,他认为脑中风的发病过程中,痰湿蒙蔽清窍和肾阴虚是重要的一环。治疗此类疾病采用开窍、滋阴、平肝之方,结合患者体质,兼顾化痰通络的治疗方法。王孟英擅长清热化痰通络和滋阴通络利湿的治疗方法,大家可阅读此方面文献进一步学习。

在白薇方中还加入了一个变通风引汤的组合,大致处方如下:石膏、滑石、龙骨、牡蛎、桑寄生、牡丹皮、龙胆草、牛膝、槟榔、大黄、石菖蒲、胆南星、竹茹等。此组合对于肝胆积热、肝阳上亢型中风有运用的机会,可以合入虫类药物。另外,有些中医认为中风类疾病应该重用龟板、鳖甲等介壳类药,我对此运用不多,大家可试用。

对于尿频的治疗,虽然患者表现为痰热症候,在处方时仍然选择了温补类的地黄饮子加减,这与上述辨证是有矛盾的,似乎不容易理解。我大致解释一下:首先,经过白薇汤治疗后,患者痰热症状有所变化,内热稍减;其次,患者的痰热症状是在上焦,而地黄饮子入下焦,补肾开窍,或许与上焦痰热有所矛盾,但影响不大;最后,阴阳是矛盾统一的整体,肾阳不足则不能化生津液,痰湿停聚后可以化热,与原来上焦、中焦的肺胃之热可以纠结在一起,表现为热象。其实,湿热的下面可能隐藏着阳气不足、肾气虚的病机。经方中的附子薏苡仁败酱散就是这个道理。我们对于疾病实质的把握往往是猜测,经验越多,猜测可能越准确。其实,医生的能力在疾病的真理面前是渺小的。我们在前辈中医积累的经验中去摸索疾病的实质规律能更快一些,师徒相授的带教方式能让我们少走很多弯路。

病例八

赵某,女,65 岁,2024 年 1 月 10 日就诊。患者主诉偶有走路时向右偏斜 2 年余,头晕昏沉,耳鸣,睡眠不好时症状明显。走路倾斜症状每月有 2 次发作,发生此症状时能主动纠正,睡眠欠佳。口服阿普唑仑后,每晚睡眠 4 小时。胸闷气短,心慌。脉滑上溢,舌质暗,苔薄黄少津。

辅助检查:2024 年 1 月 17 日核磁示:多发腔梗,未见新发灶。左侧大脑前动脉血管狭窄。

诊断:中风先兆(肝风内动)。

予以平肝通络治疗,处方如下:

白薇 8 g	石菖蒲 5 g	牛膝 6 g	石膏 10 g
桑寄生 15 g	槟榔 6 g	大黄 2 g	夏枯草 10 g
龙胆 5 g	竹茹 5 g	木香 3 g	百合 15 g
前胡 10 g	生地 10 g	鳖甲 6 g	葛根 10 g
川芎 5 g			

7 剂,水煎服

服用上方后,头晕昏沉明显缓解,未再发生走路偏斜症状,睡眠改善。停服阿普唑仑后,睡眠尚可。舌脉如前,上方继续服用 10 剂。

按 此患者走路偏斜伴头晕、耳鸣、睡眠欠佳。从西医的角度看,诊断为中风先兆不是特别严谨,西医范畴的脑卒中是脑血管病,这个患者如果不治疗的话,也不一定发生脑血管病。但是作为临床医生,有时不要过于刻板,找到大致方向后应该果断治疗。中医的中风包含范围更广一些,此患者头晕、耳鸣、走路偏斜、脉滑上溢、舌质暗,根据症状可以将其定位于肝风内动的范畴,夹杂痰瘀上攻头脑清窍。故而治疗上仍选择白薇汤加减,稍加生地、鳖甲以潜阳滋阴,葛根、川芎疏通经络;前胡有祛上焦风痰的作用;百合养心安神。疗效尚可,整体症状均有缓解,继续以此思路治疗。

此患者的头核磁已经显示多处小的脑梗死灶,如果再不积极调整患者内环境,可能会出现更多的病灶,甚至可能会有中风后遗症。这时应该继续检查头部核磁 MRA,以初步评估患者脑内动脉血管的情况。有时为了给患者节约资金,便没再继续劝导检查。我的个人经验是:应根据患者的具体情况变化,动态调整治疗方案。必要的检查一定要做,不要单纯为节约资金而定治疗方案,以免延误病情。

中医对患者病情的评估注重大方向和疾病的性质,而不是在一些细枝末节上下功夫,这是一种大智慧。有些时候患者疾病种类特别多,诊断可达十余种,中医往往不是叠加用药,而是找到这些疾病背后性质的相关性,进而确定治疗方向。

病例九

梁某,女 70 岁,2023 年 10 月就诊。右半身不遂 1 月余,在针灸科康复治疗。右侧肢体无力,右手活动不灵,不能握物。心慌,心烦躁,睡眠欠佳,入睡困难,每晚睡眠 3 小时许。口干口苦,大便干燥不畅。舌质红,苔略黄腻,脉弦数。

诊断:中风(肝阳上亢、气虚血瘀)。

治疗以补阳还五汤加减。

处方:

黄芪 30 g	当归 10 g	川芎 10 g	桃仁 10 g
红花 6 g	赤芍 15 g	地龙 15 g	石膏 30 g
牡蛎 30 g	白薇 10 g	龙胆草 6 g	桑枝 30 g
丹皮 15 g	牛膝 15 g	槟榔 10 g	大黄 3 g
柴胡 15 g	黄芩 10 g	甘草 5 g	百合 30 g
乌药 10 g	丹参 30 g	郁金 10 g	五味子 10 g

7 剂,水煎 150 ml,早晚温服

以上方加减口服 20 天许,患者右侧肢体无力好转,可握物,睡眠好转,大便通畅。患者出院后未能坚持口服中药治疗。

按 我科室治疗中风后恢复期、后遗症期的患者很多。经历多年临床发现,使用中药治疗中风恢复期时,应该把思路放宽一些,不要见到中风就想到一系列中风方剂,陷入一种思维定式。中风后的患者较中风前会有很多变化,不仅限于肢体失用。中风后的生活质量较中风前有很大落差,容易形成失眠、焦虑、抑郁、性格变化等病症,这是很重要的一点。如果在治疗时不考虑到这些变化,那是不全面的,故而柴胡剂调心、调神等思路在中风治疗过程中很重要。

上方结合王清任的补阳还五汤、刘绍武的调心汤、白薇汤等而成,见效尚好。从中医理论来讲,中风初期主要矛盾是肝阳上亢、肝郁化火上亢、夹杂痰浊、痰瘀等;恢复期的主要矛盾则多为虚实夹杂,如肝肾亏虚、气虚血瘀、痰浊瘀滞等。要结合患者的具体情况而定。同时,在治疗中风过程中,要结合现代医学的核磁、化验等检查结果,综合评估患者的状态,对预后有一个更清楚的认识。

现代医学的核磁血管成像和脑动脉造影检查对评估患者脑血管状态非常必要。脑血管是否有严重的狭窄,单纯用中医四诊很难评估。有时患者表现很轻微,甚至是好转,但可能存在突然血管闭塞的情况,甚至危及生命,应该注意。

病例十

郭某,59 岁,男,血压 170/90 mmHg,头部出汗严重,冬夏皆如此,无口舌干燥,无颈肩紧张。现正吃降压药,想通过中药调理以更好地控制血压。脉象沉数有力,脉率约 100 次/分,苔白腻,舌质紫暗。

处方: 麻黄 20 g　　杏仁 15 g　　生石膏 30 g　　甘草 15 g
桂枝 30 g　　防风 30 g　　赤芍 15 g　　防己 15 g
牡蛎 45 g　　党参 30 g　　葛根 30 g　　当归 15 g
夏枯草 30 g　　柴胡 15 g　　大黄 5 g

后来得知,患者服药 7 天后血压控制良好,但因药味难喝不愿继续服中药。

按 我探索中医治疗高血压病很多年,多数有效,但是很难达到停服降压药后血压仍然稳定的效果。多数患者因口服降压药血压控制不理想,或者口服多种降压药想减掉一些降压药而来就诊。中药治疗高血压病也应辨证论治,而非一病一方。当然,我们应该多参考一些名医的降压方剂,如刘绍武、印会河、李孔定等大家的验方。这些验方从不同的角度对高血压病进行治疗,都有一定效果,但达不到彻底治愈。各类西药治疗高血压病也是从不同的角度进行干预治疗,如钙离子拮抗剂是通过解除血管痉挛、减少外周阻力来降压;利尿剂是通过降低血容量、降低负荷来降压;β受体拮抗剂是通过抗交感神经来降压;ACEI/ARB类降压药是通过干预RAAS系统进行降压,这些降压药一般需要终身服用。

中医治疗高血压病也可以从多角度进行切入治疗。比如,有些患者脉率是快的,可以从平肝潜阳的角度治疗,也可以从疏散郁热的角度进行治疗。西医治疗心率快的高血压病往往使用β受体拮抗剂。如果患者脉微弱无力,呈现虚弱象,此时可以用补肾利水的方剂对其治疗,这与利尿剂降压有一定相似之处。但是中药降压方法更加灵活,可以补肾利水,也可以活血利水或者健脾利水。我想无论中医还是西医,都应该从个体化的角度对患者进行分析,然后选择恰当的治疗方向。葛根的降压作用类似于钙离子拮抗剂,因其有解除痉挛作用。

上述分类只是我的个人看法,并不具有严格的相关性,没有进一步探索其机理。通过上述分类,我们大体知道了高血压病的治疗方向,那就是辨证分型,根据虚实寒热进行分类,然后治疗。

小续命汤是我最早用于治疗高血压病的方剂,最初运用效果都挺好。后来到了病房工作,发现用麻黄治疗高血压还是存在争议。为安全起见,慢慢就转变了思路。续命汤家族有很多方,在《千金方》中有详细记载,大家应重视。小续命汤属于发散上焦郁热而醒脑降压的方剂,发散上焦郁热后上焦压力减轻,故而血脉压力缓解,其主要作用应该源于此。另外,该方还有川芎、黄芩、羌活、细辛等药物,辛温发散配合苦寒通脉,荡涤血脉淤堵,疏通水道,缓解压力。此时最好加入大黄、芒硝。续命汤应该用于脉象滑而有力的患者,体质不虚,这样安全系数高一些。如果体质虚弱,口服该方时一定要从小量开始逐步加量,不可着急。

口服续命汤类方一般选择在上午,避免晚上服用。因为该方有一定兴奋性,会影响睡眠。上午服用正好顺应人体阳气生发的趋势,减少不适反应。熬制续命汤时尽量开盖熬制,这样能减少胃肠不适反应。这是我的一点体会。

病例十一

周某,男,42岁,2022年9月5日就诊。发现高血压病两年,最高血压达到180/115 mmHg,口服拜新同,血压控制欠佳。偶有心慌、胸闷,睡眠欠佳,脾气急躁。舌质暗红,苔白腻,脉沉滑有力。该下血压160/110 mmHg。

诊断: 肝阳上亢型高血压病。

予以平肝潜阳通络治疗。

处方: 川牛膝 30 g　白芍 30 g　地龙 10 g　珍珠母 30 g
石决明 30 g　天麻 10 g　钩藤 15 g　香附 10 g
乌药 10 g　桑枝 10 g　菊花 10 g　牡丹皮 10 g

7 剂,水煎服

服药期间继续口服降压药,按原来剂量服用。

复诊: 9 月 19 日复诊,服药效果良好,血压维持在 140/100 mmHg 左右。上方继续服用 7 天停药。继续口服原来降压药。

按 高血压病是常见的慢性病,临床所见绝大部分属于原发性高血压。高血压病除遗传因素外,与饮食、起居、工作压力等多方面因素相关。我坚信多数高血压病是可以通过中药治疗而控制的,但是仅用中药完全治愈的高血压病病例太少。多数情况下是患者口服降压药效果欠佳,我在不改变患者原来服药规律的基础上进行中药调整,或者减少降压药的用量,很少有停掉降压药的病例。

我给该患者使用的方剂是参考魏执真老中医的镇肝降压法,她认为多数高血压病的核心病机是肝阳上亢,随患者个体差异而夹杂肾虚、痰瘀等病机。核心治疗法即平肝潜阳法。原方地龙剂量 30 g,因其价贵,降为 10 g,对效果有一定影响。

因患者就诊的目的是控制血压,并不想完全治愈高血压病,所以在见效后就停药了,没有继续治疗。

病例十二

张某,女,35 岁,2023 年 12 月 8 日就诊。发现血压高 1 年,未服用降压药,血压波动在 160/100 mmHg 以上。经常头晕、恶心,睡眠尚可,大便通畅,月经周期准,无痛经,余无其他不适。脉沉伏数有力,舌质红,齿痕,苔白腻。2023 年 10 月曾行宫腔粘连剥离术。

诊断: 眩晕(肾虚湿热证)。

处方: 葛根 15 g　泽泻 10 g　青皮 6 g　丹参 10 g
地龙 6 g　豨莶草 10 g　川芎 6 g　钩藤 10 g
桑寄生 10 g　夏枯草 10 g　决明子 10 g　龙胆草 3 g
茺蔚子 10 g　紫苏子 10 g　桃仁 3 g　红花 3 g
黄芩 6 g　北柴胡 6 g　石决明 10 g　杜仲 6 g

7 剂,水煎服

二诊: 症状如前。

葛根 15 g	丹参 10 g	钩藤 15 g	桑寄生 15 g
夏枯草 10 g	决明子 10 g	龙胆草 3 g	芜蔚子 10 g
桃仁 3 g	黄芩 8 g	北柴胡 6 g	石决明 10 g
杜仲 6 g	香附 8 g	玉米须 15 g	山楂 10 g

10 剂,水煎服

三诊:头晕症状减轻,睡眠尚可,大便通畅。脉沉伏数有力,舌质红,有齿痕,苔白腻。

处方:

葛根 15 g	丹参 10 g	钩藤 15 g	桑寄生 15 g
夏枯草 10 g	决明子 10 g	龙胆草 3 g	芜蔚子 6 g
桃仁 3 g	黄芩 8 g	北柴胡 6 g	石决明 10 g
杜仲 6 g	香附 6 g	玉米须 15 g	山楂 10 g
地龙 5 g			

10 剂,水煎服

四诊:头晕症状完全缓解,血压 140/90 mmHg。

处方:

葛根 15 g	丹参 10 g	钩藤 15 g	桑寄生 15 g
夏枯草 10 g	决明子 10 g	龙胆草 4 g	芜蔚子 6 g
桃仁 3 g	黄芩 6 g	北柴胡 6 g	石决明 10 g
杜仲 6 g	香附 6 g	玉米须 15 g	山楂 10 g
地龙 5 g	黄精 10 g		

10 剂,水煎服

按 此患者因比较年轻,对血压问题并未在意,导致血压控制不良。该患者不愿接受口服降压药治疗,决定用中药降压。患者脉沉数有力,苔腻,属于肝胆火旺、湿邪瘀滞病机。故而在处方时一要平抑肝胆之旺,二要疏通经络之闭塞,选择李孔定的降压方为主干方剂,加少量柴胡以疏通三焦,葛根、川芎疏通经络。上方服用 50 天许,未用降压药,血压控制尚可。嘱监测血压,后停药。

病例十四

李某,女,67 岁,2016 年 3 月 17 日住院。主因"头晕、恶心、呕吐 3 小时"入院。入院时头晕,恶心,不能站立,无头痛,无视物旋转,无肢体活动障碍,睡眠欠佳,口干口苦。舌质暗,苔白腻,脉象沉伏短有力。

查体:P:63 次/分　R:20 次/分　BP:200/120 mmHg

该患者头晕症状为血压急剧升高所致,所以治疗以降压为首。西医予以静滴甘露醇,口服卡托普利、硝苯地平缓释片。几小时后血压降至

180/100 mmHg，头晕略有缓解。根据患者表现，中医辨证为肝郁化火、肝阳上亢、夹杂痰湿所致。故而予以清泻肝火、除湿降气为治则，以小柴胡汤、温胆汤为主方，加葛根方，泽泻等而成。

柴胡 24 g	半夏 12 g	黄芩 20 g	党参 20 g
甘草 3 g	生姜 6 g	大枣 10 g	陈皮 24 g
大黄 3 g	白芍 20 g	牛膝 10 g	茯苓 10 g
枳壳 6 g	葛根 50 g	夏枯草 20 g	泽泻 10 g
石菖蒲 6 g	白术 6 g	竹茹 6 g	龙胆草 6 g

颗粒剂，冲服

服药该方后患者头晕明显缓解，继续治疗 5 天，无不适，出院。嘱出院后监测血压，按时口服降压药。

按 该患者因高血压病导致头晕入院，采用中西医结合的方法治疗。患者整体表现符合肝胆火旺表现，故而选择柴胡温胆汤、葛根泽泻方加减为主进行治疗。方中党参、大枣、生姜可以去掉不用，因为该患者病症不存在津液亏虚的表现，不需要补津液。

七、失眠、郁证

病例一

张某，男，61 岁，睡眠不好，每晚只能睡 3～4 个小时，自觉视力下降，手脚心发热，舌尖红，苔厚微黄，双脉浮弦滑，尺脉浮。

分析： 当时受火神派影响较重，辨证为肾虚型失眠，采用沉潜安阳法，以补肾安神为主。

处方：

麻黄 5 g	细辛 5 g	附子 5 g	肉苁蓉 20 g
黄柏 10 g	当归 15 g	白芍 15 g	夏枯草 10 g
枸杞 15 g	菟丝子 20 g	五味子 5 g	

3 剂，水煎服

睡眠大有改善，手足心发热症状消退，继续服用三天停药。

1 年后患者又出现失眠，直接用柴胡龙骨牡蛎汤原方 10 天，效果良好。殊途同归，同一种疾病，切入点不同，处方各异，但都有一定效果，这也是中医不容易学习的原因之一。

按 失眠是常见的内科疾病，一过性失眠往往容易治疗，而迁延至几十年以上的失眠则不易治疗。养成良好的起居习惯,保持好心态是健康的基础,所以要把健康宣教放在重要位置。

该患者的失眠确实有肾阴虚的表现,首方选择封髓丹类方,效果尚可。治疗失眠最常用的柴胡龙骨牡蛎汤也有一定效果,殊途同归,只是切入点不同而已。

病例二

姜某,女,49 岁,2023 年 10 月就诊。主诉睡眠欠佳 3 年,平时头晕、头胀、昏沉,睡眠易醒,每晚睡眠 5 小时左右,健忘、烦躁,夜尿 3 次,胸闷气短乏力,胃脘部不适。胃镜检查示慢性胃炎、胃息肉,大便尚通畅,口干口苦明显。该患者已经闭经 10 年,具体原因不明。舌质暗,苔薄黄腻,脉聚关上溢不齐。

诊断:不寐(肝郁气滞证)。

处方:
百合 30 g	乌药 10 g	丹参 30 g	首乌藤 60 g
郁金 15 g	石菖蒲 15 g	五味子 10 g	牡蛎 30 g
桂枝 6 g	葛根 30 g	北柴胡 15 g	紫苏子 30 g
花椒 8 g	黄芩 12 g	党参 30 g	炙甘草 8 g
麦冬 15 g	陈皮 30 g	大黄 4 g	白芍 30 g
杜仲 10 g			

10 剂,水煎服

二诊:头晕、头胀明显缓解,睡眠好转,每晚醒 2～3 次,醒后入睡较易,胸闷气短乏力好转,仍有口干口苦,夜间经常腿抽筋,舌脉如前。

处方:
百合 30 g	乌药 10 g	丹参 15 g	郁金 10 g
五味子 10 g	牡蛎 30 g	酸枣仁 5 g	北柴胡 10 g
炙甘草 8 g	白芍 30 g	陈皮 30 g	大黄 5 g
川楝子 6 g	木瓜 15 g	杜仲 15 g	西洋参 8 g
乌梅 15 g	僵蚕 10 g	山楂 20 g	黄精 30 g

10 剂,水煎服

三诊:服药后患者所有症状均明显好转,以上方加减治疗 2 个月,所有不适症状基本消失,患者甚高兴,停药。

按 该患者症状比较复杂,但基本都是围绕肝郁气滞、肾虚阳亢这一病机。所以治疗时采用调神、调心汤加减,加入葛根疏通经络,解决头晕头胀症状;加入首乌藤加强安神助眠效果;加入杜仲补肾安神。据我个人不成熟的体会,杜仲有一定安神作用。我在几年前给一名患者治疗腰腿酸痛时开了一个小方,重用杜仲,结合芍药、甘草、木瓜等,患者几天后反馈睡眠有一定好转。后来我在治疗有肾虚病机的失眠时,常常加入杜仲,初步体会其具有补肾安神作用。

病例三

乔某,女,45岁,2023年11月22日就诊。睡眠欠佳1年余,每天后半夜开始入睡,入睡困难,有困意但易焦虑,白天精力尚可。平时头疼、眼眶疼痛、昏沉闷疼,疼痛严重时伴恶心。月经后延1周,带经5天,有血块。舌质暗,苔白腻,地图舌,脉滑数有力。

诊断:不寐(肝郁痰火证)。

处方:

荆芥4 g	防风5 g	僵蚕4 g	蔓荆子8 g
元胡8 g	川芎6 g	北柴胡5 g	白芷4 g
姜半夏5 g	甘草3 g	郁李仁8 g	钩藤10 g
白芍10 g	大黄2 g	吴茱萸3 g	石菖蒲4 g
龙胆草3 g	远志3 g	佛手6 g	

7剂,水煎服

复诊:11月28日复诊,睡眠好转,入睡较前顺利,头痛恶心明显缓解。舌质暗,苔白腻,地图舌,脉沉伏细聚关。

处方:

荆芥4 g	防风5 g	僵蚕4 g	蔓荆子8 g
元胡8 g	川芎6 g	北柴胡5 g	白芷4 g
姜半夏5 g	甘草3 g	郁李仁8 g	钩藤10 g
白芍8 g	大黄2 g	吴茱萸4 g	石菖蒲4 g
龙胆草3 g	远志3 g	佛手6 g	

7剂,水煎服

服用上方后患者睡眠问题基本解决,头痛明显缓解,患者遂停药。

按 该患者虽然以不寐来诊,但是首次处方没有开出疏肝安神的惯用方剂,而是针对患者比较烦恼的头痛症状用药。患者症状及脉象提示患者存在肝郁化火的病机,故而采用疏散肝经郁火的方剂治疗头痛。头痛伴恶心者,合用吴茱萸汤以降逆止痛,吴茱萸汤不仅限于寒浊,内热明显者也可运用,但是要用配伍来调和药性。吴茱萸汤降逆止痛效果很好,有内热者可以加生石膏。

病例四

徐某,女,59岁,2023年11月23日就诊。主诉失眠半个月,入睡困难,有时彻夜不睡,胸闷乏力,出汗,无胸痛。平素手脚凉,大便偏干。舌质淡,苔薄腻,脉细弱不齐。

辅助检查:2023 年 11 月 23 日心电图示:窦性心律,频发房性早搏,电轴左偏。24 小时心电图示:窦性心律,房性早搏部分未下传,总计 1 514 个,其中 1 352 个单发房早、107 个未下传、41 个成对房早、8 阵房性三联律、1 阵房速。

诊断:不寐(肝郁气滞、心神不安证)。

分析:患者以不寐来诊,但是结合其脉象及其他症状综合评估,提示其心脏存在疾患,心电图结果也支持心脏疾患的诊断方向,故而治疗时直接采用调心汤加减。

处方: 桑寄生 30 g　鹿衔草 20 g　　百合 30 g　　　乌药 10 g

丹参 30 g　　首乌藤 40 g　　郁金 10 g　　　五味子 15 g

牡蛎 30 g　　龙骨 20 g　　　北柴胡 15 g　　紫苏子 30 g

黄芩 10 g　　党参 30 g　　　麦冬 20 g　　　炙甘草 6 g

大黄 4 g　　　赤芍 15 g　　　陈皮 20 g　　　桂枝 6 g

7 剂,水煎服

二诊:12 月 1 日复诊,睡眠略好转,颈肩部酸痛,胸闷乏力,出汗,无胸痛,手脚凉,怕冷,大便通畅。舌质淡,苔薄腻,脉细弱不齐。

处方: 百合 30 g　　　乌药 10 g　　　丹参 30 g　　　郁金 10 g

五味子 10 g　麦冬 20 g　　　太子参 30 g　　牡蛎 30 g

黄芪 30 g　　川芎 15 g　　　佛手 10 g　　　香附 10 g

酸枣仁 5 g　葛根 30 g　　　北柴胡 15 g　　紫苏子 30 g

桂枝 5 g　　　黄芩 10 g　　　甘草 8 g　　　　大枣 15 g

7 剂,水煎服

三诊:12 月 8 日复诊,睡眠略好转,颈肩部酸痛减轻,胸闷乏力、出汗症状缓解,手脚凉、怕冷,腰痛,大便干稀不调。舌质淡,苔白腻,脉细弱不齐。

处方: 百合 30 g　　　乌药 10 g　　　丹参 30 g　　　首乌藤 30 g

郁金 10 g　　　五味子 10 g　珍珠母 30 g　　北柴胡 15 g

紫苏子 30 g　黄芩 10 g　　　甘草 8 g　　　　党参 20 g

桂枝 7 g　　　白芍 15 g　　　当归 10 g　　　酸枣仁 8 g

川芎 10 g　　茯神 30 g　　　白术 30 g　　　佛手 10 g

10 剂,水煎服

四诊: 12 月 21 日复诊,睡眠较前明显好转,每晚睡眠 6 小时左右,胸闷乏力好转,手脚凉,腰痛,大便通畅。舌质暗,苔黄腻,脉弦细聚关不齐。加入巴戟天以补肾安神。

处方:

桑寄生 30 g	鹿衔草 20 g	百合 30 g	乌药 10 g
丹参 30 g	首乌藤 30 g	郁金 10 g	五味子 15 g
牡蛎 30 g	龙骨 10 g	北柴胡 15 g	苦参 6 g
黄芩 10 g	黄精 30 g	炙甘草 6 g	大枣 15 g
佛手 10 g	茯神 30 g	酸枣仁 5 g	川芎 15 g
巴戟天 10 g	姜半夏 8 g		

10 剂,水煎服

服药后睡眠进一步好转,胸闷乏力等症状亦好转,患者感觉病去大半,决定停药。

按 患者表现为失眠、胸闷乏力、脉细弱不齐,为虚弱型失眠。虽归脾汤也比较适合,但最终选择以养心安神为主的调心汤、酸枣仁汤加减,效果亦可。从临床角度看,房性早搏对身体影响不大,不需要特别积极的治疗。中医认为,脉象缓和时有一止者,如果无特殊症状,不属于需要治疗的范畴,但是任何结论不是绝对的,还应该辩证地看问题。

此患者脉象虚弱,具有一些亚健康症状,还是应该治疗为好。

病例五

单某,男,59 岁,2023 年 11 月 29 日就诊。主诉睡眠欠佳,每晚睡眠 6 小时,心烦,手凉。脉弦数聚关不齐,舌质红,苔黄少津。

另,患者于 2023 年 10 月 8 日检查前列腺发现增生,PSA 略升高。患者想通过中药降此指标。据我个人分析,此项数值升高,除肿瘤外,慢性炎症应该是主要原因,属于下焦湿热、瘀滞不畅的病机。故而处方时以疏肝安神为主,清利湿热、散结化瘀为辅。

诊断:不寐(肝郁气滞证)。

处方:

百合 30 g	乌药 10 g	丹参 30 g	首乌藤 30 g
五味子 10 g	黄柏 10 g	牡蛎 30 g	白花蛇舌草 20 g
金银花 30 g	酸枣仁 6 g	知母 15 g	北柴胡 15 g
紫苏子 30 g	黄芩 10 g	北沙参 30 g	甘草 10 g
浙贝母 20 g	当归 10 g	苦参 6 g	赤芍 30 g

7 剂,水煎服

二诊：12月8日复诊，睡眠欠佳较前好转，每晚睡眠7小时，乏力好转，无明显腰痛，无腿凉，有下阴凉症状，夜尿3次许，无明显口干。脉弦数聚关不齐，舌质红，苔黄白略厚。

分析：此次处方打算从清利湿热、补肾的角度处方。

处方：

萆薢 15 g	瞿麦 15 g	萹蓄 20 g	杜仲 15 g
牡蛎 30 g	黄柏 10 g	知母 15 g	猪苓 10 g
五味子 10 g	土茯苓 30 g	鹿衔草 30 g	薏苡仁 30 g
败酱草 20 g	巴戟天 10 g	北柴胡 15 g	黄芩 10 g
赤芍 15 g	甘草 6 g	枳壳 15 g	益智仁 30 g

7剂，水煎服

三诊：12月18日复诊，睡眠好转，余症如前。

处方：

白茅根 30 g	板蓝根 10 g	大青叶 10 g	蒲公英 30 g
马齿苋 30 g	大黄 5 g	牡蛎 30 g	鱼腥草 30 g
北柴胡 15 g	紫苏子 30 g	黄芩 10 g	花椒 5 g
北沙参 30 g	甘草 8 g	桑叶 30 g	郁金 10 g
首乌藤 30 g	酸枣仁 10 g	知母 15 g	

7剂，水煎服

四诊：12月26日复诊，睡眠较前好转，每晚睡眠7小时，盗汗减轻，尿频好转，怕冷。脉弦数聚关不齐，舌质红，苔黄白略厚。血压略高，为150/100 mmHg。患者整体症状好转，要求调一下血压。此时患者未服用降压药。

处方：

桑寄生 40 g	石决明 30 g	钩藤 30 g	夏枯草 30 g
决明子 30 g	香附 15 g	黄芩 10 g	黄精 30 g
山楂 30 g	枸杞子 30 g	杜仲 15 g	川芎 30 g
葛根 30 g	黄柏 10 g	知母 10 g	赤芍 30 g
北柴胡 15 g	牡蛎 30 g	川楝子 15 g	白花蛇舌草 20 g

7剂，水煎服

五诊：患者所有不适基本消失，血压降至140/90 mmHg左右，复查PSA在正常范围，遂停药。

按 患者PSA偏高，发现该指标异常后给患者造成一定精神压力，心烦、失眠症状与之相关。想要解决患者睡眠问题，不能单纯靠安神法，最好是从根本上解决PSA升高的问题。西医关于PSA升高的知识大家应熟悉。我认为某些指标的升高一定有其原因，此患者即是下焦湿热导致的一种炎症变化。故以清利湿热、散结理气为主要治疗方案,最终结果还比较满意。此指标恢复正常后,患者放下思想包袱,睡眠自然恢复正常。

病例六

张淑英,女,69 岁,2023 年 12 月 4 日就诊。主诉睡眠欠佳,心慌一年。患者一年前因失去亲人,遭受打击,遂致失眠,悲伤欲哭。经过其他中医治疗,效果欠佳。来我门诊时,已经失去治疗信心,终日郁闷不舒,悲伤欲哭,属于脏躁之证。

现症:睡眠欠佳,易醒,每晚睡眠 6 小时左右,心慌,心烦,易惊,悲伤欲哭,口干口苦,无腰痛。最近 2 天尿不畅通,舌质暗,苔黄腻,脉聚关滑软。

分析:患者遭受失去亲人的打击后,出现失眠、焦虑、情绪低落、悲伤欲哭症状。身心相互影响,心灵的创伤也需要修复,其修复能力与身体状态亦有相关性。治疗此种情况,最好是找专业的心理医生进行治疗,配合中药或者针灸等疗法,能让患者恢复得更快一些。

患者症状繁杂,要考虑到百合病、脏躁证。舌质暗、苔腻、脉聚,提示有肝郁、痰浊的病机。故而采用调心汤、甘麦大枣汤为基础进行治疗。

处方:

百合 30 g	乌药 10 g	丹参 30 g	首乌藤 30 g
郁金 10 g	五味子 10 g	牡蛎 30 g	酸枣仁 5 g
北柴胡 15 g	紫苏子 30 g	花椒 5 g	黄芩 10 g
党参 20 g	甘草 8 g	大枣 15 g	陈皮 30 g
白芍 20 g	大黄 4 g	当归 6 g	淮小麦 20 g

7 剂,水煎服

复诊:12 月 12 日复诊,睡眠好转,悲伤欲哭症状缓解,晨起眼睑浮肿。以上方为基础进行加减治疗 1 月余,患者整体症状明显减轻,遂停药。

我个人的观点是,此类疾病不能完全依赖中药治疗,更重要的是调动患者生活的信心和乐观的心态。

病例七

马龙云,男,34 岁,2023 年 12 月 18 日就诊。主诉睡眠欠佳 1 年余。患者叙述在经历呼吸道病毒感染后,出现入睡困难、睡不实、醒后不能入睡、心烦易怒、易受惊吓、情绪压抑、焦虑闷闷不乐等症状。另外,家庭不和睦更加重了患者病情。每晚睡 3 小时左右,白天昏沉乏力,夜间自觉上半身发热,口苦,大便不成形。患者在他处口服中药20余天,几乎无效。舌质暗红,苔略黄腻,脉沉滑上溢。

此患者为焦虑症状,病机为痰浊内蕴、肝郁气滞。按照以往的经验,首先选择调心、调神方治疗。

处方:百合30 g　　乌药10 g　　丹参30 g　　首乌藤30 g
　　　　郁金10 g　　五味子10 g　牡蛎30 g　　龙骨10 g
　　　　北柴胡15 g　黄芩10　　　北沙参30 g　甘草6 g
　　　　陈皮30 g　　大黄4 g　　白芍30 g　　金钱草30 g
　　　　夏枯草15 g　酸枣仁5 g　　姜半夏8 g

7剂,水煎服

二诊:12月25日复诊,口服上方效果欠佳,睡眠无改善,舌脉如前。根据患者体质,决定增加应对湿浊的力度,加入达原饮组合,以期湿浊消退,气机更容易恢复正常升降。

处方:草果仁10 g　槟榔10 g　　厚朴10 g　　知母15 g
　　　　黄芩10 g　　蚕沙15 g　　赤芍20 g　　甘草10 g
　　　　苦杏仁10 g　薏苡仁30 g　姜半夏10 g　枳壳15 g
　　　　牡蛎30 g　　金钱草50 g　石韦30 g　　鹿衔草20 g
　　　　大黄5 g　　龙骨10 g　　北柴胡15 g　首乌藤30 g

7剂,水煎服

三诊:服用上方睡眠亦无好转,最近2天出现咳嗽、鼻塞,无发热、无咽痛。舌质暗红,苔略薄黄腻,脉滑数上溢。

经过调方,效果仍不好,患者的疾病主要矛盾仍没有抓到。患者近来出现外感症状,打算先治其急,在慢慢调理失眠焦虑的问题。此次处方主要以刘绍武的理鼻汤为主,合入麻杏石甘汤。

处方:苍耳子30 g　　辛夷10 g　　葛根30 g　　白茅根30 g
　　　　麻黄5 g　　　石膏30 g　　苦杏仁10 g　甘草8 g
　　　　王不留行30 g陈皮30 g　　大黄5 g　　白芍30 g
　　　　北柴胡20 g　紫苏子30 g　花椒4 g　　黄芩10 g
　　　　党参30 g　　百合30 g　　丹参30 g　　鱼腥草30 g

7剂,水煎服

四诊:1月9日复诊,服用上方后,患者呼吸道症状入鼻塞、流涕、喷嚏明显好转。睡眠也有一定好转,遂将上方续服7剂。

五诊:患者鼻塞症状进一步好转,睡眠也明显好转。继续以上方调理治疗,患者失眠焦虑的问题进一步好转。每晚睡眠达6小时左右,心情也较前好转。患者母亲希望去上级医院心理科看看有无心理疏导的办法解决这些问题,我对此想法表示支持,遂停药。

按 我曾经有过使用麻黄剂或者麻黄附子细辛汤治疗失眠成功的经历。这种类型的失眠主要矛盾是清阳不升、上窍不通,也可以理解为阳气不开。阳气开的过程不畅,自然不能顺利地合,这是一个辩证统一的过程。患者的压抑、失落,对生活失去乐趣也是阳气不开的提示。据说有医生从完全温阳的角度处方治疗抑郁症取得很好的疗效,大家可以参考。

失眠、焦虑治疗相对容易,真正的抑郁症是很难治疗的。我们查阅各种治疗抑郁症的中医病例,从疏肝安神的角度处方者多见,然而我们实践时发现,所有方剂都见效甚微。用四逆汤、麻黄附子细辛汤等加减治疗抑郁症是一个新思路,大家可以参考。

病例八

段某,男,81岁,2023年12月27日就诊。失眠30余年,口服西药助睡眠后每晚可睡眠2小时左右,多梦,双下肢酸痛发凉。现每日两次大便,大便中夹杂水样便。口干不苦,舌质红,苔黄少津,脉弦滑长。

分析:患者失眠30余年,对失眠的治疗已经失去信心,想解决大便夹杂稀水的症状。综合患者症状,存在肾虚有寒的病机及肝郁克脾的病机,故而选四神丸加四逆散、乌梅丸为基础方剂,余药随症加减。

处方:

补骨脂10g	五味子10g	吴茱萸5g	肉豆蔻6g
北柴胡10g	枳壳15g	白芍30g	炙甘草8g
乌梅15g	当归5g	山楂10g	神曲10g
麦芽10g	肉苁蓉6g	酸枣仁6g	槟榔6g
白术15g	人参6g		

6剂,水煎服

二诊:1月2日复诊,大便夹杂稀水现象略好转,睡眠等情况如前。考虑到患者年龄大,病程长,寒热虚实夹杂,故改为乌梅丸组方。

处方:

乌梅10g	细辛2g	干姜3g	肉桂3g
附子4g	当归8g	花椒2g	党参10g
黄连4g	黄柏3g	首乌藤15g	酸枣仁4g
川芎6g	知母5g		

7剂,水煎服

三诊：1月9日复诊,大便夹杂稀水现象明显好转,睡眠无明显好转,停药。

分析：对于顽固失眠及慢性肠炎,使用乌梅丸的机会非常之大。有时疗程较长,需要患者有耐心才可以。对于长达30年的失眠,治疗并非易事,患者本人也不愿坚持治疗,不能继续观察效果。

病例九

张某,男,45岁,2023年12月28日就诊,睡眠欠佳1月余,每晚睡眠6小时许,易醒,口苦,易出汗,脚心凉,胸闷心慌,发现血糖高1个月,脉上溢滑数,不齐,舌质暗红,苔薄黄腻。12月29日空腹血糖6.39 mmol/L,餐后9.8 mmol/L。糖化血红蛋白8.37%。

分析：患者以不寐来诊,脉滑数上溢为肝郁化火之象,舌质暗红、苔黄腻为湿热之证。如果患者血糖不高,可能直接派上调心、调神之方,但是考虑到患者血糖略高且脚心凉,或许从补肾、清利湿热的角度处方更合适。选方参考朱良春的斛乌合剂加减,补肾活血、生津、清利湿热。

处方：桑叶10 g　　黄精8 g　　决明子10 g　　葛根10 g
山楂10 g　　何首乌8 g　　丹参8 g　　　熟地黄10 g
枸杞子10 g　僵蚕5 g　　淫羊藿4 g　　乌梅8 g
黄连5 g　　刘寄奴4 g

10剂,水煎服

复诊：1月23日复诊,睡眠好转,每晚睡眠7小时左右,胸闷气短好转,仍有乏力,易出汗,凉汗,效不更方。

处方：桑叶10 g　　黄精8 g　　决明子10 g　　葛根10 g
山楂10 g　　何首乌8 g　　丹参8 g　　　熟地黄10 g
枸杞子10 g　僵蚕5 g　　淫羊藿4 g　　乌梅8 g
黄连5 g　　刘寄奴4 g　　黄芪15 g　　山药10 g

15剂,水煎服

服用上方后,睡眠问题解决,胸闷气短、出汗等症状明显好转,血糖数值控制较前理想。嘱停药观察,注意饮食,增加活动量。

病例十

马某,男,48岁,失眠半年,加重一个月,现彻夜不睡,口服佐匹克隆后勉强能睡3小时。该患者平时心事重,焦虑,失眠后更加郁闷不乐。大便不成形5年,大便每日1～2次,口干舌燥,齿痕舌,舌淡,苔腻,脉弦细数,虚软。

诊断:肝郁脾虚、心失所养型不寐。

治以解郁养心安神,方用调心汤加减。

处方:

百合 30 g	乌药 10 g	丹参 30 g	夜交藤 60 g
郁金 10 g	五味子 10 g	乌梅 15 g	牡蛎 30 g
鳖甲 15 g	酸枣仁 10 g	柴胡 15 g	苏子 30 g
花椒 5 g	黄芩 10 g	党参 30 g	甘草 10 g
枳壳 15 g	白芍 30 g	龙骨 20 g	

5 剂,水煎服

二诊:口服上方后睡眠好转,每晚睡眠 5 小时许,心情有改善。上方夜交藤改为 40 g,续服 15 天。

三诊:睡眠明显改善,每晚睡眠 7 小时许,夜间醒 1～2 次,基本不口服佐匹克隆,大便有时成形,但感乏力、口干。上方加黄芪 30 g 继续口服。

然加黄芪后,效果反而不好,故又改回原来思路。

按 失眠是临床常见的病症,病程短的失眠治疗比较容易,病程长的失眠治疗则比较困难。有时失眠是一个独立的疾病,有时失眠是伴随其他疾病的一个症状,需要全面掌握患者的基本情况后进行分析,找到矛盾点,进行治疗。

结合此病例,我大体上介绍一下我对失眠的治疗体会。据临床所见,妇女更年期失眠最为常见。这种情况下,失眠是更年期综合征里面的一个症状。更年期综合征发生于闭经之后,天癸竭,地道不通,面色晦暗,气血衰退,机体需要重新构建平衡,这个过渡阶段称之为更年期。假如机体不能适应这个阶段的波动,则出现一系列更年期症状,如潮热出汗、心烦易怒、失眠、乏力、腰膝酸软等。治疗时采用整体调解的思路,惯用刘绍武的调神汤、调心汤治疗,有时结合二仙汤等,整体效果比较好。这一类失眠的主要脉象是弦而有力,如果尺脉不足、腰膝酸软,则合二仙汤。

另有一些失眠,病程很长,有时多达十几年,尝试过很多治疗失眠的药物,效果依旧不好。这时要从肾虚、肝虚去考虑,使用疏肝解郁安神的调心、调神汤效果往往不好。我常常以乌梅丸加补肾的二仙汤进行治疗。乌梅丸在使用时要根据实际情况进行调整,如果患者有腰腿凉、脉细弱、气虚不充象,则去掉黄连、黄柏,适当加大人参、当归用量,同时合酸枣仁汤。我认为酸枣仁汤治疗虚劳、虚烦不得眠,关键点在"虚",有人称之为胆虚,有人称之为肝虚,大概意思相仿。张仲景的酸枣仁汤是用在机体对抗大病后出现失眠症状的,所以关键要抓住虚的病机。

在摸索治疗失眠过程中,有一些药是我逐渐试用的,比如鳖甲。我曾经看到一本书中写道,鳖性属阴,性沉静,能够打通阴阳沟通的道路,引阳入阴,所以我将鳖甲作为一个治疗顽固失眠的重要药物来对待。引阳入阴的经典药物是半夏、夏枯草,效果也比较可靠,大家可自己体会。

五脏功能失调、气血津液运行紊乱皆可以导致失眠。血府逐瘀汤可以治疗一些顽固失眠,但是我对此方的运用少,经验不多,不多讨论。黄连阿胶汤治疗阴虚血热、心肾不交型失眠,可以加入龟板、鳖甲、牡蛎等,形成滋阴潜镇的治疗方案。如果运用得当,效果很迅速。天王补心丹方剂组合也可运用于阴虚火旺型失眠中,与黄连阿胶汤有类似之处,具体区别我也在摸索之中。归脾丸组合是治疗心脾两虚、血虚不能养神导致失眠的经典方剂,其治疗病机也属于虚的范畴。临床之初,我使用该方较多,后来逐渐转变成调心汤加减方,更加应手。

失眠一证还与压力过大、应激反应、精神创伤等因素有关,不一定非要用中药解决。记得多年前,有一名哈工大的学生因失眠找到我,想用中药调理一下。我诊脉之后未发现有明显异常,仔细询问后得知其学业繁忙,他本人也比较好强,有些学习压力,另外他的饮食比较单一。我对他讲身体没什么问题,饮食中增加一些坚果类食物和新鲜水果,同时每天户外散步一小时以上即可。半月后他告诉我睡眠完全正常了。

现代人的生活节奏快、压力大、饮食结构不合理等因素均会。很多失眠患者可以通过调解生活习惯来治疗,夸大其病情,也会增加其心理压力,不利于恢复。

病例十一

高某,女,68 岁,2023 年 2 月就诊。主诉失眠 1 月余,心烦,口干咽干,鼻腔干燥,不欲饮水,焦虑易怒,心慌,胃胀。脉弦滑数有力,舌质红,无苔。糖尿病 4 年,口服二甲双胍,空腹血糖 8 mmol/L 以上。

诊断:阴虚火旺型失眠

予以黄连阿胶汤加减治疗。

处方: 黄连 8 g　　白芍 15 g　　赤芍 15 g　　黄芩 10 g

阿胶 6 g　　百合 20 g　　丹参 20 g　　郁金 10 g

麦冬 20 g　　牡蛎 30 g　　醋龟甲 10 g

6 剂,水煎服

二诊:口服上方后,睡眠好转,心烦等症减轻,口干鼻腔干燥减轻,舌红苔少。上方加生地 30 g 继续口服 6 天。加用鸡子黄开水冲开,兑入中药中,混匀后早晚两次温服。

三诊:所有症状均明显减轻,舌苔薄,少津,脉不数,上方加牡丹皮 15 g 继续口服 9 天。

后患者未再来诊。

1 年后患者又因睡眠不好、口干、鼻腔干燥来诊。此时患者舌红,苔薄黄少津,脉数较去年减轻,仍予以去年处方思路,后整体症状明显缓解。

按 阴虚火旺型失眠,即黄连阿胶汤证。临床运用该思路要把握住这样几点:心烦不安、口干舌燥、不寐等症状;舌质红,少苔,或苔少津,脉数不虚。治疗时采用滋阴清热思路,根据患者突显的症状还可以稍作加减。加入龟板、鳖甲、牡蛎之类是为了更好地安神,形成滋阴潜镇的治疗思路。加入百合、生地、天冬、麦冬之类是为了滋阴补水。因阿胶价格太高,故而用滋阴药弥补阿胶用量的不足。如果经济条件好,还是予以足量的阿胶为好。脉数明显为血热之征,故而加生地、牡丹皮、赤芍、知母,该组合取自犀角地黄汤,滋阴兼清血分伏热。

病例十二

赵某,女,31 岁,2024 年 2 月就诊。失眠 1 个月,近来烦心事较多,每晚睡眠 4 小时左右,睡不实,多梦,心烦,焦虑,惊悸,脚心发热,无腰痛,口干口苦。流产后半个月,月经未至。舌质淡,苔白厚腻,脉弦细数且沉弱。

诊断:肝郁化火型失眠,兼有阴分不足。

处方:			
柴胡 15 g	苏子 20 g	姜半夏 6 g	乌梅 15 g
黄芩 10 g	党参 20 g	炙甘草 8 g	牡蛎 30 g
龙骨 15 g	桂枝 6 g	茯神 30 g	大黄 4 g
石膏 30 g	首乌藤 50 g	酸枣仁 8 g	川芎 10 g
知母 10 g			

5 剂,水煎服

复诊:服用上方后睡眠好转,每晚睡眠 6 小时以上,心烦、焦虑等症亦有好转,数脉减缓,苔腻减退。上方减姜半夏,加黄柏 10 g,熟地 20 g。续服 5 剂后,睡眠问题基本解决。

2 个月后患者又出现失眠症状,余症较前轻,予以酸枣仁汤加减。

处方:			
琥珀 4 g	酸枣仁 20 g	川芎 10 g	知母 15 g
甘草 6 g	茯神 20 g	首乌藤 30 g	夏枯草 15 g
百合 20 g	鳖甲 10 g(打碎)		

5 剂,水煎服

上方初服有效,继续服用效果欠佳,后仍予以首次处方思路得效。

按 该患者的第一次处方从调神的角度治疗,选择刘绍武的调神汤加减(也可以认为是柴胡龙骨牡蛎汤加减),效果尚好。在调神的基础上加黄柏,黄柏苦寒,能克制相火。有些医生见到更年期心烦易怒即处以黄柏,认为黄柏有疏肝解郁作用。我认为黄柏治疗心烦易怒的作用应该归属于克制相火的作用。黄连降心火,黄芩清肺热,黄柏克制肝中、心包、肾中相火,三黄作用有所差异。熟地滋阴养水,助沉静。

患者失眠反复,第二次处方使用酸枣仁汤加减,琥珀、首乌藤安神效果好,且药价不贵;鳖甲属于沉潜之物,有助于睡眠。夏枯草清散肝火,引阳入阴,百合清心安神。该方从理论上讲得通,但是实践效果却不稳定,最后仍以柴胡龙骨牡蛎汤治疗得效。中医是讲究辨证的,不是随便选择安神方药就能取效的。辨证方向正确,才能取得效果。

病例十三

王某,女,45岁,2024年1月就诊。主诉周身乏力一年,每天昏昏沉沉,头昏脑涨,精神萎靡。平时睡眠欠佳,易醒,每晚睡眠时间约5小时。急躁易怒,胸闷心慌,爬楼喘促。脉沉滑数不齐,齿痕舌,舌质淡,苔白腻。2024年1月9日化验:血糖6.8 mmol/L,低密度脂蛋白4.86 mmol/L,肝功、肾功、血常规、甲功未见异常。

诊断:郁证(肝郁气滞、清阳不升)。

处方:

百合 30 g	乌药 10 g	丹参 30 g	夜交藤 30 g
郁金 10 g	五味子 10 g	牡蛎 30 g	柴胡 15 g
苏子 30 g	花椒 5 g	黄芩 10 g	党参 30 g
炙甘草 8 g	大枣 15 g	陈皮 30 g	白芍 30 g
大黄 4 g	鹿衔草 15 g	茯苓 20 g	杏仁 10 g

7剂,水煎服

二诊:药后乏力症状略有改善,睡眠仍欠佳,其余症状如前,舌脉如前。从生发阳气、调解气机开合的角度处方一试,予续命汤加减。

处方:

麻黄 6 g	杏仁 10 g	石膏 30 g	甘草 8 g
茯苓 15 g	白术 20 g	桂枝 8 g	当归 20 g
白芍 15 g	党参 30 g	葛根 30 g	防风 10 g
羌胡 10 g	黄芩 15 g	细辛 3 g	附子 5 g
乌梅 15 g	川芎 15 g		

7剂,水煎服

三诊：服用上方后乏力明显改善，晨起头脑昏沉的感觉明显好转，睡眠质量改善。仍有心烦、胸闷，脉沉弱，舌质淡，苔薄白。予以上方加柴胡15 g，陈皮 30 g，大枣 15 g，续服 7 剂。

按 该患者经常睡眠不好，昏沉乏力，化验血脂血糖升高，提示体内内环境已经失调。首先应该解决患者睡眠的问题。患者的脉象沉弱数，属于虚象。根据既往经验，选择调心汤进行加减，然效果欠佳。如果还按原来思路加大药量，或者稍作加减，估计效果不会太好。果断更改治疗思路，从阳气生发、阴阳开合的角度处方，选择西洲续命汤进行加减，效果良好。根据药理研究，麻黄会导致失眠，有一定兴奋作用。我一般在使用含有麻黄的方剂时，告知患者晨起饭后半小时和中午饭后半小时服药。晚间不服药，这样患者服药后一般没有导致失眠的副作用。上午属于阳气旺盛之时，服药顺应阳气生发的规律；夜间属于阳气收藏之时，不建议服用麻黄、细辛等生发阳气的方剂。

病例十四

刘某，女，71 岁，2023 年 9 月就诊。患者于 50 天前感染肺炎，经过西医治疗，肺炎临床治愈，但随后出现食欲欠佳 50 天，乏力，胸闷气短，睡眠尚可。舌质暗，苔黄腻，脉弦滑数有力。

分析：患者肺炎后食欲欠佳，胸闷气短乏力，苔黄腻，脉弦数有力，乃肺热损伤肺阴、夹杂湿热所致。治疗当以养肺阴为主，选择小柴胡汤进行调和，因其具有"上焦得通，津液得下，胃气因和"的作用。处方选择刘绍武的调心汤加减。

处方：北柴胡 20 g　　紫苏子 30 g　　花椒 3 g　　黄芩 15 g
　　　北沙参 30 g　　太子参 30 g　　甘草 8 g　　大枣 15 g
　　　陈皮 30 g　　　白芍 30 g　　　大黄 3 g　　百合 30 g
　　　丹参 30 g　　　郁金 15 g　　　五味子 10 g　麦冬 20 g
　　　龙胆草 5 g　　　芦根 30 g

7 剂，水煎服

复诊：服用上方后，食欲明显好转，有易出汗症状，无盗汗，口苦，无明显口干，乏力胸闷气短，讲话多则前胸烧灼样疼痛。舌质暗红，苔薄黄，脉弦滑数上溢。

仍予以清肺养阴治疗。

处方：北柴胡 15 g　　黄芩 15 g　　　太子参 30 g　甘草 6 g
　　　陈皮 30 g　　　白芍 30 g　　　大黄 4 g　　百合 30 g

丹参 30 g	郁金 15 g	麦冬 20 g	山药 10 g
鸡内金 10 g	乌梅 15 g	山茱萸 20 g	石膏 30 g
桑叶 30 g	金钱草 40 g	刘寄奴 6 g	黄连片 4 g
西洋参 10 g	白茅根 30 g		

10 剂,水煎服

上方服用后,不适症状基本消失。

第二次处方中,鸡内金、乌梅、石膏具有清胃热、生津的效果;山萸肉酸敛强壮;西洋参清热生津;大量桑叶清燥热、敛汗;刘寄奴少许应用有活血止汗作用。

病例十五

姜某,女,45岁,2023年11月8日就诊。支原体感染后出现乏力心慌10余天,现心慌、胸闷、口干、气短乏力,心烦易怒,睡眠欠佳(每晚睡眠6小时),平时月经提前1周,月经量尚可,带经7天,月经期有腰痛、腹胀、呃逆、排气多,大便干稀不调,排便无力(每天一次大便),舌质暗,苔略黄腻,脉弦上溢数。

诊断:郁证(肝郁气滞型)。

处方:
百合 30 g	乌药 10 g	丹参 30 g	首乌藤 30 g
郁金 10 g	五味子 10 g	牡蛎 30 g	龙胆草 5 g
北柴胡 15 g	茯神 20 g	川芎 10 g	黄芩 10 g
太子参 30 g	甘草 6 g	陈皮 30 g	白芍 30 g
麦冬 15 g	杜仲 10 g	酸枣仁 10 g	知母 15 g

7 剂,水煎服

复诊:10月21日复诊,心慌乏力好转,睡眠好转。继续原方思路,前后服药大约一月余,所有不适症状消失大半,停药。

按 患者虽然主诉在支原体感染后出现心慌、乏力等症,但根据临床经验,这些症状患者平时已经具备,只是程度未重而已。患者的这一系列症状基本围绕肝郁化火、心神不安这个基本病机,故而用疏肝解郁、养心安神的调心汤加减。

病例十六

王某,女,35岁,2023年11月22日就诊。眼干眼涩1周,迎风流泪,口干,口苦,睡眠欠佳,心烦,多梦,月经提前7天,无痛经,月经量时多时少,带经1周。手脚凉,大便略干(两天一次)。脉聚关弦略上溢数,舌质暗红,苔薄腻。

诊断:郁证(肝郁气滞)。

处方:

川楝子10 g	生地黄15 g	北沙参10 g	麦冬15 g
当归5 g	桑叶20 g	蒲公英30 g	夏枯草10 g
刘寄奴6 g	龙胆草5 g	桃仁6 g	牡丹皮6 g
赤芍6 g	大黄5 g	郁金10 g	牡蛎30 g
甘草8 g	丹参20 g	北柴胡10 g	黄芩10 g

9剂,水煎服

阴虚肝旺,一贯煎为主方,配合小柴胡汤。

二诊:12月1日复诊,眼干眼涩减轻,流泪减轻,睡眠尚可。月经提前7天,无痛经,月经量时多时少,带经1周。手脚凉,大便通畅。脉聚关弦略上溢数,舌质暗红,苔薄腻。

诊断:郁证(肝郁脾虚)。

处方:

川楝子8 g	生地黄15 g	北沙参15 g	麦冬10 g
当归5 g	桑叶15 g	蒲公英30 g	夏枯草10 g
厚朴10 g	龙胆草4 g	白芍10 g	大黄4 g
北柴胡10 g	黄芩6 g	甘草8 g	丹参20 g
砂仁5 g	枳壳10 g	枸杞子10 g	

9剂,水煎服

三诊:12月13日复诊,眼干眼涩、迎风流泪症状完全缓解,睡眠尚可。上方加益母草续服9剂,停药。

按 眼干眼涩、迎风流泪症状多属于肝郁化火,与现代人长时间注视手机、电脑屏幕,缺乏睡眠,情绪紧张有很大关系。肝火证明显者,选择一贯煎、柴胡剂加减即可。

如果表现偏寒湿者,可以选择小青龙汤,原方即可,效果也不错。小青龙汤是治疗水饮的方剂,迎风流泪也归于水饮代谢失常、水失统摄。如果体质偏寒,即可以使用小青龙汤,其中干姜、五味子是重点药物。甘草干姜汤可以治疗肺寒多唾证,也属于水饮失统摄,干姜、甘草有温摄之功,道理是相通的。青龙治水不是虚语,贵在对证。

病例十七

李某,女,72岁,2023年11月27日就诊。四肢不安,烦躁,下午加重,大便干燥、困难,食欲欠佳,出汗,怕热。舌质红,苔白腻,脉弦滑数。脑中风6年,右半身不遂,近来四肢不安。

诊断：郁证（肝阳上亢证）。

处方：
鹿衔草 30 g	猪苓 10 g	苍术 10 g	茯神 20 g
泽泻 20 g	地龙 8 g	酸枣仁 5 g	柏子仁 10 g
百合 30 g	乌药 10 g	丹参 30 g	首乌藤 40 g
北柴胡 15 g	黄芩 10 g	甘草 10 g	夏枯草 15 g
郁金 10 g	五味子 10 g	牡蛎 30 g	龙骨 15 g
龙胆草 6 g			

7 剂，水煎服

复诊：12 月 6 日复诊，四肢不安，烦躁略缓解，四肢不安，下午加重，大便干燥，困难，食欲欠佳，出汗，怕热，手足心烦热。舌质红，苔黄腻，脉弦滑数。辨证为肝风内动证。

处方：
炙甘草 5 g	生甘草 5 g	白芍 20 g	党参 15 g
北柴胡 10 g	羌活 9 g	独活 6 g	防风 15 g
升麻 5 g	葛根 20 g	钩藤 30 g	桑叶 30 g
全蝎 3 g	蜈蚣 1 条	地龙 10 g	水蛭 4 g
蜂房 10 g	龙胆草 10 g	夏枯草 15 g	石韦 20 g

7 剂，水煎服

口服上方后，四肢不安减轻，患者不愿继续服药，但调肝调神的方法行之有效。

按 此患者中风后出现烦躁、四肢不安症状，属于焦虑范畴。治疗当以解郁安神为主，有一定效果。治疗此类疾病，最好配合针灸治疗，可以明显提升效果。针刺穴位首重头皮针，再根据肝郁化火的证型选择肝经、胆经、心经穴位。

病例十八

张某，女，26 岁，2023 年 8 月 14 日就诊。月经后延，月经量少，带经 5 天，痛经，平时睡眠欠佳，乏力疲劳，膝盖发凉，大便干燥，3 天一次。舌质淡，苔薄腻，脉弦细上溢。既往贫血 1 年余。

诊断：痛经（肾虚证）。

处方：
吴茱萸 6 g	当归 8 g	川芎 6 g	桂枝 6 g
白芍 10 g	牡丹皮 6 g	生姜 4 g	姜半夏 5 g
麦冬 5 g	党参 10 g	阿胶 3 g	甘草 3 g
北柴胡 8 g	枳壳 6 g	香附 6 g	大黄 2 g
杜仲 4 g			

中药颗粒，7 剂，冲服

二诊：8月17日复诊，因患者外出，上方加黄芩6g，续服30天。

三诊：12月25日复诊，服用上方后，所有症状基本消失。

🔘 该患者症状较多，在治疗症状繁杂的患者时要抓住主要矛盾，类似于综合征的概念。其实该患者的症状主线就是下寒、血虚，血不养神，故而失眠，选择张仲景的温经汤是比较适合的；因其腰膝疼痛，加杜仲以壮腰补肾。患者因工作外出，带药时加黄芩，以防温性方剂久服化热。

病例十九

李某，女，33岁，2022年6月14日就诊。主诉睡眠欠佳，怕冷，乏力，腰痛，大便干燥、困难。舌质暗，苔白腻，脉沉细弱，尺不足。

诊断：不寐（脾肾亏虚）。

处方：

党参8g	炙甘草4g	茯苓10g	白术20g
杜仲10g	制远志3g	木香4g	当归15g
黄芪15g	北柴胡6g	清半夏6g	山药15g
黄芩5g	巴戟天6g	柏子仁6g	

中药颗粒，10剂，冲服

复诊：2022年6月24日复诊，服药后睡眠好转，排便通畅，怕冷减轻，仍存在乏力、腰痛，舌脉如前。上方加肉桂4g，续断8g。续服10剂后，患者无不适症状，停药。

🔘 根据该患者的症状组合，可以判定患者属于脾肾两虚证，故而治疗时选择归脾汤加减，加巴戟天、杜仲以补肾，柴胡、黄芩以疏解肝经之郁。柴胡黄芩均少量使用，因主要矛盾不在柴胡证。为何要加柴胡？因患者有便秘症状，且舌苔腻，存在湿邪阻滞的病机，导致三焦不通畅。柴胡有上焦得通、津液得下、胃气因和的作用，开上焦以顺下焦，故而加少许柴胡。

病例二十

张某，女，50岁许，约2018年病例。该患多年前因情感刺激，后出现精神失常，曾在省精神病医院住院治疗，出院后靠精神类药物维持。

当时家属代诉：近来患者出现腹胀症状，腹部膨隆如球，攻撑难受。患者表情呆滞，反应迟钝，在消化科进行口服疏肝和胃中药治疗两月余，不见疗效。舌质淡，苔白厚，脉沉短缓。

分析：该患者腹胀、苔腻、脉缓，符合脾虚湿重的病机。消化科对其进行相关调理2个月，效果欠佳。基本可以推测，一般理气和胃药物效果肯定不好。

　　首次处方,我对其使用 7 剂大柴胡汤加砂仁、厚朴、木香,丝毫无效。当时我正学习癫狂梦醒汤,发现该方中含有理气成分,且患者原发病也有精神类疾病,故而使用了原方 7 剂,以观疗效。患者腹胀竟明显减轻,腹部膨隆明显消退,继续服用 7 剂后停药,腹胀症状基本消失。患者家属很是高兴,想通过中药调理一下患者的精神状态。我对其使用的是补肾化痰开窍法(具体方剂记载不详)后患者精神状态较前好转,面部表情比较自然,也愿意与人交流。但我没有系统治疗精神类疾病的经验,嘱西药继续口服,在患者症状稍微好转后停服中药。

　　很多精神类药物都有消化道反应,会导致便秘、腹胀等症状。多数情况下,使用一般疏肝和胃理气方剂即可见效。此例患者就比较特殊,使用一般治疗胃肠的方剂几乎无效,最终以癫狂梦醒汤治愈。此汤有活血的桃仁及理气的香附、大腹皮、陈皮、苏子等。其实理气药并无特殊之处,一般医生治疗腹胀都会想到这些;比较特殊的是桃仁在方中的作用。后来我在读《印会河中医内科新论》时,发现一首治疗顽固腹胀的理气化瘀方,特殊之处在于用活血祛瘀药以改善胃肠血液循环,久治不愈的腹胀可以试用该思路。

八、消渴、瘿病

病例一

　　张某,女 47 岁,2011 年左右病例。西医院诊断为甲亢十年,甲状腺明显肿大,服用西药治疗效果欠佳。当时我未对患者西医检查进行记载。主要症状为阵周身颤抖、心慌、心烦、饥不欲食、消瘦、手足心烦热、口干舌燥、浑身乏力。双脉沉滑有力,舌暗红,苔腻。

　　诊断:肝阴虚火旺型颤证。

　　处方:

王不留行 50 g	夏枯草 30 g	生牡蛎 70 g	赤芍 30 g
当归 30 g	山药 30 g	黄精 30 g	丹参 30 g
麦冬 30 g	僵蚕 15 g	党参 30 g	女贞子 30 g
云苓 30 g	沙参 30 g	柴胡 15 g	枳壳 15 g
大黄 5 g	乌梅 15 g	肉桂 8 g	枣 10 个

水煎服

服用上方 15 天之后,周身颤抖症状基本消失,乏力明显改善,食欲增强。继续服用至 1 个月左右,患者不适症状明显缓解,停药。

按 根据症状,患者存在肝阳上亢证,阴虚则阳亢,阳亢则阴虚,两者相互影响。肝旺则脾虚,全方主要围绕这两个病机用药。牡蛎、夏枯草平上亢之肝阳;山药、黄精、女贞子、沙参养脾阴;四逆散疏导肝郁之气。乌梅、肉桂引养肝,为什么加入?此患者虽然表现为肝阳亢、肝火旺,但偏旺的外在表现提示肝内部的空虚,故而使用乌梅、肉桂,有引火归原之意。

病例二

卢某,50 岁,女,2016 年病例。多饮多尿 2 年,左下肢麻木 1 年。2 年前确诊为糖尿病,未系统治疗,饮食控制不好。来院时随机血糖 22.3 mmol/L,胰岛功能试验示胰岛功能严重受损,胰岛素分泌无波峰。神经传导速度示:双下肢多发周围神经损伤。根据患者胰岛功能试验,建议直接使用胰岛素,但患者不同意,只想口服二甲双胍、中药。患者形体肥胖,口干、多食,脉象沉弱,舌质暗红,苔厚。

诊断:消渴病(脾肾两虚型)。

处方:
佩兰 10 g	枸杞子 25 g	熟地 10 g	泽泻 10 g
陈皮 12 g	柴胡 12 g	茵陈 30 g	王不留行 30 g
山药 30 g	茯苓 20 g	山茱萸 12 g	肉桂 3 g
五味子 12 g	僵蚕 10 g	桑葚 30 g	荔枝核 10 g
人参 5 g			

基本以上方为主用药 1 个月,空腹血糖在 7~8 mmol/L 之间,餐后 10 mmol/L 以内。患者对此结果很满意,出院。但是未对该患者进行长期随访,不知后来血糖情况。

按 消渴一病,临床多见。我在病房工作时,以中西医结合的思路处理该病。西医测定胰岛功能后,大致评估患者的预后,临床时应该参考。部分患者有时不愿接受胰岛素治疗,我才开始探索纯中药降糖的方法。我结合自己对经方的学习和其他医生的经验,验证于临床,逐步摸索出有效的治疗方案。值得肯定的是,前辈医家朱良春、李孔定、刘绍武等医家的验方都有一定疗效,但是不能适用于所有患者。有时对此患者有效,对另一患者却无效。最后又回到了中医基本功上面,首先应该用中医的思维去剖析患者的症状异同,用中医理论去解释每个患者的症状表现,进而发现其规律。

比如说,当代著名医家徐书认为糖尿病的病根是脾肾阳虚、运化不足而导致的糖代谢异常,应该用四逆汤打底去治疗该病。有些患者有治愈的可能。他的理论我没有去实践验证,但是我认为是有道理的,因为他的说法符合中医的思维。又有些医家认为 2 型糖尿病是脾胃积热所致,应该清利三焦湿热为主去治疗该病。这种说法也是有道理的,但是我们要对脾胃积热明显的人用该方法才有效,最终要在实践中验证和提升。

处方:
佩兰 10 g	枸杞子 25 g	熟地 10 g	泽泻 10 g
陈皮 12 g	柴胡 12 g	茵陈 30 g	王不留行 30 g
山药 30 g	茯苓 20 g	山茱萸 12 g	肉桂 3 g
五味子 12 g	僵蚕 10 g	桑葚 30 g	荔枝核 10 g
人参 5 g			

再来谈谈该处方。首先,该处方是我最早治疗糖尿病的处方,成熟度不够,药物的剂量还应该再优化。本方重点参考了李孔定的二天汤。枸杞、山药、熟地、五味子、人参、山萸肉等补脾肾虚损;荔枝核有补肾散结、理气的功效,属于治疗糖尿病的专药。有人单独使用荔枝核降糖有效,大家可以验证。茵陈、佩兰、泽泻、茯苓除湿健脾,芳香化浊。王不留行活血通经,有助于改善胰腺供血。

病例三

徐某,男,54 岁,2023 年 9 月 18 日就诊。口干多饮 1 个月,最近一个月消瘦,体重下降 7 斤。在乡镇卫生院测量血糖 12.6 mmol/L,夜尿多,乏力,无腰痛。患者平时务农干活,活动量尚充足。患者直系亲属无糖尿病史。舌质淡,苔薄黄,脉弦缓。

辅助检查: 就诊当日空腹血糖 14.6 mmol/L,尿素氮 7.3 mmol/L,低密度脂蛋白 3.9 mmol/L,糖化血红蛋白 15.8,餐后 2 小时血糖 21.6 mmol/L。尿常规尿糖 4+。

诊断: 消渴病(气阴两虚证)。

处方:
桑叶 15 g	黄精 15 g	山楂 20 g	决明子 20 g
葛根 20 g	石斛 10 g	何首乌 15 g	丹参 15 g
桃仁 5 g	熟地黄 20 g	黄芪 15 g	山药 15 g
枸杞子 20 g	乌梅 10 g		

9 剂,水煎服

二诊: 9 月 27 日复诊,口干多饮多尿症状好转,夜尿减少,空腹血糖 7.9 mmol/L。效不更方,续服 15 剂。

三诊: 10 月 16 日复诊,空腹血糖 6.5 mmol/L,餐后 2 小时

12.8 mmol/L。略有口干，小便略多，未继续消瘦。效不更方，续服21剂。

四诊：12月1日复诊，当日化验糖化血红蛋白8.46%，空腹血糖8.6 mmol/L，餐后11.18 mmol/L。稍有乏力，夜尿两次，轻微腰疼，睡眠欠佳，鼾声多。舌质淡，胖大，苔薄黄腻，脉弦软数。

处方：

人参8 g	荔枝核30 g	牡蛎30 g	山药15 g
丹参10 g	苍术10 g	何首乌15 g	枸杞子30 g
地骨皮10 g	葛根20 g	黄芪20 g	桑叶15 g
黄精15 g	决明子15 g	山楂15 g	杜仲6 g

15剂，水煎服

后空腹血糖控制在7 mmol/L以内，综合以前处方，做成药丸治疗，血糖一直稳定。为安全起见，停服药丸后每天早晨口服一次二甲双胍，空腹血糖控制在6~7 mmol/L之间。

按 该患者近期发现糖尿病症状，化验空腹血糖12 mmol左右。按经验推，断该患者的糖尿病至少有一年以上。定期体检非常重要，因为很多慢性病在出现症状时，疾病已经发展了很长时间，所以一定要重视体检。

经过多年的摸索，发现朱良春前辈的斛乌合剂治疗糖尿病效果不错，但按照原方使用，控制血糖的效果不是特别满意。我平时也重视搜集降糖的良药和方法，逐步形成现在的方剂，见效率明显提升。

我的导师姜德友教授在治疗糖尿病方面经验很多，他擅长使用补肾活血降糖法，常用六味地黄汤为主干方剂，随症加入西洋参、三七、鬼箭羽、卷柏、刘寄奴等药，效果良好。

该患者对中药治疗的效果还是非常满意的，初期使用纯中药就控制了血糖。治疗大约3个月左右时，血糖已经非常稳定。为安全起见，停中药后每天口服一次二甲双胍。糖尿病一旦确诊，即便在某一阶段血糖控制良好，也不可以粗心大意，一定要嘱患者保持警惕，定期复查，最好是每年使用中药治疗一段时间。

> **病例四**

袁某，男，51岁，2023年9月25日就诊。主诉口干多饮、消瘦。尿频半年，2天前测量空腹血糖10 mmol/L，睡眠欠佳。舌质红，苔薄腻，脉弦滑数上溢。

辅助检查:空腹血糖 12.6 mmol/L。超声示:脂肪肝,双肾结石。糖化血红蛋白 13.09%,餐后 16.5 mmol/L。

诊断:消渴病(阴虚燥热证)。

处方:

桑叶 10 g	黄精 10 g	山楂 10 g	决明子 15 g
葛根 10 g	何首乌 10 g	丹参 10 g	桃仁 5 g
大黄 10 g	石膏 15 g	知母 8 g	黄连 5 g
山药 10 g	淫羊藿 15 g	乌梅 10 g	枸杞子 10 g
僵蚕 3 g			

10 剂,水煎服

二诊:10 月 7 日复诊,口干多饮、尿频明显好转,睡眠好转,空腹血糖 8.4 mmol/L。舌质红,苔薄腻,脉数好转。继续上方治疗 10 剂。

三诊:10 月 18 日复诊,今日空腹血糖 8.2 mmol/L,餐后 10 mmol/L。口干、尿频症状完全缓解,睡眠尚可,右侧稍有腰痛。上方略调整剂量。

处方:

桑叶 15 g	黄精 15 g	山楂 15 g	决明子 20 g
葛根 15 g	何首乌 15 g	丹参 15 g	桃仁 6 g
生地黄 20 g	黄连 8 g	山药 15 g	淫羊藿 15 g
乌梅 10 g	枸杞子 20 g	僵蚕 10 g	杜仲 10 g
黄芪 30 g			

15 剂,水煎服

四诊:11 月 7 日复诊,无口干多饮症状,睡眠可,略有乏力,空腹血糖 8.0 mmol/L,餐后 11.1 mmol/L。继续上方思路,药物稍有调整。

处方:

桑叶 15 g	黄精 15 g	山楂 20 g	决明子 30 g
葛根 20 g	何首乌 15 g	丹参 15 g	石斛 8 g
熟地黄 20 g	桃仁 6 g	黄芪 30 g	金樱子 10 g
乌梅 10 g	枸杞子 20 g	山药 10 g	淫羊藿 10 g
黄连 10 g	僵蚕 10 g		

20 剂,水煎服

服上方加减约 60 天,血糖控制良好,无明显不适症状。上方做成药丸口服,停服药丸后每天口服一次二甲双胍。随访血糖控制良好。

按 本案例治疗过程和方剂与前病例相似,只是药物加减稍有不同。

病例五

尤某,男,56 岁,2023 年 10 月 7 日就诊。口干多饮 13 年,近 3 个月出现腹泻,稀水便,日大便 5 次,肠鸣音多,排气多。住院检查肠镜提示溃疡性结肠炎。腿脚凉,阵发烘热出汗,口干,多饮,口苦,乏力,睡眠欠佳,易醒,入睡困难,心慌。舌质暗红,苔略黄腻,脉滑数有力。出现过糖尿病周围神经病变,眼并发症。

诊断:消渴病(寒热错杂证)。

处方:乌梅 20 g　　细辛 3 g　　　干姜 8 g　　　肉桂 6 g

附子 6 g　　　当归 10 g　　　花椒 6 g　　　人参 10 g

黄连 10 g　　　黄柏 8 g　　　茯神 30 g　　　酸枣仁 10 g

枸杞子 30 g

10 剂,水煎服

二诊:10 月 19 日复诊,患者反馈腹泻稍微有好转,余症无变化。考虑到患者病程长,虽有湿热内蕴,但是脾虚气虚为本,故而更方为升阳益胃汤。

处方:人参 10 g　　　白术 20 g　　　黄芪 30 g　　　黄连片 10 g

姜半夏 10 g　　炙甘草 10 g　　陈皮 20 g　　　茯苓 20 g

莲子 15 g　　　泽泻 10 g　　　防风 15 g　　　羌活 8 g

独活 6 g　　　北柴胡 10 g　　白芍 20 g　　　乌梅 20 g

黄柏 6 g

10 剂,水煎服

三诊:10 月 30 日复诊,服用上方后,大便日 4 次,仍为稀便,肠鸣音多,腹泻症状无明显好转。腹泻、肠鸣音多,符合"腹中雷鸣下利"的特点。再者,患者整体症状符合本虚标实的表现,考虑使用生姜泻心汤和斛乌合剂加减。

处方:黄连片 10 g　　姜半夏 10 g　　党参 20 g　　　炙甘草 10 g

干姜 10 g　　　乌梅 15 g　　　当归 6 g　　　白芍 15 g

仙鹤草 30 g　　石斛 10 g　　　何首乌 15 g　　丹参 15 g

桃仁 6 g　　　黄精 20 g　　　黄芪 30 g　　　金樱子 10 g

山药 30 g　　　枸杞子 20 g　　淫羊藿 15 g　　黄柏 10 g

黄芩 10 g　　　生姜 30 g

7 剂,水煎服

四诊:11 月 9 日复诊,服用上方后,腹泻明显缓解,大便基本成形,每日 1～2 次大便,肠鸣减少。上方续服 10 剂后停药,患者未再复诊。

按 该患者除腹泻外,其他症状也比较多,且糖尿病多年,已经形成并发症。此时腹泻也应该与消渴症相关。首诊处方和复诊处方均不见效，说明治疗方向不准确。考虑使用生姜泻心汤，是因为抓住了"腹中雷鸣下利"的主症。考虑到该患者糖尿病的基础病，而加斛乌合剂进行治疗，此思路效果比较满意。尚不知单纯使用生姜泻心汤效果如何。

病例六

张某，男，67岁，2023年10月7日就诊。口干半年，眼干涩，在市医院诊断为2型糖尿病，口服二甲双胍治疗，现空腹血糖6～8 mmol/L。经常胸闷气短，睡眠可，脾气急躁，夜尿2次，大便干燥。自行口服牛黄上清片后大便尚通畅，肛周湿疹瘙痒多年。舌质暗红，苔白腻，脉洪滑有力，结脉。冠心病病史10年。

诊断：消渴病（阴虚火旺证）。

处方：

桑叶20 g	黄精20 g	山楂30 g	决明子30 g
葛根30 g	何首乌15 g	丹参20 g	桃仁10 g
大黄5 g	黄芪30 g	石膏30 g	知母15 g
黄连片10 g	山药30 g	僵蚕10 g	淫羊藿20 g
枸杞子40 g	西洋参5 g	乌梅15 g	

7剂，水煎服

复诊：10月17日复诊，口干眼干减轻，胸闷气短减轻，大便较前通畅，不服牛黄上清片大便尚通畅。上方续服10剂后，症状进一步缓解，遂停药。

按 此例患者口服降糖药后症状依旧明显。患者口干、大便干、眼干涩为阴虚之证；肛周湿疹、苔腻、脉滑有力提示湿热内蕴之证。治疗以白虎汤加桑叶清燥热，斛乌合剂具备滋补肝肾、活血补气之效，也符合冠心病的病机。黄连、大黄、僵蚕能除湿热。

口服该方后效果尚满意，治疗过程未更方，症状解除后患者不想进一步治疗，遂停药。

病例七

伊某，男，60岁，2023年10月26日就诊。糖尿病20年，周身乏力3个月。1月前在市医院糖尿病科住院，现空腹血糖控制良好，但是双下肢酸软乏力症状未好转，活动后略有喘促，手脚凉，食欲欠佳，消瘦，睡眠欠佳，入睡困难。齿痕舌，苔白腻，脉沉微。

诊断：消渴病（脾肾两虚证）。

处方：

山药30 g	熟地黄20 g	山茱萸20 g	枸杞子30 g
鹿角霜15 g	菟丝子20 g	杜仲15 g	肉桂10 g

附子 6 g	当归 10 g	茯苓皮 15 g	白术 15 g
泽泻 20 g	巴戟天 15 g	五味子 10 g	白芥子 6 g
黄精 30 g	黄芪 30 g		

10 剂,水煎服

二诊: 11 月 07 日复诊,口服上方后,乏力明显缓解,活动后喘促减轻,食欲好转,睡眠好转,手足转温。齿痕舌,舌暗,苔白腻,脉沉弦软。效不更方,上方续服 10 天。

三诊: 11 月 21 日复诊,乏力等症状进一步缓解。齿痕舌,舌暗,苔白腻,脉沉弦软。继续补益肝肾以善后,斛乌合剂续服 10 天,停药。

处方:

石斛 10 g	制首乌 15 g	丹参 15 g	桃仁 10 g
黄精 20 g	熟地黄 20 g	黄芪 30 g	金樱子 10 g
山药 20 g	淫羊藿 20 g	乌梅 15 g	枸杞子 30 g
茯苓 15 g	泽泻 15 g	苍术 10 g	酸枣仁 10 g
川芎 10 g	知母 10 g	巴戟天 15 g	

10 剂,水煎服

按 患者消渴日久,肝肾亏损,虽然经过西医治疗,血糖数值控制尚可,但是虚弱乏力症状仍明显。此患者肝肾亏虚偏于阳虚,肾为气之根,根本亏虚则脚弱乏力,运动耐力欠佳。选择右归丸、六味地黄汤加减,补益肾精,温阳化气,效果尚好。后期使用斛乌合剂加减以善后。

病例八

刘某,女,46 岁,2023 年 8 月 15 日。发现甲减 3 年,诊断为桥本氏甲状腺炎,口服优甲乐 1.75 片/日。现乏力,情绪欠佳,思虑过多,急躁易怒,睡眠欠佳,月经量少。另外,患者现周身荨麻疹多日,瘙痒。舌质暗,苔白腻,脉聚关缓,尺脉不足。

辅助检查: 超声示:甲状腺弥漫性改变,双侧甲状腺结节,乳腺结节。

分析: 甲状腺功能减退症,一般医生的观点是终生口服优甲乐治疗。我一直坚信,治疗得当的话,完全可以用中药解决该病。首先是解除甲减症状,最好是从甲功化验得到验证。我治疗该病病例不是太多,其中有一例甲功化验完全恢复正常。

该患者有荨麻疹症状,先解决该症,采用李孔定的过敏方加减。

处方:

紫草 15 g	蝉蜕 10 g	苍术 10 g	黄柏 10 g
甘草 10 g	地肤子 20 g	大枣 20 g	乌梅 20 g
徐长卿 10 g	北柴胡 15 g	大黄 6 g	生地黄 30 g

| 牡丹皮 10 g | 赤芍 15 g | 土茯苓 30 g | 白鲜皮 20 g |
| 枳壳 15 g | 石膏 30 g | 知母 15 g | 苦参 10 g |

5 剂,水煎服

二诊:8 月 23 日复诊,口服上方后情绪好转,荨麻疹基本消失。下一步着重解决甲减问题。该患者有焦虑、失眠等症状,提示肝郁病机;脉缓苔腻,提示脾肾两虚病机。因服用优甲乐,一些阳虚症状可能被掩盖,也不应忽视此点。最终考虑给予解郁安神、补肾温阳的方剂,四逆散、二仙汤、阳和汤加减。

处方:
鹿角霜 15 g	麻黄 3 g	肉桂 4 g	炮姜 4 g
熟地黄 30 g	白芥子 10 g	甘草 6 g	北柴胡 10 g
枳壳 15 g	赤芍 10 g	巴戟天 10 g	淫羊藿 20 g
竹茹 10 g	肉苁蓉 10 g	龙胆草 6 g	川楝子 10 g
茯神 30 g	酸枣仁 5 g	川芎 10 g	知母 15 g
阿胶 6 g			

5 剂,水煎服

三诊:9 月 11 日复诊,现口服优甲乐 1.5 片/日,荨麻疹未复发,情绪较前好转,睡眠尚可。继续以上方调整后停药。

按 使用阳和汤治疗甲减,是我学习徐书医生的一本书后所得。得到主干方剂后,还应该结合患者的具体辨证才行得通。桥本氏甲减患者有一致的特点,那就是情绪压抑,患者性格多数好强。当外部环境不能达到自身的要求时,形成矛盾积累,这就是一种不良情绪的积累,久而久之,影响内分泌。所以,解郁是一个关键点。单纯的中药治疗远远不够,让患者改变性格也无济于事,因本性难移。我一般采用转移注意力的思路,建议患者增加运动,培养一种兴趣爱好,比如唱歌、跳舞、跳绳,每天拿出一小时进行运动。患者在运动时忘掉一些烦恼,身体有自我康复的能力,加中药调理一下,效果才能更好。动则生阳,阳气旺则喜,运动能带给患者良好的情绪,这点是很重要的。该患者因其他原因没能坚持治疗,中途停药。

病例九

陈某,女,49 岁,2023 年 9 月 26 日就诊。主诉活动后喘促乏力,爬楼或者行走路程稍长则喘促、心慌、胸闷、乏力,腰腿凉,腿胀,腿浮肿,腿肿症状晨轻暮重。平时睡眠欠佳,每晚睡眠 4 小时,夜尿 2 次。舌质淡,苔白腻,脉沉伏弱上溢。

既往史:发现高血压病 4 年,未规律服药。今日血压 180/100 mmHg。

辅助检查:甲功化验示:TSH 大于 100。尿潜血:+++。低密度脂蛋白:4.65 mmol/L。心电图示:窦性心律,T 波改变。血红蛋白:79 g/L。

诊断:高血压病 3 级(中危)、贫血、甲状腺功能减退症、高脂血症。

分析:该患者平时不注意体检,导致很多慢性病得不到有效治疗,出现心衰症状。患者条件有限,不愿意进一步检查。我根据其症状,先进行中药治疗。

该患者的症状和辅助检查比较复杂,如果进一步检查还能发现很多问题。目前治疗的主线是阳虚、肾不纳气、水湿下注,采用温阳利水的方剂,阳和汤加减。

该患者还应该借助西药以缓急,口服缬沙坦以降压,每天一片优甲乐。

处方:	鹿角胶 3 g	麻黄 3 g	肉桂 4 g	炮姜 3 g
	熟地 10 g	芥子 6 g	炙甘草 3 g	北柴胡 3 g
	猪苓 6 g	茯苓 8 g	泽泻 10 g	白术 8 g
	益母草 15 g	当归 5 g	川芎 8 g	赤芍 10 g

7 剂,水煎服

二诊:10 月 9 日复诊,喘促、乏力等症明显缓解,睡眠好转,夜尿 1 次,腰腿凉好转,浮肿完全缓解,爬楼后喘促明显缓解。舌质淡,有齿痕,苔白略腻,脉沉伏弱上溢。继续上方治疗,因龟甲胶缺货,以阿胶代替,加黄芪、巴戟天补肾益气。

处方:	阿胶 3 g	麻黄 3 g	肉桂 5 g	炮姜 4 g
	熟地 10 g	芥子 5 g	炙草 3 g	柴胡 4 g
	猪苓 5 g	茯苓 10 g	泽泻 10 g	白术 8 g
	益母草 15 g	当归 8 g	赤芍 15 g	川芎 6 g
	黄芪 15 g	巴戟天 15 g		

9 剂,水煎服

三诊:10 月 23 日复诊,所有症状进一步好转。

处方:	阿胶 4 g	麻黄 3 g	肉桂 5 g	炮姜 5 g
	熟地黄 20 g	芥子 10 g	甘草 6 g	巴戟天 10 g
	茯苓 15 g	泽兰 10 g	益母草 10 g	苍术 10 g
	猪苓 4 g	泽泻 8 g	北柴胡 3 g	黄芪 10 g
	当归 5 g	川芎 6 g	白芍 10 g	山茱萸 6 g

12 剂,水煎服

以上方加减治疗两个月后,患者无喘促症状,体力大增,复查各项指标均好转,后停药。

复查:血红蛋白 88 g/L,尿潜血(+−)。甲功:TSH:29 mIU/ml;T3:1. 16 nmol/ml;T4:72. 78 nmol/ml;FT3:32. 73 ρ mol/L;FT4:10. 4 ρ mol/L。

按 根据患者化验可以看出,患者病变比较复杂,治疗时往往会顾此失彼,很难做到面面俱到。方剂太大则抓不住主要矛盾,效果往往不好。所以,治疗时采用中西医结合的方式。西医方面少量予以降压药和针对甲减的优甲乐;中医辨证方面,抓住患者心肾阳虚、水气上泛的基本病机进行治疗,起到温阳利水的效果。患者经过治疗后,效果稳定向好,复查时各项指标均明显好转,患者很是满意。

病例十

罗某,男,32 岁,2023 年 12 月 19 日就诊。甲状腺恶性肿瘤切除后 2 个月。现脾气急躁,极易激动,睡眠欠佳,睡不实,心慌,胸闷,手心烦热,出汗,口干、眼干、眼涩。舌质红,苔薄黄,左侧脉滑数上溢,右侧沉伏弱。

现患者术后口服优甲乐,复查甲功正常。根据患者症状进行中药治疗,患者交感神经亢奋,中医辨证为肝阳上亢证。治疗原则为清泄肝火、养阴散结。大家可能有疑问,肿瘤切除后是否应该加入散结药?我认为,患者积聚形成,乃是整体环境失调导致,虽肿瘤已切除,但是内环境未变,故而还是容易形成积聚的体质,此用药也算作预防,以防再次形成积聚。

处方:

北柴胡 15 g	紫苏子 30 g	黄芩 10	槟榔 10 g
厚朴 10 g	草果仁 10 g	知母 20 g	赤芍 30 g
生地黄 30 g	桑叶 15 g	夏枯草 15 g	薏苡仁 30 g
滑石 10 g	龙胆草 5 g	牡蛎 30 g	浙贝母 20 g
玄参 30 g	牡丹皮 15 g	僵蚕 10 g	西洋参 10 g

7 剂,水煎服

二诊:12 月 27 日复诊,脾气急躁好转,口干、眼干、眼涩减轻,睡眠好转,手心仍烦热、出汗。舌质红,苔薄黄,左侧脉滑数上溢,右侧脉沉伏弱。效不更方,上方续服 10 剂。

三诊:1 月 9 日复诊,脾气急躁明显好转,近来心情愉悦。口干、眼干涩减轻,睡眠好转,心慌、胸闷明显好转,手心烦热、出汗减轻。每日 2 次大便,不稀,排气增多。舌质淡,苔薄白,左侧脉缓上溢不数,右侧脉沉伏弱。

患者症状均明显好转,脉已不数,舌苔变淡,提示肝阳上亢症状得到控制。上方续服10天后停药。

按 患者甲状腺肿瘤术后,出现交感神经兴奋症状。中医认为该组症状属于肝阳上亢、心肾阴虚之证。治疗上选择达原饮以疏散三焦郁热,龙胆草、夏枯草、丹皮清泄肝火;牡蛎平肝潜阳、软坚散结;贝母、僵蚕、玄参、滋阴散结;生地、西洋参滋阴清热。该方效果尚好,治疗过程中未再更方。

九、五官及皮肤疾患

病例一

某中老年女性患者,其姓名记载不详,2010年冬就诊。主诉两个月前右眼突然失明,县医院眼科诊断可能是血管栓塞,局部注射溶栓药物无效(具体用药不详)。舌质红,舌体偏胖,苔薄,脉弦滑上冲,轻取有力。

分析:当年我并没有治疗该病的经验。根据我以前阅读过其他医生的相关医案,治疗眼疾大概需要清肝降火、活血祛瘀、升清降浊等方法。此患者脉弦劲有力,舌质红,提示有肝火上炎的病机;舌偏胖提示湿浊上郁的病机;突然失明,提示血栓的可能性大。故而组成了下方。

诊断:暴盲(肝郁化火,瘀血阻窍型)。

处方:

黄连5g	黄芩10g	半夏15g	党参10g
甘草10g	柴胡20g	益母草20g	肉桂10g
云苓20g	丹皮20g	大黄10g	桃仁10g
川芎10g	防风25g	元参20g	

水煎服10天

患者服至第七天时突然见效,右眼可以看到东西。上方服完,右眼视力明显恢复,但是未能恢复到原先水平。患者未再要求继续治疗,遂停药。

按 方以小柴胡汤为基础,加入大黄、桃仁、牡丹皮以活血祛瘀;加入肉桂是采纳采桃核承气汤意,瘀血的祛除需要阳气的畅通,故而加肉桂、川芎;突然发生的上焦疾患,符合风邪致病的性质,故而加防风;益母草、玄参皆有明目之功。虽然处方比较简单,但是也基本抓住了该病的主要病机,故而有效。

病例二

陈某,女,60岁,2023年8月11日就诊。主诉目痛、眼干眼涩1个月。西医诊断为睑板腺分泌异常。偶有心悸,无其他不适。使用中药雾化熏蒸治疗1个月无任何效果。舌质淡,苔薄腻,脉沉滑略上溢有力。

诊断:目痛(肝胆积热)。

予以清肝明目、滋阴利湿法治疗。

处方:

生地30 g	北沙参30 g	川楝子10 g	麦冬20 g
枸杞30 g	赤芍20 g	白芍30 g	桑叶20 g
刺蒺藜15 g	夏枯草15 g	野菊花15 g	公英30 g
陈皮30 g	大黄5 g	郁金15 g	金钱草30 g
黄芩10 g	甘草5 g		

5剂,水煎服

根据患者要求,调整熏蒸方剂。方用桑叶30 g、公英30 g、芒硝10 g、柴胡15 g、藿香10 g、白芷10 g,水煎后超声雾化熏蒸。

水煎5剂后,目痛明显缓解,眼干眼涩减轻。舌脉如前,调整处方如下:

生地30 g	沙参30 g	川楝子10 g	赤芍15 g
桑叶15 g	公英30 g	菊花15 g	蒺藜15 g
夏枯草15 g	郁金15 g	黄芩10 g	甘草8 g
桃仁10 g	红花5 g	玄参30 g	柴胡15 g
枳壳15 g	龙胆草5 g	石膏30 g	百合30 g
大黄5 g			

5剂,水煎服

后双眼不适症状完全消退,停药。

按 该患者平时身体较好,定期检查无明显异常,也比较注重养生,只是操心略多,存在肝郁化火的病机。另外,常年去饭店吃饭,应酬较多,容易有脾胃湿热的病机,这是我处方的关键。采用一贯煎打底是因为肝开窍于目,眼干眼涩、眼痛为耗损肝阴之证。患者肝郁化热夹杂湿气,所以加入柴胡、蒲公英、蒺藜;桃仁、红花活血入肝,改善眼部血液供应,见效尚可。

病例三

杨某,男,56岁,2023年10月就诊。耳鸣3年余,复发1个月。患者于2020年夏天因耳鸣到某三甲中医院就诊,口服维生素、静滴银杏叶治疗,效果欠佳。后经他人介绍到我门诊处进行针灸及口服中药治疗1个月,耳鸣完全缓解。

患者近来饮酒应酬多,进食油腻饮食多而耳鸣复发,症状如前,双耳有蝉鸣声、堵闷感。舌质暗红,苔略黄腻,脉沉滑有力。

诊断:阴虚痰热型耳鸣。

治以清利湿热、滋阴开窍之法。

处方:

生地 30 g	石菖蒲 15 g	川芎 15 g	柴胡 15 g
龙胆 8 g	夏枯草 15 g	桑寄生 30 g	牡蛎 30 g
龙骨 10 g	珍珠母 30 g	黄柏 10 g	丹皮 10 g
大黄 5 g	山药 30 g	泽泻 20 g	茯苓 15 g
桃仁 10 g	红花 8 g	桑叶 10 g	金钱草 30 g
石韦 30 g	川楝子 15 g		

7 剂,水煎服

二诊:服用上方后,耳鸣明显缓解。厚腻苔消退,舌红,薄腻苔,脉沉滑。

处方:

生地 30 g	赤芍 15 g	黄柏 10 g	龙胆草 8 g
杜仲 15 g	土茯苓 30 g	桑寄生 30 g	夏枯草 15 g
牡蛎 30 g	天冬 15 g	丝瓜络 10 g	桑叶 15 g
决明子 30 g	路路通 15 g	黄精 20 g	山楂 30 g
大黄 5 g	柴胡 10 g	川芎 10 g	制首乌 15 g

7 剂,水煎服

三诊:耳鸣症状完全缓解,停药。随访 1 年未复发。

按 我以前治疗耳鸣多采用补肾、健脾益气、开窍等思路,效果不甚满意。后来增加针灸治疗,效果有一定提升,但是仍未摸索出行之有效的中药方剂。因考虑到患者经济承受力,我几乎不用全蝎、蜈蚣等药物,不知这类药的效果如何。

2023 年之后,我开始注意到内生湿热、痰热对内科疾病的重要性,认识到饮食不节对脾运化的损伤,进而内生湿热,阻碍气机升降,形成百病之源。

鉴于以上的思考,我开始注重清利湿热法在治疗耳鸣中的运用,但是以上思路治疗的患者数量尚不足,该思路的可重复性仍要进一步验证。

病例四

张某,30 岁,女,2024 年 1 月就诊。主诉右侧耳听力下降 10 天,在西医院五官科就诊后诊断为突发耳聋,无耳鸣,右侧头疼 3 天。月经周期准,痛经,带经 5 天,小腹凉,腰疼。脉上溢滑数,舌质红,苔滑腻。

诊断：肝郁化火型耳聋。

予以补肾通气散加减治疗。

处方：熟地 30 g　　生地 30 g　　山药 30 g　　山萸肉 15 g

　　　丹皮 15 g　　茯苓 15 g　　泽泻 20 g　　川楝子 15 g

　　　夏枯草 30 g　　龙胆草 6 g　　香附 15 g　　川芎 30 g

　　　柴胡 15 g　　骨碎补 30 g　　葛根 30 g　　全蝎 5 g

7 剂，水煎服

服用上方听力好转，仍有偏头痛，脉仍数。上方加天麻 15 g，赤芍 15 g，续服 7 天。后右耳听力基本恢复。

按 耳鸣、听力下降属于肾虚、肝胆火旺者甚多，有时夹杂痰浊、瘀血。通窍活血汤、通气散属于常用方剂，肝胆火旺夹杂湿热之邪者首选龙胆泻肝汤。我在临床中偶尔治疗耳鸣、耳聋病，此类疾病与现代人生活节奏快、熬夜、高脂高热饮食有关。熬夜操劳损伤肾阴，生活节奏快、焦虑会导致肝胆火旺，便形成了阴虚火旺的基础。高脂高热饮食损伤脾胃，化生痰湿，与肝火勾结则上蒙清窍。此病理机制在耳鸣耳聋的发病中最常见。治疗上采用六味地黄汤加减，龙胆草、夏枯草清肝火利窍，川楝子引火下行。柴胡、川芎、香附为治疗耳聋的名方通气散，通气散等分，加少量全虫打粉治疗耳聋也有相当好的疗效。但是通气散偏于温燥，容易伤阴，不适合长期服用，一般要用当归、白芍、生地等以佐制其伤阴之弊。

病例五

史某，女 32 岁，2023 年 10 月就诊。主诉左侧耳鸣 1 个月，晨起耳鸣明显，耳鸣如蝉，声调高，听力无明显下降。去五官科检查无见异常。睡眠易醒，月经周期准，有带经 5 天，量少，有血块，腰疼，无腰凉，无头晕。脉弦滑数上溢有力，舌质淡，苔薄白。

分析：突发耳鸣多为肝胆火旺，慢性耳鸣多为肾虚火旺。此患者脉象、症状综合分析，倾向于肝胆火旺兼有肾虚证。

处方：路路通 6 g　　龙胆 3 g　　夏枯草 8 g　　生地 8 g

　　　熟地 10 g　　桑寄生 10 g　　杜仲 6 g　　山药 6 g

　　　山萸肉 6 g　　牡丹皮 8 g　　茯苓 6 g　　泽泻 6 g

　　　川芎 6 g　　柴胡 6 g　　香附 6 g　　鳖甲 5 g

7 剂，水煎服

复诊：服用上方后，耳鸣明显好转，睡眠好转，上方续服 7 剂。后患者耳鸣症状消失。4个月后因患者疲劳、熬夜,又出现耳鸣,继续口服上方后耳鸣完全缓解。

按 突然发作的耳鸣,性质属于风火上扰;慢性耳鸣属于脾肾两虚、清阳不升兼者居多。此患者耳鸣,兼顾肝胆火旺与肾虚两种病机,故而选择六味地黄汤加杜仲以补肾;龙胆草,夏枯草以清泻肝胆火;柴胡、香附、川芎组合为通气散组合,疏通上窍;路路通亦有开窍通络作用,可改善局部循环;鳖甲引阳入阴,有潜镇作用。上方如果加全蝎5g,效果应该会更好。

病例六

李某,54岁,2023年12月11日就诊。主诉最近一周左耳堵闷,听力下降,无耳鸣,口干,鼻塞,流涕,最近睡眠欠佳,日两次大便,大便黏滞不畅。舌质暗,苔白腻,脉弦滑有力。

诊断:耳闭(脾虚痰湿证,风邪犯耳证)。

处方:

苍耳子20g	辛夷10g	葛根30g	麻黄8g
王不留行30g	陈皮30g	大黄3g	鱼腥草30g
川芎20g	石菖蒲20g	北柴胡20g	香附15g
紫苏子30g	全蝎5g	黄芩10g	太子参30g
甘草8g	白芍30g	龙胆草6g	夏枯草15g
槲寄生30g			

7剂,水煎服

二诊:左侧耳听力好转,堵闷感减轻,鼻塞症状亦有好转。予以上方续服10剂。

三诊:左侧耳听力明显好转,与右侧听力基本相同,偶有耳内堵闷感,有刮风的耳鸣音,鼻塞流涕减轻,睡眠尚可。继续服用10剂后,听力基本恢复,鼻塞症状亦明显缓解,停药。

按 此患者症状中有耳窍不通、鼻窍不通,属于上焦病变。一般来讲,上窍不利,属于肝火上炎者甚多;慢性者多为肾虚夹杂湿邪。此患者又有大便黏滞、舌苔腻、脉弦有力表现,辨证为湿邪、肝火夹杂之证。选用刘绍武的理鼻汤加减,龙胆草、夏枯草以清泄肝胆火;石菖蒲、川芎辛温开窍。另外,眩晕症中有一些也符合此病机,也可以用该方治疗,效果也很好,所谓异病同治者是也。

病例七

腾某,男,41岁,2023年11月就诊。鼻塞20年,在上海某医院五官科就诊,诊断为鼻中隔偏曲,建议手术,患者当时未同意。现症鼻塞不畅,无鼻涕喷嚏,睡眠鼾声重,白天昏沉乏力。舌质淡,苔薄黄腻,脉沉滑数。

诊断:鼻窒(湿热证)。

分析:患者平素身体不虚,表现出的昏沉乏力症状是由于上窍阻塞不通所致,故而采用祛湿通窍的思路,以刘绍武的理鼻汤加减为主。

处方:

苍耳子 30 g	葛根 30 g	王不留行 30 g	川芎 15 g
白芷 6 g	陈皮 30 g	大黄 5 g	鱼腥草 30 g
射干 10 g	僵蚕 10 g	苦杏仁 10 g	北柴胡 15 g
紫苏子 30 g	花椒 6 g	黄芩 10 g	党参 30 g
甘草 6 g	大枣 10 g	麻黄 6 g	

7 剂,水煎服

二诊:11 月 21 日复诊,鼻塞减轻,仍昏沉乏力,睡眠鼾声重。舌质淡,苔薄白,脉沉滑数。

处方:

苍耳子 30 g	葛根 30 g	王不留行 30 g	川芎 15 g
白芷 6 g	陈皮 30 g	大黄 5 g	鱼腥草 30 g
射干 10 g	僵蚕 10 g	苦杏仁 10 g	北柴胡 15 g
紫苏子 30 g	花椒 6 g	黄芩 10 g	西洋参 10 g
甘草 6 g	大枣 10 g	麻黄 6 g	白芍 30 g

7 剂,水煎服

三诊:11 月 28 日复诊,鼻塞好转,乏力、昏沉减轻,睡眠鼾声减轻。舌质淡,苔薄白,脉沉滑不数。以上方加减,加入夏枯草、路路通等。大约服药 2 个月,所有症状均明显好转,患者很满意。

按 该患者鼻腔结构出现异常,导致气道阻力大,以鼻塞为主要症状。从病变部位来看,属于上焦的有形之邪阻塞气道。治疗时以开窍、散结为主,以刘绍武的理鼻汤为主进行治疗,加入夏枯草、路路通、僵蚕、射干等化痰散结,整体效果比较满意。其实攻坚散结的药物量可以再加大一些。杏仁之用是针对患者的睡眠打鼾症状,这是我在学习著名老中医王文友的著作时所得。鼾声之症也比较复杂,痰湿蕴于上焦而出现鼾声的情况很多,要配合利湿法。打鼾司空见惯,现在人们认识到打鼾与糖尿病、脑卒中、冠心病、高血压、心衰等多种慢性病相关,不能忽视这一症状。

病例八

刘某,男,11 岁,2023 年 11 月 29 日就诊。平素形体胖,喜肉类食物,饮食营养过剩,学习紧张,缺乏户外活动。近来反复感冒,后出现流鼻血症状 2 天。舌质红,苔白腻,脉沉滑数。

诊断:鼻衄(湿热证)。

处方:
侧柏叶 15 g	白茅根 30 g	苍耳子 9 g	辛夷 10 g
葛根 15 g	陈皮 15 g	赤芍 10 g	大黄 3 g
鱼腥草 15 g	桑白皮 10 g	北柴胡 12 g	黄芩 10 g
北沙参 20 g	甘草 5 g	桑叶 15 g	鹿衔草 10 g

3 剂,水煎服

服用上方后鼻衄临时治愈,患者停药。

复诊:12 月 14 日复诊,患者近来又出现流鼻血,鼻塞不畅。脉滑数,舌红,苔白腻。

仍予以前方,嘱清淡饮食。

处方:
侧柏叶 15 g	白茅根 30 g	苍耳子 9 g	辛夷 10 g
葛根 15 g	陈皮 15 g	赤芍 10 g	大黄 3 g
鱼腥草 15 g	桑白皮 10 g	北柴胡 12 g	黄芩 10 g
北沙参 20 g	甘草 5 g	桑叶 15 g	鹿衔草 10 g

3 剂,水煎服

服药后鼻衄症状消失,随访半年未复发。

按 患儿形体胖壮,喜肉食,缺乏运动,形成胃肠积热的病机,上冲鼻窍而出现鼻衄症状。肺开窍于鼻,治疗以清肺热为主,兼合大柴胡以清胃肠积热。上焦得通,郁热得下,胃气因和。柴胡剂是调理胃肠积热的圣剂。下方并无特殊之处,因患儿正气未虚,只清内热即可。如反复发作,则考虑脾不统血证,用到健脾、温潜、固脱之方。同时要系统检查患者五官、血液等方面的问题,加以注意。

病例九

宋某,50 岁,2023 年 10 月 10 日就诊。鼻塞、鼻孔干燥 10 年,偶有打喷嚏,流涕少,睡眠鼾声重,眼干眼涩。每年春秋季节鼻塞症状加重,在当地西医院诊断为干眼症,眼结膜出血。患者头痛症状明显,每天下午头部胀痛,睡眠尚可。平素手脚凉,怕冷,大便不畅,平时口服芦荟胶囊通便。舌质暗,苔黄腻,脉沉伏缓。

分析:患者主要症状为鼻塞、头痛、眼干、便秘,以上焦症状为主。便秘症状与上焦不通也有关联。先以刘绍武理鼻汤为主,加入细辛、白芷、路路通等加强通窍效果。

处方: 苍耳子 15 g　　辛夷 8 g　　　　葛根 20 g　　麻黄 5 g

　　　　白芍 10 g　　王不留行 15 g　陈皮 15 g　　大黄 3 g

　　　　鱼腥草 20 g　川芎 8 g　　　　北柴胡 10 g　紫苏子 12 g

　　　　花椒 3 g　　黄芩 7 g　　　　党参 10 g　　炙甘草 3 g

　　　　白芷 6 g　　龙胆草 2 g　　　附子 4 g　　路路通 8 g

　　　　细辛 2 g

7 剂,水煎服

二诊: 10 月 16 日复诊,鼻塞减轻,大便仍不畅,睡眠鼾声重,眼睛干燥,口干。舌质暗,苔黄腻,脉沉伏缓。患者鼻干、眼干、口干症状明显,加入石膏以清燥热。

诊断: 鼻渊(风湿证)。

处方: 苍耳子 18 g　　辛夷 8 g　　　　葛根 18 g　　麻黄 5 g

　　　　白芍 10 g　　王不留行 15 g　陈皮 15 g　　大黄 4 g

　　　　鱼腥草 15 g　川芎 8 g　　　　北柴胡 10 g　紫苏子 12 g

　　　　花椒 4 g　　黄芩 7 g　　　　党参 10 g　　炙甘草 3 g

　　　　白芷 6 g　　龙胆草 2 g　　　石膏 15 g　　路路通 8 g

　　　　细辛 2 g

10 剂,水煎服

三诊: 10 月 26 日复诊,鼻塞明显缓解,鼻孔干燥缓解,每天下午头疼减轻,大便通畅。以上方加减治疗 2 月左右,患者症状明显缓解,停药。

四诊: 2023 年 12 月 18 日复诊,停理鼻汤后 1 个月头痛复发,鼻塞症状未明显发作。每天下午头痛,下午 2 点许开始头痛,无恶心,伴头晕,心烦,右侧头部牵扯眼眶疼痛,口服去痛片可缓解。鼻塞较前缓解,双侧耳鸣严重,大便干燥 3 天一次,身体乏力,怕冷,颈部僵硬疼痛,最近针灸后减轻。舌质红,苔黄腻,脉沉伏弱。

诊断: 头痛(湿热证)。

处方: 荆芥 8 g　　防风 10 g　　僵蚕 10 g　　蔓荆子 20 g

　　　　元胡 10 g　　川芎 15 g　　北柴胡 10 g　白芷 10 g

　　　　姜半夏 6 g　甘草 6 g　　　郁李仁 10 g　钩藤 20 g

　　　　白芍 30 g　　大黄 5 g　　　葛根 15 g　　龙胆草 6 g

　　　　夏枯草 10 g　蒺藜 10 g

9 剂,水煎服

口服上方后患者头痛症状基本消失,随访半年头痛未复发。

按 头痛、头晕、鼻塞等症均属于上焦清窍不通的症状。理鼻汤对通鼻窍的作用明显,对于头痛还应该使用针对性更强的散偏汤加减。散偏汤是治疗头痛的良方,应该引起重视。散偏汤主要作用机理是祛除上焦湿邪、气滞、瘀血等实邪而恢复正常的气机运行。伴肝火旺者加胆草、夏枯草;颈项部僵痛或者太阳穴跳痛者加葛根;着寒加重者加麻黄细辛附子汤;头痛恶心者加吴茱萸;口干明显者加石膏。

病例十

赵某,女,57岁,2023年9月27日就诊。主诉口干、口中有冒火感觉2年余。伴口腔扁平苔癣(省中医药大学附属医院诊断为扁平苔癣)2年余,睡眠尚可,大便日一次,成形。半年前因失眠,腹泻在我门诊口服中药治疗,处以乌梅丸加减,后腹泻基本治愈。脉沉伏弦不虚,舌暗苔滑腻。

诊断:口疮病(湿热蕴蒸证)。

处方:

乌梅15 g	当归6 g	党参6 g	黄连片8 g
黄柏6 g	升麻5 g	黄芩8 g	北柴胡8 g
羌活5 g	独活5 g	白芷5 g	龙胆草5 g
枳壳8 g	白芍8 g	甘草5 g	黄芪15 g
茯苓10 g	泽泻15 g	防风6 g	肉桂3 g

9剂,水煎服

复诊:10月7日复诊,口干、口中冒火感觉明显减轻,上方续服9剂后停药。

按 患者患口腔扁平苔藓2年,该病形成与精神紧张焦虑相关。对于该患者而言,肝郁化火、胃热上逆是其主要病机,并非实热之属。故而治疗时选择升阳益胃汤以疏散郁火;另加黄柏、龙胆草降肝火;肉桂辛温大热,起到引火归原的效果(火旺于上者多虚于下,故加肉桂)。该方效果尚满意。

病例十一

宋某,女,72岁,2023年12月29日就诊。舌疮疼痛7天,睡眠欠佳,每晚睡眠3小时,脉弦细聚关。舌质暗,瘀斑,苔白厚少津。

诊断:舌疮病(心火上炎)。

处方:

淡豆豉15 g	栀子6 g	北柴胡10 g	黄芩8 g
紫苏子10 g	花椒3 g	北沙参15 g	甘草6 g
陈皮15 g	赤芍15 g	大黄3 g	石膏15 g

知母 6 g　　　　板蓝根 6 g　　　白芍 15 g

5 剂,水煎服

复诊:2024 年 1 月 8 日复诊,舌疮疼痛明显缓解,睡眠好转,现每晚睡眠 5 小时许。上方减川椒、知母,加百合、丹参,续服 5 天愈。

🔘 凡口舌溃疡、胃溃疡、十二指肠溃疡等,均与情绪应激有关,故而在治疗该类疾病时应该重视疏肝解郁安神。此患者处于溃疡急性期,故而选择白虎汤、栀子豉汤、大柴胡汤加减治疗,效果尚可。百合、丹参有清心安神之效,故而后方加入这两味药。栀子豉汤可疏散胸膈郁热,对于失眠焦虑有很好的效果,可疏散胸膈郁热而不伤正。

我认为口舌之症也属于胃肠系病范畴,故而采用大柴胡以调胃泻热。阳明病的范围是整个消化道,从口到咽喉再到胃、肠、肛门,这一系列器官组成食物的消化吸收场所,均属于阳明范畴。大家可以参阅刘绍武的书。

病例十二

白某,女,59 岁,2023 年 9 月 18 日就诊。双下肢紫斑 8 年,双下肢紫斑反复发作,在西医院诊断为过敏性紫癜,使用过激素治疗,暂时缓解症状。近来患者紫癜反复,伴瘙痒,睡眠欠佳,心慌胸闷,口干口苦,大便尚通畅。脉弦滑不齐,舌质暗,苔白腻。

分析:我认为过敏性紫癜属于风邪之患,根据个人体质不同而夹杂湿热、血热或寒湿之邪,也存在脾虚、血虚而风动的患者。就该患者体质来看,风邪夹杂湿热的病机明显。故而选择过敏煎以祛风;二妙、苦参以除湿;白鲜皮、地肤子、徐长卿以祛风止痒;赤芍、紫花地丁、紫草、生地以清血热。

处方:北柴胡 15 g　　五味子 10 g　　乌梅 15 g　　　蝉蜕 10 g

甘草 10 g　　　黄柏 10 g　　　紫草 15 g　　　苍术 10 g

地肤子 30 g　　土茯苓 30 g　　徐长卿 20 g　　白鲜皮 30 g

赤芍 20 g　　　紫花地丁 20 g　生地黄 30 g　　苦参 10 g

牡蛎 30 g　　　防风 15 g　　　荆芥 10 g　　　大黄 6 g

7 剂,水煎服

二诊:9 月 25 日复诊,下肢紫癜减少,瘙痒减轻,上方续服 10 剂。

三诊:10 月 4 日复诊,双下肢紫斑明显减轻,瘙痒明显减轻,仍予以前方治疗,10 剂。

四诊:10 月 17 日复诊,双下肢紫斑、瘙痒明显缓解。身体较前有力,食欲尚可,睡眠尚可,偶有心慌胸闷,口干口苦,大便尚通畅,每日 3 次余。脉弦滑不齐,舌质暗,苔白腻减轻。

因其脉律不齐,检查心电图提示Ⅱ度房室传导阻滞,上方稍作调整,将调心汤合入。

处方:

北柴胡15 g	五味子8 g	乌梅15 g	蝉蜕8 g
甘草10 g	黄柏10 g	紫草15 g	苍术10 g
地肤子15 g	土茯苓30 g	徐长卿15 g	白鲜皮15 g
赤芍15 g	生地黄30 g	苦参10 g	百合30 g
牡蛎30 g	防风10 g	大黄4 g	乌药10 g
丹参30 g	郁金10 g	麦冬15 g	

10剂,水煎服

五诊: 10月25日复诊,双下肢紫斑基本消退,无瘙痒,身体较前有力,食欲尚可,睡眠尚可,因其要外出,遂带药20剂。

处方:

五味子10 g	乌梅15 g	蝉蜕8 g	甘草10 g
黄柏10 g	紫草10 g	苍术15 g	徐长卿15 g
白鲜皮15 g	赤芍15 g	紫花地丁20 g	地黄30 g
防风15 g	大黄5 g	丹参30 g	白茅根30 g
荆芥8 g	银柴胡10 g		

20剂,水煎服

后患者停药,几个月后随访,效果良好未复发。

按 过敏性紫癜属于比较顽固的疾病,西医治疗该类疾病的方法不再过多讨论。中医治疗该类疾病以人为本,强调个体化差异。急性期以透血热为主要治疗方法,稳定期以健脾补肾为主要治疗方法。

我认为该病的首要病机是风邪所致,这点很重要,也是诸多皮肤疾患的主要病机;但是因患者个体差异原因导致夹杂热、夹杂虚各有不同,处方也有很大不同,治疗应该个体化。过敏性疾病风邪夹杂湿热者很多,我在门诊治愈过很多慢性荨麻疹患者,其基本用药就是祛风、除湿热。治疗期间嘱患者避免高蛋白饮食,尽量保持清淡饮食。个人认为,慢性荨麻疹与胃肠消化关系很大,所以很多时候都加入大黄以清肠胃,同时尽量清淡饮食。另外,过敏性疾患与神经紧张也有很大关系,工作紧张、压力大、疲劳、缺乏运动,导致身体的自我调整能力减弱,对环境的适应能力减弱,从而出现了慢性过敏。精神紧张也会影响胃肠消化功能,思则气结,影响脾之运化,所以情绪问题、胃肠功能紊乱问题属于一类问题。治疗过敏性疾病,除药物之外,鼓励患者养成良好的生活习惯、加强运动、保持乐观心态也很重要。

对于过敏性疾病,实证者以祛风、清利湿热为主,常用脱敏煎以及李孔定的过敏方加柴胡、大黄、徐长卿,整体起到外透内清的作用,用药物帮助患者的身体重建平衡,提升适应力。身体虚弱者,按照李可老中医经验,选择麻黄附子细辛汤为底进行加减,重新振奋阳气,增强适应力。

病例十三

李某,女,31岁,2022年6月14日就诊。手心热,躯干四肢反复出现荨麻疹,夜间加重。舌质齿痕舌,苔白腻,脉沉短聚关。

诊断:瘾疹病(肝郁脾虚证)。

处方:
紫草10 g	蝉蜕6 g	苍术12 g	黄柏6 g
甘草6 g	地肤子15 g	土茯苓15 g	乌梅10 g
北柴胡6 g	大黄3 g	徐长卿20 g	白鲜皮20 g
生地黄5 g			

5剂,水煎服

二诊:2022年6月20复诊,荨麻疹未见减轻,自觉手脚发热加重时荨麻疹出现,活动后易出汗。舌质有齿痕,舌苔白腻,脉沉短弱,尺脉虚。

处方:
炙甘草3 g	生甘草3 g	白芍10 g	党参20 g
羌活6 g	独活10 g	北柴胡6 g	防风10 g
升麻6 g	葛根10 g	茯苓10 g	黄柏6 g
苍术10 g	白术6 g	徐长卿12 g	

7剂,水煎服

三诊:2022年6月29日复诊,服上方后荨麻疹无发作,手心热减轻。继续服用上方10剂后,荨麻疹无发作,停药。

按 治疗过敏性疾病要实事求是地辨证,要讲究个体化差异。该患者的首次处方效果差,原因是只考虑了一般荨麻疹规律,未分析患者个体化因素。此患者的过敏,很大程度上是脾虚、虚热导致的湿邪不能外透,故而采用李东垣的升阳散火汤与升阳益胃汤合方。升阳散火汤中生、炙甘草同用,大家要知道;个人认为党参改为人参效果会更好;羌活、独活有祛风除湿之效,也有升阳之效;苍术、黄柏祛除湿热。该方的整体效果是升阳健脾、除湿热。

病例十四

某患儿,8岁,2022年7月26日就诊。双手指缝处湿疹,干裂,形成苔藓样增厚。患儿体形胖,平时进食肉类食物较多。脉沉滑,舌淡红,苔白腻。

分析:湿疹的基本病机是湿热夹杂风邪。此患儿的湿疹来自饮食不节,热量过高,不能代谢出去,蕴于体内形成皮肤湿疹。予以清利湿热方一试。

处方:

苍术6g	蝉蜕6g	紫草10g	黄柏6g
炙甘草3g	地肤子10g	土苓15g	乌梅10g
徐长卿12g	北柴胡6g	大黄3g	白鲜皮10g

7剂,水煎服

二诊:2022年8月4日,湿疹减轻。调苍术至12g,加地骨皮10g。另用地骨皮30g,龙胆10g,水煎外洗7剂。

三诊:2022年8月18日,湿疹明显减轻,继以上方治疗7剂。7剂尽,症状消失,停药。1年后,患者因不能控制饮食,进食海鲜、肉类较多导致病情复发,但是不愿继续服药。

按 现在儿童发生湿疹者甚多,与进食过多高蛋白、高热量食物有密切关系。家长在平时生活中一定要注意调整孩子的饮食结构,养成良好生活习惯,这些是首要的。药物治疗处于次要位置,如果不能严格控制饮食、养成良好生活习惯,口服任何灵丹妙药也是徒劳。大家一定要把健康教育放在首位,很多内科疾病都需要控制饮食才能有好的治疗效果,如胃溃疡、肿瘤类疾病、糖尿病等。如果没有健康生活习惯为基础,药物治疗也失去意义。

该患者的湿疹表现为湿热之象,故而以清利湿热为基础进行治疗。二妙散加蝉蜕祛风止痒,紫草清血热,地肤子、徐长卿、土茯苓祛湿止痒。乌梅虽有收敛作用,但并不妨碍祛湿,个人认为乌梅还有祛风之效。

病例十五

吕某,女,40岁,2022年7月就诊。面部过敏,荨麻疹半年,颜面浮肿,瘙痒。舌质红,脉沉细弱,尺脉不足。

诊断:荨麻疹(风邪袭上)。

分析:颜面部过敏也属于风邪上扰类疾病,治以祛风止痒。

处方:

紫草10g	蝉蜕12g	苍术10g	黄柏6g
甘草9g	地肤子30g	土茯苓15g	北柴胡6g
大黄3g	徐长卿20g	白鲜皮20g	苦参10g
荆芥10g			

5剂,水煎服

二诊：2022 年 7 月 29 日复诊，上方略有效果。因其脉细弱，改为益气祛风思路，以升阳益胃汤加减。

处方：

炙草 3 g	生草 3 g	白芍 10 g	党参 20 g
羌活 6 g	独活 10 g	北柴胡 6 g	防风 10 g
升麻 6 g	葛根 20 g	白术 10 g	茯苓 10 g
陈皮 6 g	清夏 6 g	当归 10 g	黄芪 20 g

5 剂，水煎服

三诊：2022 年 8 月 4 日复诊，上方效果较首方效好，继续益气祛风思路，加祛风止痒药。

处方：

炙草 3 g	白芍 10 g	党参 10 g	羌活 6 g
北柴胡 6 g	防风 10 g	升麻 6 g	葛根 20 g
地肤子 10 g	茯苓 10 g	蝉蜕 6 g	徐长卿 18 g
白鲜皮 10 g	苍术 12 g	乌梅 10 g	大黄 3 g

7 剂，水煎服

四诊：上方服完后症状解除，停药。半个月后因饮食不慎又出现颜面部过敏，颜面部浮肿瘙痒，小腹凉，腹胀，心悸乏力。予以下方治疗后症状消失。

处方：

紫草 10 g	蝉蜕 6 g	苍术 10 g	黄柏 6 g
炙草 3 g	地肤子 20 g	大枣 10 g	土茯苓 15 g
茜草 10 g	乌梅 10 g	北柴胡 6 g	徐长卿 18 g
白鲜皮 10 g	牡丹皮 10 g	生地黄 15 g	

5 剂，水煎服

🔘 此患者面部过敏达半年，主要症状为颜面部浮肿瘙痒。其脉细弱，首方使用惯用过敏方效果欠佳，后改为益气祛风思路，症状很快得到控制。升阳益胃汤或升阳散火汤在治疗慢性脾虚型过敏时有运用机会。凡是虚弱型的过敏，使用消风散之类方剂效果都不会好，因为消风散之类方剂对治的点在于风热之邪，而虚弱型过敏必须以健脾益气为主要治疗方法。

▓ 病例十六

孙某，男，38 岁，2016 年病例。工作环境新装修，工作第一天即患荨麻疹，一个月来口服脱敏药无效，躯干及四肢痒，反复出现痒疹。平时喜油腻食物，饮食高盐，大便不畅，胃脘痛多年。舌质暗红，苔黄腻，脉象沉滑有力。

分析:患者平时高脂高热饮食,脉不虚,舌苔腻,大便不畅,存在明显的湿热内蕴、腑气不畅病机,故而应调理胃肠、清利湿热。

处方:

土茯苓 30 g	桑叶 10 g	枳壳 15 g	半夏 6 g
柴胡 15 g	苏子 30 g	黄芩 10 g	党参 15 g
甘草 8 g	陈皮 30 g	大黄 6 g	白芍 30 g
蒲公英 15 g	黄连 3 g	大枣 10 个	生姜 5 片

3 剂,水煎服

服药后患者身痒明显减轻。此次患者补充病史:双手掌经常脱皮、瘙痒,无明显渗出,时轻时重,为湿热燥邪所致。故增加清热燥湿力量,调整处方如下:

土茯苓 30 g	桑叶 10 g	浮萍 30 g	徐长卿 15 g
枳壳 10 g	柴胡 15 g	半夏 6 g	黄芩 10 g
大黄 8 g	苦参 6 g	茵陈 30 g	栀子 6 g
陈皮 20 g	白芍 20 g	甘草 6 g	大枣 10 个
生姜 5 片			

7 剂,水煎服,嘱清淡饮食

上方加减治疗 1 月余,荨麻疹治愈,随访多年未反复。

按 在治疗过敏过程中,一定要重视改善患者自身的内环境。内部矛盾占主导地位,外部诱因占次要位置,这是辨证法则。大柴胡汤是很好的调理胃肠的方剂,在此基础上加利湿祛风药。土茯苓、浮萍、苦参取自刘绍武的除风利湿汤。因苦参味极苦,怕出现恶心症状,故而减量运用;徐长卿是治疗过敏的对症药;茵陈利湿,性味平和。

病例十七

张某,女,28 岁,2023 年 10 月 26 日就诊。产后 15 天,双侧乳腺炎,发热 4 天,体温最高达 41 ℃,咽痛咽干,无咳嗽,口干多饮。舌质暗,苔黄腻,脉弦滑数。

诊断:乳痈(肝经郁热,夹杂外邪)。

处方:

板蓝根 15 g	葛根 30 g	白茅根 30 g	芦根 30 g
山豆根 5 g	藿香 15 g	红花 5 g	大黄 4 g
石膏 30 g	北柴胡 20 g	黄芩 15 g	荆芥 10 g
王不留行 30 g	连翘 30 g	金银花 30 g	蒲公英 30 g

3 剂,水煎服

服用此方后治愈,乳腺恢复通畅。

复诊：1个月后来诊，又出现发热伴乳房胀痛刺痛，体温至 40 ℃，自行口服安瑞克后体温恢复正常。现左侧乳房胀痛、刺痛，口干口苦，心烦，睡眠可。舌质暗红，苔白腻，脉弦滑上溢。仍以上方思路治疗。

处方：

连翘 12 g	生地黄 10 g	知母 10 g	石膏 30 g
荆芥 8 g	蒲公英 15 g	赤芍 10 g	牡丹皮 8 g
板蓝根 6 g	白茅根 15 g	北柴胡 10 g	黄芩 8 g
金银花 20 g	路路通 10 g	漏芦 10 g	大黄 3 g

3 剂，水煎服

药后患者乳腺炎治愈，嘱患者家属自学疏通乳腺手法，随访未再出现乳腺炎。

按 产后乳腺炎属于常见疾病，治疗此病的主导思想就是疏通瘀滞、透散热邪，最好配合手法疏通乳管。治疗得当的话，一般 2～3 天便可治愈。此患者有咽痛咽干症状，出现高热，提示有呼吸道感染，与乳腺病同时发作，但是治疗原则仍是透热、疏通瘀滞。

病例十八

洪某，女，56 岁，2017 年病例。左侧颈部出现疱疹疼痛 10 天，嘴角右偏 1 天，左侧额纹变浅，饮水时左侧嘴角漏水，左眼睑闭合不全。患者身体瘦弱，脉细弱。

带状疱疹和面神经炎同时出现的情况并不多，此例患者即是。该病是由于病毒感染侵袭损伤神经所致。中医认为此属于风热之邪致病。我治疗时采用顺风匀气汤加减，增加透邪热的双花、牛蒡子。因其脉弱，加黄芪 50 g。另外，牛蒡子、白芷组合是专门针对面瘫的药对，但具体出处已经记不清了。

处方：

豨莶草 15 g	乌药 10 g	木香 6 g	青皮 8 g
白芷 12 g	木瓜 10 g	苏叶 10 g	白术 8 g
牛蒡子 35 g	黄芩 10 g	黄芪 50 g	升麻 3 g
党参 15 g	双花 30 g	天麻 10 g	柴胡 20 g
蝉蜕 6 g	全蝎 6 g	沉香 2 g	

上方水煎服，效果良好，大约治疗 3 周，症状消失，停药。

按 带状疱疹为病毒感染所得。人在疲劳、情绪紧张后容易得此病，缺乏活动的人群也容易得此病，西医一般使用抗病毒药物、营养神经药物治疗。据我个人观察，整体效果不如中医好。中医治疗该病有外涂中药法、针刺放血法、口服中药法,治法灵活多样,效果均稳定。口服中药法治疗该病,一般从湿、热两点入手。单纯清热解毒效果不好,加入除湿解毒后效果明显提升。正所谓"湿去则热孤",湿邪是关键点。祛湿解毒药有土茯苓、防己、车前子、积雪草、豨莶草等。有胃肠积热者,果断使用下法,大黄、石膏等果断加入。

另外,带状疱疹不禁用麻黄、细辛等辛温大热药。麻黄、细辛有很好的散邪作用,配合板蓝根、石膏等运用能提升效果。带状疱疹后遗神经痛者应配合刺络放血疗法。在治疗后遗神经痛时要加入虫类药物,如全蝎、地龙、乌梢蛇等。

病例十九

郭某,女,62岁,2017年住院病例。带状疱疹20天,经自行口服抗病毒药、外涂药物后,疱疹消失,但右腋下仍疼痛胀满,影响睡眠。平素怕热,手脚心发热,口干口苦。舌质暗,苔薄腻,脉聚关沉。

处方:

生地15 g	丹参30 g	麦冬20 g	当归10 g
沙参20 g	栀子10 g	柴胡18 g	丹皮10 g
赤芍10 g	郁金20 g	川楝子20 g	全虫6 g
土鳖虫10 g	枳壳12 g	桔梗10 g	地龙10 g
白芍30 g	甘草3 g	元胡10 g	僵蚕10 g

5剂,水煎服

口服上方5剂后,右腋下疼痛明显减轻。继续5剂后出院。

按 该患者即为带状疱疹后遗神经痛症,疼痛部位在胁下,且症状存在肝胆郁热证,脉不虚。采用疏散肝胆郁热法,合用清血热、活血的生地、丹参、丹皮、赤芍、白芍等,另加虫类药以增强止疼效果,该方剂效果尚好。

病例二十

初某,女,年龄记载不详。主因"左上肢疱疹、疼痛6天"入院。入院时左侧上肢内侧遍布红色疱疹,烧灼样疼痛,向手掌方向蔓延至手掌根部,同时肩部出现新发疱疹,左肩胛骨部位疼痛。平素怕热,头痛。脉沉滑不虚。

先予以静滴更昔洛韦7天,配合清热解毒中药。

处方:

石膏30 g	大青叶15 g	白茅根30 g	蒲公英30 g
黄芩20 g	防己10 g	瓜蒌50 g	沙参20 g
香附10 g	栀子10 g	大黄3 g	郁金20 g
车前子15 g	生地10 g	甘草6 g	双花30 g

龙胆 12 g　　　柴胡 24 g

15 剂，水煎服

复诊：口服上方 15 天后，左上肢疱疹基本消失，疼痛不明显，现左肩胛骨与胸椎之间疼痛剧烈，局部无疱疹，双上肢活动时疼痛无加重，考虑为后遗神经痛。

处方：姜黄 20 g　　　川楝子 20 g　　　葛根 30 g　　　生地 15 g

　　　　　甘草 10 g　　　五灵脂 10 g　　　大黄 6 g　　　丹参 30 g

　　　　　白芍 30 g　　　桔梗 20 g　　　　沙参 30 g　　　枳壳 10 g

　　　　　当归 30 g　　　桃仁 6 g　　　　红花 6 g　　　柴胡 18 g

　　　　　蒲黄 6 g　　　地龙 10 g　　　　全蝎 6 g　　　蜈蚣 2 条

5 剂，水煎服

5 剂后疼痛消失，出院，后无不适。

🈯 带状疱疹初期表现为风热之象，透散血热、清热解毒为基本治疗方法。使用清热透散药物时，用量一定要足。同时，利湿通络在治疗过程中也起到相当关键的作用，湿气祛除则邪热易去。

疱疹消失后，神经痛者使用活血行气清热法有一定效果，加入虫类药息风止痛，能提升效果。

病例二十一

山东女患，50 岁，面瘫。其家属与我认识，询问治疗方法。嘱用下方水煎服。

处方：青皮 10 g　　　乌药 8 g　　　　苏叶 10 g　　　白芷 10 g

　　　　　党参 30 g　　　白术 30 g　　　　木香 6 g　　　天麻 8 g

　　　　　木瓜 10 g　　　牛蒡子 50 g　　　当归 30 g　　　黄芪 50 g

　　　　　白芥子 6 g

反馈上方效果好，7 天后基本治愈，上方即为顺风匀气散加减，大家可以参考。

病例二十二

梁某，男，42 岁，鼻头红肿、起泡，吃油炸食品加重，此症已经 1 年余，严重时自行涂抹消炎药以缓解。舌质紫，苔黄腻，脉象沉滑有力。

分析：该患者平时应酬较多，导致脾胃积热，应从清热解毒利湿的角度治疗，采用茵陈蒿汤、封髓丹为治。

处方：黄柏 21 g　　　砂仁 15 g　　　甘草 15 g　　　茵陈 45 g

| 柴胡 10 g | 大黄 5 g | 栀子 10 g | 蝉蜕 10 g |

7 剂,水煎服

7 月 17 日,患者鼻红减轻,期间亦少量喝啤酒,考虑增加清热利湿药物力量,增加透散热邪的麻黄。

处方:

漏芦 15 g	连翘 30 g	枳壳 30 g	大黄 6 g
麻黄 10 g	甘草 10 g	黄柏 20 g	砂仁 15 g
茵陈 45 g	柴胡 10 g	蝉蜕 10 g	紫草 30 g

以上方加减治疗一个月,症状消失。随访半年未复发,期间患者偶有饮酒亦未诱发。

按 此例所患为酒糟鼻,病源在于脾胃积热。该病治疗过程中主干方剂是茵陈蒿汤、封髓丹,另加透散热邪的药物。在此重点提一下封髓丹中的砂仁,该药辛温,貌似不适合此患者。但我个人认为患者常年应酬多,避免不了进食生冷、油腻,患者的症状表现无虚寒证,但是理论推断存在脾寒之证,故而加砂仁。

临床中有些体质健壮的患者,脉无虚寒、症状无明显虚寒,但是往往脾肾隐藏有虚寒的病机,应该注意。

病例二十三

徐某,女,68 岁,2023 年 12 月就诊。腰部疱疹疼痛 1 个月,经过西医院住院治疗,疱疹消退,疼痛不缓解。右侧腰部牵连肚脐疱疹疼痛,灼热疼痛,影响睡眠。口干,舌质暗,苔白干燥裂痕,脉滑有力。

诊断:蛇串疮(肝胆湿热证)。

处方:

北柴胡 15 g	黄芩 10 g	生地黄 30 g	赤芍 30 g
牡丹皮 15 g	龙胆草 6 g	板蓝根 10 g	大黄 5 g
瓜蒌 30 g	红花 10 g	甘草 10 g	延胡索 15 g
马齿苋 30 g	紫草 15 g	败酱草 20 g	郁金 15 g
白茅根 30 g	珍珠母 30 g	牡蛎 30 g	磁石 20 g

7 剂,水煎服

口服该方期间,进行刺络放血三次。治疗 20 余天疼痛完全缓解,睡眠好转,无其他不适,停药。

按 该患者的病程已逐步进入神经痛期,如果此时不能有效治疗疼痛,则迁延难愈。因患者表现为肝胆郁热、燥热伤阴证,故而治疗时选用清泄肝胆、透散血热、凉血活血止痛法,后期加入土鳖虫 15 g,加入该药后效果有一定提升。

裴某,女,52 岁。颈部、胸前密密麻麻遍布疣状突起,既往宫颈癌手术史。现乏力,食欲欠佳,睡眠欠佳。脉弦细数,舌质红苔黄腻。

诊断:寻常疣(湿热证)。

治以清热解毒、软坚散结。

处方:

马齿苋 40 g	板蓝根 15 g	大青叶 15 g	紫草 20 g
白芷 15 g	蜂房 15 g	红花 10 g	薏苡仁 60 g
磁石 30 g	牡蛎 30 g	木贼 10 g	土茯苓 30 g
赤芍 30 g	郁金 20 g	柴胡 15 g	黄芩 10 g

10 剂,水煎服

每剂药煎煮后,除口服外,用少量药液以棉布蘸取外涂患处,不限次数。

二诊:疣状突起减少,部分颜色变淡,上方续服 10 天。

三诊:服用上方后,患者病情进一步好转,疣状突起明显减少。偶有出现腹泻,稍微胃不适,此乃苦寒伤胃之故。稍微调整处方如下:

处方:

马齿苋 30 g	板蓝根 15 g	紫草 20 g	白芷 15 g
蜂房 15 g	红花 10 g	薏苡仁 60 g	磁石 30 g
牡蛎 50 g	木贼 10 g	土茯苓 30 g	赤芍 30 g
郁金 20 g	柴胡 15 g	黄芩 10 g	葛根 30 g
夏枯草 30 g	鸡内金 20 g	乌梅 15 g	

10 剂,水煎服

🅑 寻常疣是由于感染病毒所致,疣状病毒有很多种,旅店住宿、洗浴等均可传染。中药对该病有效,上方来自徐书教授的一本经验集,稍有加减,大家可以试用。

王某,女,23 岁。眼皮肿痒 1 个月,无明显诱因,时有红肿,不痛,视力无影响,睡眠欠佳。用过脱敏药,无效。劳累时水肿加重,大便不尽感,不怕风,月经正常。舌淡暗苔少,脉象聚关而弱、沉。

分析:眼皮浮肿、痒,我初步诊断为过敏症状,与体质下降有关。因其脉短聚关,为气滞之象,故用刘绍武的调胃汤加减。

第七章　以案明理,以案启知

305

调胃汤常用量加紫草 15 g,龙胆草 3 g,青葙子 15 g,蝉蜕 8 g。

7 天后眼皮肿痒症状消失。

按 眼睑浮肿、发痒症状一般多见于更年期妇女。急性发病者病机属于风湿之邪侵袭上焦,而五脏功能失调导致的浮肿则责之于肝、脾。治疗上可以选择逍遥丸、桂枝加葛根汤、当归芍药散、桂枝茯苓丸等。

病例二十六

张某,男,15 岁,2023 年 8 月就诊。前额眉心处粉刺发红,手足心发凉,潮汗多,喜肉类食物,经常喝凉饮料。舌质红,苔略黄腻,脉弦滑数上溢。

诊断: 粉刺(湿热蕴结证)。

处方: 鹿衔草 12 g   白术 6 g   泽泻 8 g   桑叶 15 g

刘寄奴 5 g   北柴胡 6 g   牡蛎 15 g   金钱草 15 g

黄芩 6 g   草果 5 g   苦杏仁 5 g   薏苡仁 15 g

厚朴 5 g   蒲公英 15 g   大黄 2 g   白芍 10 g

枳壳 6 g   甘草 3 g   槟榔 8 g   知母 5 g

7 剂,水煎服

7 剂服完,粉刺基本消失。嘱其注意饮食,停药。

按 青春期的粉刺与雄性激素分泌旺盛有关,加上肥甘厚腻、生冷饮食导致脾寒胃热,湿热内蕴。我治疗该病主要从清利湿热方面入手,另加调理肝脾的药,一般效果良好。

该患者虽易出汗,但是手心发凉,提示脾虚湿重的病机,选择三仁汤、达原饮进行治疗。鹿衔草、金钱草可清利三焦湿热。

病例二十七

李某,女,31 岁,2022 年 6 月病例。荨麻疹反复发作,手心热,活动后易出汗,荨麻疹夜间加重。舌质齿痕舌,苔白腻,脉沉弱短。

处方: 紫草 10 g   蝉蜕 6 g   苍术 12 g   黄柏 10 g

甘草 6 g   地肤子 15 g   土茯苓 15 g   乌梅 10 g

北柴胡 6 g   大黄 3 g   徐长卿 20 g   白鲜皮 20 g

生地 10 g

5 剂,水煎服

二诊: 患者荨麻疹未见明显减轻,舌质齿痕舌,苔白腻,脉沉短聚关右侧上溢,尺脉空。考虑到患者脉偏虚,苔腻湿重。

处方： 炙草 3 g　　生草 3 g　　白芍 10 g　　党参 10 g

　　　　羌活 6 g　　独活 10 g　　北柴胡 6 g　　防风 10 g

　　　　升麻 6 g　　葛根 10 g　　茯苓 10 g　　黄柏 6 g

　　　　苍术 10 g　　白术 10 g　　徐长卿 20 g

7 剂，水煎服

三诊： 手心热减轻，荨麻疹无发作。效不更方，上方续服 10 剂，停药。

按 此患者荨麻疹反复发作，使用祛风止痒方剂效果欠佳。一般来讲，如果处方大体方向正确，都会取效；如果方向有误，多服无益。故而二诊时调整治疗思路：患者舌脉见脾虚象，因此选择升阳散火汤以疏散湿邪，另加健脾益气的四君子汤。该思路效果尚好。

升阳散火汤既可以理解为疏散火邪，也可以理解为疏散湿邪。因湿与热往往纠缠难分，湿热之邪蕴于肌肤，影响毛孔开合，则形成荨麻疹。如果患者身体强壮，使用第一方即可见效。如果脾虚不能鼓动正气驱散湿邪，则考虑使用升阳散火汤、升阳益胃汤之类；该方中生甘草、炙甘草同用，我一般按原方执行。

十、痹病、汗证

病例一

葛某，女 62 岁，哈尔滨尚志人。此是 2014 年学校组织义诊时治疗的病例，其主要症状是出汗严重，已经有 10 年病史，冬天亦汗出如洗，阵发性心烦，近期症状加重，有时因出汗而入睡困难。无恶风寒感觉，脉弦滑。

分析： 从西医角度看，出汗多属于自主神经功能失调。如果条件允许，应尽量通过检查排除甲亢等内分泌疾患。该患者有发作性出汗、心烦、睡眠欠佳、脉弦滑等症状。根据我以往治疗汗证的经验，采用刘绍武的调神汤为主进行治疗。药用杜仲、生牡蛎、柴胡、黄芩、党参、苏子、川椒、云苓、生大黄 生龙骨、桂枝、代赭石、桃仁、生姜、枣。

上方服用十天，几乎没有效果。我当时正在看"柴胡桂枝干姜汤"的相关条文，决定试试该方。

处方： 柴胡 30 g　　桂枝 30 g　　干姜 20 g　　花粉 20 g

　　　　生牡蛎 70 g　　黄芩 30 g　　生甘草 20 g

5 剂，水煎服

服用完 5 天后,出汗症状明显缓解。建议在原基础上加豆豉 30 g,栀子 10 g,继续服用 5 剂,出汗症状基本治愈。后与该患者失去联系,不知长期效果如何。

🅑 汗证可以是疾病的一个症状,也可以是一个独立的疾病。临床中见到出汗症状时,一定要探寻导致该症状的原因,不要一味地搜寻治疗汗症的方剂。医生应该具备刨根问底的精神,这样才能做一个明白的医生。

我临床中治疗汗证比较多,最常见的应该属于自主神经紊乱范畴,选择柴胡龙骨牡蛎汤的机会很多。对于体内湿热重、脾胃损伤、湿热蕴蒸出汗者,要着重清热利湿。体内湿热清利出去,出汗自会减轻。清利湿热的方剂可以三仁汤为基础进行加减。为增强利湿功效,可加金钱草、积雪草、鹿衔草、防己等。如果患者火象重,则加入黄连、黄芩、黄柏,取当归六黄汤之意义。有人习惯用黄芪止汗,我认为湿热清利大半之后再用不迟。

固涩敛汗的药我用之很少。据他人治疗汗证的失败经验来看,只针对出汗而用敛汗药物效果是不稳定的。"汗为心之液",清心止汗、活血止汗,是我近来经常使用的方法。其中关键药物是郁金、刘寄奴,这也是我在阅读其他书籍时得到的启发,有时可以起到画龙点睛的作用。

治疗出汗一证要分虚实。气虚、阳虚导致表不固者,属桂枝汤主治范畴;湿热内蕴者,属三仁汤或者甘露消毒丹的主治范畴;阵发出汗、寒热往来、心神不安者,属柴胡龙骨牡蛎汤的主治范畴;肺胃燥热、迫津外出者,属白虎汤的主治范畴。此例患者虽然用柴胡桂枝干姜汤治愈,但是我在临床中使用该方不多,仍然没能摸索出该方的主治规律。

病例二

朱某,女,77 岁,2023 年 8 月 17 日就诊。自汗盗汗 20 年余,夜尿多,夜间出汗较白天多。平素怕冷,口干口苦,乏力明显,大便通畅,右手麻木。舌质暗红,苔略黄腻,脉弦滑数。

既往史:糖尿病 8 年,现空腹血糖 7 mmol/L 左右。

诊断:汗病(湿热蕴结证)。

处方:
当归 10 g	黄芪 40 g	黄连 10 g	黄芩 10 g
黄柏 10 g	生地黄 30	熟地黄 20 g	北柴胡 15 g
清半夏 10 g	太子参 30	牡蛎 30 g	桑叶 30 g
刘寄奴 10 g	郁金 20 g	大黄 6 g	石膏 40 g
知母 15 g	甘草 6 g	薏苡仁 30 g	苦杏仁 10 g

10 剂,水煎服

复诊:8 月 29 日复诊,服用上方自汗盗汗均减轻,但仍有夜尿多。服

用上方大便稀,日行3～4次。调整处方如下:

处方:
黄连 10 g	黄芩 10 g	黄柏 10 g	生地黄 30 g
熟地黄 20 g	北柴胡 15 g	清半夏 10 g	太子参 30 g
桑叶 30 g	刘寄奴 10 g	郁金 20 g	槟榔 15 g
知母 15 g	甘草 6 g	薏苡仁 30 g	白芍 20 g
鹿衔草 30 g	桂枝 10 g	厚朴 10 g	丝瓜络 10 g
益智仁 15 g			

10剂,水煎服

🅑 此例患者病病程较长,从患者目前的体质来看,存在湿热内蕴的病机。另外,盗汗自汗较白天明显,提示有阴虚之象。主干方剂选择当归六黄汤,合用达原饮、三仁汤清利湿热,小柴胡汤以疏通三焦气机。此组合对湿热内蕴、三焦气机不畅的自汗、盗汗症状效果比较稳定。

病例三

张某,男,27岁,2023年10月4日就诊。主诉上半身出汗多5年,天气寒冷时亦明显出汗,稍微活动或者吃饭后则出汗更多。平素怕凉,脚凉,着凉后腹胀,大便不成形。舌质暗,苔略黄腻,脉沉弦细。

诊断:汗病(脾虚气陷,湿热内蕴)。

处方:
党参 6 g	白术 6 g	黄芪 10 g	黄连 4 g
刘寄奴 4 g	姜半夏 6 g	炙甘草 5 g	陈皮 8 g
猪苓 5 g	茯苓 8 g	泽泻 6 g	防己 5 g
羌活 3 g	独活 3 g	北柴胡 5 g	白芍 6 g
鹿衔草 15 g	薏苡仁 10 g		

10剂,水煎服

复诊:10月17日复诊,出汗明显缓解,平时出汗明显减少,紧张时还有出汗症状。怕凉减轻,脚凉减轻。上方续服10剂,多汗症状完全缓解,停药。

🅑 该患者虽然年轻,但是存在脾虚湿重、气虚不固的病机。此患者应该是平时饮食生冷,损伤脾胃,导致阳气不得生发,气虚不能固汗。患者的怕冷、着凉、腹胀、大便不成形症状也进一步验证了脾虚寒湿的病机。选择李东垣的升阳益胃汤进行治疗。该方有白术、茯苓、甘草、人参、黄芪健脾益气;柴胡、防风、羌活、独活疏散湿气所郁之气,有畅达气机的妙用。用量过大则有耗气之弊端,故而一般少量使用。该方的使用范围很广,凡是具有脾虚、气虚、湿重、虚火病机的疾病都应考虑到该方剂。

但在《圆运动的古中医学》中,彭子益不赞同这种辛温疏散的药物加入健脾补益方剂中,认为这些药物会有耗伤正气的弊端。曾有一个阶段,我不敢使用该类方剂,后来我才逐步摸索出这类方剂的使用指征,并最终落实到实践中。凡药都是中病即止,目前没有发现不良反应。

病例四

杨某,男,26 岁,2023 年 11 月 12 日就诊。主诉出汗多 8 年余,耳鸣半月,伴乏力、焦虑、睡眠欠佳、入睡困难。舌质红,苔黄厚腻,脉沉滑短数。

诊断:自主神经功能紊乱;汗病(湿热证)。

处方:

槟榔 10 g	知母 20 g	黄芩 10 g	赤芍 15 g
甘草 5 g	薏苡仁 30 g	苦杏仁 10 g	豆蔻 10 g
姜半夏 10 g	苍耳子 30 g	葛根 30 g	王不留行 30 g
陈皮 30 g	大黄 4 g	鱼腥草 30 g	北柴胡 15 g
刘寄奴 10 g	北沙参 30 g	桑叶 30 g	郁金 20 g

7 剂,水煎服

二诊:11 月 26 日复诊,出汗多减轻,睡眠好转,乏力好转,小便短赤,大便黏滞不成形,有便不尽感。湿热未净,继续以清利湿热之法治疗。因有小便短赤症状,加通草、滑石以利膀胱之热。

处方:

槟榔 10 g	知母 15 g	黄芩 10 g	白芍 30 g
甘草 6 g	薏苡仁 30 g	苦杏仁 10 g	草果仁 10 g
厚朴 10 g	葛根 20 g	北柴胡 15 g	刘寄奴 10 g
藿香 20 g	鹿衔草 30 g	猪苓 10 g	泽泻 20 g
独活 6 g	西洋参 10 g	滑石 15 g	通草 10 g

10 剂,水煎服

三诊:12 月 6 日复诊,整体症状进一步好转,继续服用上方 10 剂,无明显不适,停药。

按 该患者出汗、乏力、焦虑、失眠,脉滑数,苔厚腻,符合湿热内蕴、肝郁化火的病机,故而采用达原饮、三仁汤、小柴胡汤为主清利湿热、疏通气机。葛根、苍耳子有升清阳的作用,以解决耳鸣症状;虽然此二药有发汗作用,但是我认为并不影响整体的治疗方向。

病例五

孙某,男,47 岁,2023 年 11 月 21 日就诊。主诉自汗盗汗 1 个月,汗出怕冷,腿脚凉,大便稀,日两次大便,乏力,睡眠不实,多梦,急躁。脉沉弱缓,尺脉沉弱,舌质红,苔白腻。

诊断: 汗病(脾虚湿重)。

处方:
防己 10 g	黄芪 60 g	白术 30 g	桂枝 10 g
茯苓 15 g	葛根 30 g	刘寄奴 10 g	猪苓 10 g
鹿衔草 30 g	泽泻 15 g	薏苡仁 30 g	桑叶 30 g
郁金 15 g	西洋参 10 g		

7 剂,水煎服

复诊: 11 月 28 日复诊,出汗症状明显缓解,怕冷减轻,仍有大便不成形、下肢凉、乏力、困倦症状。

处方:
葛根 30 g	桂枝 10 g	白芍 20 g	赤芍 15 g
甘草 8 g	木瓜 20 g	鹿衔草 30 g	刘寄奴 10 g
姜黄 15 g	黄芪 30 g	泽泻 20 g	白术 15 g
草果仁 10 g	槟榔 10 g	薏苡仁 30 g	苦杏仁 10 g
枳壳 10 g	人参 10 g	蜈蚣 1 条	

7 剂,水煎服

后出汗完全缓解,停药。

按 该患者症状表现符合脾虚、气虚、湿重,选用防己黄芪汤进行治疗。防己黄芪汤治疗"脉浮身重,汗出恶风"之症,主要病机是湿邪蕴于肌肤,阳气不能固摄,脾虚于里,比较符合该患者的表现。

复诊时患者主诉有颈椎病症状(当时病例记载不详),使用桂枝汤以调和营卫,加葛根、木瓜、薏苡仁除湿通络,再加达原饮组合。个人认为草果可以代替三仁汤中的草豆蔻,草果芳香除湿的力量更大,草果、草豆蔻选择一味即可。

病例六

吴某,女,51 岁,2023 年 11 月 23 日就诊。主诉白天出汗多半年余,盗汗轻微,发作性烘热出汗较多,心烦,口干,无口苦,睡眠欠佳,易醒,大便偏干。脉弦滑细,有上溢,舌胖,苔薄腻。

诊断: 自汗病 肝郁气滞证

处方:
北柴胡 15 g	紫苏子 20 g	花椒 4 g	黄芩 10 g
党参 20 g	甘草 8 g	大枣 10 g	牡蛎 30 g
大黄 6 g	代赭石 20 g	桂枝 6 g	石膏 30 g
桑叶 30 g	刘寄奴 10 g	泽泻 15 g	苍术 10 g

茯苓 10 g	郁金 20 g	黄柏 6 g

6 剂,水煎服

复诊:11 月 30 日复诊,出汗症状好转,睡眠好转,乏力,心慌,口干。上方加鹿衔草 20 g,继续服用 6 剂,出汗症状得到控制,停药。

⊕此例患者的表现有阵发烘热出汗、心烦失眠、口干便干、脉弦细上溢,为肝郁化火之象,故而采用少阳、阳明合方思路,以刘绍武的调神汤为主方,加入苍术、黄柏、泽泻以除湿。桑叶有收敛的作用(傅青竹有一治疗崩漏的方剂中即有桑叶一药)。另外,对桑叶是发散还是收敛,大家应多查阅一些文献,综合考量。刘寄奴有活血止汗的作用。

▌病例七

吴某,男,29 岁,2024 年 1 月 15 日就诊。主诉自汗 10 年余,紧张时出汗,稍微活动即汗出如洗,喜肉食,口干喜凉,稍进食寒凉食物则腹泻。舌质红,苔薄腻,脉沉滑略数。

诊断:汗病(湿热蕴蒸证)。

处方:
桑叶 15 g	鹿衔草 15 g	泽泻 6 g	白术 6 g
草果 4 g	槟榔 5 g	厚朴 4 g	知母 6 g
赤芍 10 g	黄芩 8 g	甘草 4 g	黄柏 4 g
黄连 5 g	生地黄 10 g	熟地黄 10 g	当归 5 g
黄芪 15 g	北柴胡 5 g		

中药颗粒,7 剂,冲服

二诊:1 月 22 日复诊,出汗略好转,余症无大变化。予以三仁汤、当归六黄汤加减。

处方:
苦杏仁 7 g	草豆蔻 7 g	薏苡仁 15 g	清半夏 6 g
厚朴 4 g	鹿衔草 5 g	首乌藤 15 g	淡竹叶 6 g
草果 4 g	槟榔 5 g	知母 6 g	黄柏 5 g
赤芍 5 g	黄连 5 g	黄芩 6 g	北柴胡 6 g
郁金 10 g	桑叶 15 g	刘寄奴 6 g	

中药颗粒,14 剂,冲服

三诊:2 月 5 日复诊,出汗症状无好转,余无大变化。仍予以清热除湿止汗方剂,精简止汗药物,以白虎汤为主加减。

处方:
浮小麦 30 g	郁金 15 g	桑叶 30 g	鹿衔草 20 g
泽泻 10 g	白术 10 g	牡蛎 30 g	石膏 30 g

知母 15 g   甘草 10 g   薏苡仁 30 g

12 剂,水煎服

上方服完,出汗症状明显缓解,仍口干舌燥,因其他原因停药。

🈯 该患者存在脾虚、湿热的病机。首次处方和复诊处方效果均不理想,说明辨证方向不准确。有时看似相同的症状和舌脉表现,但是主要病机却有很大差异。现在来看,该患者似乎适合用升阳益胃汤进行治疗?我平时也经常使用当归六黄汤,该方适合阴虚、火热、湿热性出汗,对该方更细微的运用指征仍没有摸索到,仍需要反复体会。

最后一个方剂针对燥热和湿气,主要包含白虎汤和白术、泽泻、鹿衔草方(白术、泽泻、鹿衔草是《黄帝内经》中治疗酒风出汗的经典方剂)。我平时治疗湿热型的出汗,多会用到此方。虽然最后一个方的药物减少了,却有一定效果。前两次处方也能治疗湿热之证,却没有效果,辨证还有不精确之处。很多事情需要在临床中摸索之后才能有所体会。

病例八

张某,52 岁,男,2022 年 6 月 22 日就诊。睡眠欠佳,每晚睡眠 5 小时许,腿凉,出汗严重,活动则汗出如洗,夜间盗汗亦严重。舌暗苔薄腻,脉沉细。

处方: 乌梅 20 g   细辛 3 g   干姜 5 g   当归 15 g

附片 6 g   巴戟 12 g   川椒 15 g   肉桂 4 g

花椒 4 g   党参 20 g   黄柏 6 g   黄连 6 g

桃仁 3 g

7 剂,水煎服

复诊: 服用上方后,睡眠明显好转,出汗症状仍明显,予以温固之方。

处方: 山萸肉 30 g   桑叶 30 g   牡蛎 30 g   乌梅 15 g

黄柏 8 g   巴戟 6 g   黄芩 8 g   柴胡 8 g

山药 15 g   郁金 15 g   僵蚕 6 g   泽泻 6 g

白术 6 g   鹿衔草 15 g

服用上方 7 剂后,自汗盗汗均明显减轻。

🈯 该患者的主要症状是失眠和出汗,脉象属虚。治疗时着重补肾养肝,乌梅丸治疗一些顽固失眠效果不错。我的体会是,对于肝肾亏虚的失眠患者,使用乌梅丸效果好,同时适当减少黄连、黄柏用量。乌梅丸是非常值得研究的方剂,我目前经常使用该方治疗失眠和腹泻,但对此方的开发仍不够深入。

对于出汗异常,我认为病性属实者,多用滋阴清利湿热法;病性属虚者,多用温固治法。山萸肉、鹿衔草、乌梅、龙骨、牡蛎之类属于温固之药,桑叶属于止汗的专药,但是如果忽视辨证的话,使用桑叶也无效。

病例九

韩某,男 52 岁,2015 年 7 月住院。患者于 2 年前无明显诱因出现双脚踝部位疼痛,无局部红肿,劳累后疼痛加重。随即到当地医院检查,诊断为下肢动脉硬化,给予口服活血通络药物治疗,效果不明显。脚踝部疼痛呈加重趋势,近半个月来患者脚踝部疼痛明显加重。患者为求系统诊疗,到我院门诊就诊。门诊检查双下肢血管超声后,以"① 糖尿病;② 下肢动脉硬化;③ 高血压病;④ 高脂血症"收入院。

双侧脚踝部疼痛,左侧较重,劳累后疼痛加重。双下肢发凉,偶有心前区刺痛感,无胸闷、心慌。偶有晨起咳嗽,咳出大量黄痰。睡眠正常,饮食、二便尚可。舌质淡紫,苔白腻,脉象沉缓有力。

诊断:脉痹(瘀血阻络)。

处方:

乳香 6 g	没药 6 g	丹参 20 g	当归 30 g
鸡血藤 30 g	葛根 30 g	忍冬藤 30 g	玄参 10 g
王不留行 30 g	桂枝 12 g	赤芍 10 g	甘草 6 g
生姜 9 g	大枣 10 g	细辛 3 g	夏枯草 10 g
花椒 6 g			

水煎服

配合静滴前列地尔注射液,疏血通注射液。第二天患者即感觉到疼痛减轻,五天之后左脚踝部已无疼痛感觉。住院 10 天后出院,出院后继续以上方加减治疗 1 个月,效果良好。短期随访未复发。

按 此例患者诊断为脉痹,西医诊断动脉粥样硬化。周围血管疾病与吸烟、饮酒、饮食等因素有关。西医的发病机理和治疗不过多讨论。中医治疗该病主要辨别寒热,以血脉为中枢进行治疗,同时也要兼顾整体调节。

患者局部表现为寒象,但是吸烟、饮酒、高脂高热饮食等因素为热象病因。痰热阻塞脉络,局部缺少血液供应,故而出现寒象。祛除痰热瘀阻很重要。此病例是我初到临床时接诊的住院病例,选择活络效灵丹和当归四逆汤为主要方剂治疗,参考刘绍武的理心复脉汤,效果尚可。

现在回顾这个病例,有这样几点需要优化:① 应该考虑到加入大黄以推陈致新,最好在适当时机加入小柴胡汤。柴胡、大黄推陈致新,相当于改善内环境。同时嘱患者严格控制烟酒、饮食,注意休息。② 当时双花缺货,故而使用忍冬藤。双花用量要在 30 g 以上,双花有透散之性。血不利则为水,血不利则化热,故而透散郁热。③ 考虑到局部的瘀血、斑块,应该加水蛭、地龙等,打粉冲服,以除局部顽痰瘀血。此病治疗周期很长,应该有打持久战的耐心,不要性急。

病例十

毛某,男,49 岁,2016 年 1 月住院。主因"左下肢浮肿 10 年,加重伴右下肢、双眼睑浮肿 7 天"收入院。

患者无明显诱因出现双下肢浮肿,双膝盖以下浮肿,双下肢皮肤光亮,按之没指。双下肢有沉重感、怕凉,久站立则疼痛。偶有腰痛,眼睑浮肿(晨起时眼睑浮肿明显)。口干口苦,偶有心前区疼痛、心慌,睡眠欠佳,饮食二便尚可。舌质暗红,苔白腻,脉象沉弦滑。

入院后结合化验检查,初步西医诊断:① 水肿原因待查;② 贫血;③ 十二指肠球炎;④ 慢性浅表性胃炎;⑤ 高血压病;⑥ 高同型半胱氨酸血症。

分析:此例患者的水肿初步排除内脏疾患导致。患者下肢浮肿,颜面部浮肿,脉象不虚。故而在治疗时不应以补肾或者健脾利水为主,而应该为水道不通所致。予以刘绍武决渎汤加减。

处方: 柴胡 18 g 苏子 30 g 花椒 3 g 黄芩 10 g
    党参 20 g 大枣 10 g 大黄 3 g 郁金 10 g
    丝瓜络 20 g 白茅根 30 g 双花 20 g 车前子 15 g
    甘草 3 g 夏枯草 20 g 王不留行 30 g 桔梗 10 g

水煎服

5 天后患者双下肢浮肿明显消退。出院后患者继续服用次方 10 天,水肿基本消退,遂出院。

🅑 原因不明的水肿在临床很常见,多种脏器出现失调均会有水肿表现,临床诊断并不容易。在系统的西医检查后仍不能准确诊断者,往往会找中医治疗。一般我们见到水肿会考虑肺脾肾的因素,选择健脾、补肾、利湿、宣肺等方法治疗水肿。此例患者的水肿是采用透散、利尿的思路进行治疗。此方没有明显的发汗、泻下作用,安全有效。

此方加入夏枯草是因为《神农本草经》中记载此药主"寒热,瘰疬,鼠瘘,头疮,破癥,散瘿结气,脚肿湿痹"。夏枯草具有疏散的作用,专能除脚肿湿痹,故而加入。该方中甘草应该去掉,我在治疗水肿类疾病时往往不加甘草,因其会导致水钠潴留。我个人的临床体会是,王不留行走而不滞,有疏通水道的作用,且药性平和。

病例十一

宋某,男 46 岁。此为 2011 年病例。重体力劳动者,静脉曲张术后半年,左腿较凉,踝部浮肿明显。为防止复发,用中药调理。吸烟史多年,现已戒烟。右脉粗大,起伏有力,左脉小于右脉。舌略胖大,苔腻。

处方:
葛根 45 g	双花 30 g	鸡血藤 30 g	川椒 10 g
牛膝 15 g	玄参 30 g	肉桂 10 g	赤芍 15 g
甘草 15 g	当归 30 g	细辛 10 g	通草 10 g
夏枯草 30 g	王不留 30 g	柴胡 15 g	党参 30 g
黄芩 15 g	大黄 8 g	知母 30 g	黄芪 45 g

水煎服

大约服药 30 天,下肢浮肿基本消退。

按 我治疗静脉曲张的经验不多,查阅其他书籍也没有太多收获。此例患者要求解决术后水肿,仍然选择理心复脉汤加减,效果尚可。以个人经验推测,该患者若选择刘绍武的决渎汤加减治疗,也能收到很好的效果。

病例十二

张某,女,52 岁,2023 年 9 月 4 日就诊。颈肩部、后背紧张僵硬,睡眠欠佳,烘热出汗,上半身怕凉。脉沉弱数,舌质淡红,苔白腻。

诊断:颈椎间盘突出;骨痹(肝郁气滞证)。

处方:
葛根 40 g	桂枝 15 g	白芍 20 g	炙甘草 8 g
大枣 15 g	天花粉 20 g	薏苡仁 30 g	秦艽 15 g
防风 20 g	川芎 15 g	骨碎补 30 g	北柴胡 15 g
法半夏 10 g	黄芩 10 g	太子参 30 g	黄芪 30 g
白术 20 g	姜黄 15 g	蜂房 6 g	

7 剂,水煎服

9 月 11 日服用上方后,整体症状好转。续服 10 天后停药。

按 此病例治疗比较简单。借此谈谈我在临床治疗颈椎病时使用率最高的葛根汤加减。我最开始使用桂枝加葛根汤治疗颈椎病,后来学习到李孔定的颈舒汤,认识到活血化瘀利水的重要性,其实就是针对局部水肿的治疗。在桂枝加葛根汤基础上加薏苡仁、秦艽、白术、蜂房等。临床运用时要评估患者的病情轻重而用药,不要一开始就把所有的相关药物都加上。采用小方治病更容易体会药物的效能,对患者和医生都有利。

病例十三

吴某,男,73岁,2023年10月4日就诊。双膝疼痛,双下肢睡眠过程中抽筋4年。双下肢发凉,膝盖疼痛,口干。舌质暗红,苔白腻,脉沉缓。

诊断:骨痹(寒湿入络证)。

处方:

木瓜20 g	白芍30 g	炙甘草10 g	淫羊藿30 g
杜仲20 g	苍术10 g	黄柏10 g	牛膝20 g
薏苡仁30 g			

6剂,水煎服

复诊:10月10日复诊,服药期间腿抽筋未发作,双下肢发凉减轻,膝盖疼痛减轻。口干,思热饮,无多饮,睡眠尚可。舌质暗红,苔白腻,脉沉缓。

诊断:骨痹(寒湿证)。

处方:

木瓜20 g	白芍30 g	甘草8 g	淫羊藿30 g
杜仲20 g	苍术15 g	黄柏8 g	牛膝20 g
薏苡仁30 g	麻黄3 g	细辛3 g	附子5 g
巴戟天6 g	肉桂6 g	知母10 g	防风6 g
生姜3 g			

12剂,水煎服

按 老年人夜间出现腓肠肌痉挛现象,往往被认为是缺钙,但很多人补钙后仍不能解除症状。我认为该病应该属于肝肾亏虚,夹杂寒湿,属于本虚标实之证。故而治疗时采用芍药甘草汤以对症解痉;加入苍术、黄柏以除湿;薏苡仁除湿且有解除痉挛的作用;淫羊藿、杜仲、牛膝补益肝肾、强壮筋骨。

首次处方虽然见效,但是除寒湿的力量不足,故而合入麻黄细辛附子汤。该方加白术对于筋骨寒湿证是特效方药组合。

病例十四

陈某,女,27岁,2022年9月1日就诊。腰膝痛,颈椎痛。舌质淡,苔白腻,脉沉滑。

诊断:腰痛(寒湿证)。

予以桂枝加葛根汤加减方治疗。

处方：

葛根 30 g	杜仲 30 g	木瓜 20 g	赤芍 10 g
白芍 15 g	炙甘草 6 g	附片 8 g	桂枝 12 g
淫羊藿 20 g	烫狗脊 30 g	白术 30 g	干姜 5 g
麻黄 4 g	细辛 3 g		

七剂，水煎服

患者服药后腰膝痛、颈椎痛缓解。

按 北方地域气候严寒，寒湿型腰疼、颈痛非常常见。腰痛、颈痛的部位不同，病机却基本类似。寒湿之邪侵袭关节、肌肉，导致脊柱周围软组织柔韧性下降。软组织是维持脊柱稳定性、力量、柔韧性的筋肉总称，具体不再细说。从经络循行来讲，颈腰疼痛属于太阳经病变。寒湿之邪导致颈腰疼者很多，选择桂枝加葛根汤进行加减效果很好。应用指征是：颈部酸痛不适，伴怕冷、怕凉风，昏沉乏力，精力不足，舌质淡，脉弱。一般采用桂枝汤加葛根、白术、防风、黄芪、羌活、姜黄之类就有效果。此外，还可以根据其他医生的经验灵活加入几味中药。木瓜除湿通络效果不错，治疗颈椎病时经常加入，效果比较好；狗脊苦温，主治腰背疼痛，大家可以看看《神农本草经》对此药的记载；杜仲对于腰疼效果好，还能除下阴潮湿，属于强壮筋骨、除湿邪的重要药物。

久病入络者，适当加入土鳖虫之类；有时患者症状有化热之象者，加入知母，同时加大赤芍用量；葛根的用量还可以增加到 60 g 左右，甚至更多，但是 30 g 也会有一定效果。为安全起见，可以选择逐步加量的做法，也可用量保守一些。

以上方药如果再加入知母，也可以理解为是桂枝芍药知母汤的加减方，其实基本原理是一样的。桂枝芍药知母汤主要是用于治疗寒湿侵袭关节证，化热之后，有关节水肿时，加入知母以利水滋阴，减轻局部水肿症状。

病例十五

王某，女，37 岁，2022 年 7 月 28 日就诊。头晕 5 天，颈部僵硬疼痛，怕冷，睡眠尚可。脉沉细弱，舌质暗红，苔白腻。

诊断：眩晕（寒湿证）。

治以桂枝芍药知母汤加减。

处方：

| 葛根 30 g | 姜黄 10 g | 防风 10 g | 防己 5 g |
| 白术 30 g | 细辛 3 g | 黄芪 30 g | 桂枝 10 g |

大枣 8 g	白芍 10 g	炙甘草 4 g	生姜 6 g
木瓜 10 g	黄芩 6 g	知母 10 g	

7 剂,水煎服

复诊:2022 年 8 月 3 日复诊,头晕明显减轻,症状好转。继续给予中药治疗。

处方:葛根 30 g	姜黄 10 g	防风 15 g	防己 5 g
白术 30 g	细辛 3 g	黄芪 30 g	桂枝 10 g
白芍 10 g	炙草 4 g	大枣 8 g	木瓜 10 g
黄芩 6 g	知母 10 g	生姜 6 g	

10 剂,水煎服

10 剂服完,症状基本解决。

按 此例患者也是颈椎病导致头晕、颈部疼痛症状,但大家不要一见到头晕就想到天麻、钩藤之类对症药。根据本患者症状分析,矛盾点指向颈椎病。根据其舌象、脉象,基本定为湿邪、偏于寒性,故而大方向还是以桂枝加葛根汤或者桂枝芍药知母汤为主。还有一些主诉昏沉乏力的年轻患者来就诊,无明显热象者,选择桂枝加葛根以提升太阳经气、疏通经络,多数效果不错,喝几天后就感觉精神明显提升。

病例十六

韩某,女,43 岁,2022 年 7 月 28 日就诊。头晕昏沉乏力,手脚发麻,睡眠欠佳,四肢关节疼痛,着凉后加重。脉沉细弱,尺脉不足,舌质淡,苔厚腻。

诊断:头晕(寒湿阻滞证)。

以温阳除湿通络为治。

处方:粉葛 30 g	桂枝 15 g	白芍 15 g	炙草 8 g
木瓜 15 g	黄芪 40 g	白术 40 g	茯苓 15 g
知母 10 g	防风 15 g	麻黄 5 g	细辛 3 g
制草乌 8 g	全蝎 6 g	生姜 10 片	

10 剂,水煎服

10 剂服尽,症状解除。

按 该患者头晕昏沉乏力,肢体麻木,四肢关节疼痛,着凉加重,为寒湿阻塞经络,清阳不升所致。脉沉细弱,苔腻舌淡,也印证寒湿证、阳气不足的推断。故而选择温阳除湿的方剂桂枝芍药知母汤,以川乌代替附子增强祛寒通痹的功效,加黄芪、葛根升阳通络,木瓜除湿通络,效果尚满意。

病例十七

李某,女,66 岁。此为 2012 年病例。右侧腰腿疼痛 10 余年,右腿酸胀疼痛,对天气变化反应敏感。近几年每晚双腿抽筋严重,影响睡眠。半年前我对其症用续命汤加大黄附子细辛汤 10 天,见效良好。约 3 个月后病情复发,继用上方无丝毫疗效。现脉弦滑上溢、沉按有力,舌淡苔薄白。

诊断:陈寒积聚型痹证。

治以通阳去湿解痉。

处方:白芍 70 g　　生甘草 20 g　　狗脊 50 g　　防风 20 g
　　　　细辛 10 g　　川乌 5 g　　麻黄 10 g
　　　　马钱子 1 粒(不打碎)

3 剂,水煎服

药后腰腿疼痛无明显疗效。当时我正学习《辅行诀五脏用药法要》一书,读到补肾汤治腰痛沉重如折,打算从养肾阴的角度进行治疗。因从温阳散寒的角度处方无效,故而从其对立面入手试试。

处方:竹叶 40 g　　生地 30 g　　泽泻 15 g
　　　　生草 15 g(此为小补肾汤)　　当归 15 g　　白芍 15 g
　　　　乌梅 30 g　　白及 15 g

3 剂,水煎服

用上方后明显见效,腰腿酸胀疼痛明显减轻,夜间腿抽筋现象不再出现。劳累后仍然腰腿疼痛,嘱上方继用 10 剂,效果良好,停药。

按 此方中竹叶的用量较常规处方大。《神农本草经》中记载竹叶有解除痉挛的作用,乌梅有止肢体疼痛的作用。当归、白芍入肝养血,间接柔筋骨。白及可以治疗贼风鬼击、痹缓不收,补肺之虚损。此药有祛风之效,且润而不燥,故而加之。

这是多年前突发奇想而开具的治疗腰腿疼痛方,后来我没有再次使用该方治疗腰腿疼痛。我认为该方起作用的药物应该是乌梅、生地、当归、白芍,该四味药中更为重要的是乌梅。乌梅大补肝阳,更能敛阴生津,是一味很值得研究的中药。

病例十八

李某,女,75 岁。此为 2024 年 6 月病例。主诉双下肢疼痛半年余,疼痛部位在小腿腓肠肌及大腿内侧疼痛,局部浮肿,沉重,下肢关节无疼痛,局部不怕凉,睡眠休息后疼痛不缓解,坐凳子吃饭时下肢疼痛加重。因双下肢疼痛乏力,无法进行一般的体力劳动。舌质暗,苔白腻,脉沉弱。

该患者在 1 年前曾出现双下肢疼痛,当时局部有怕凉、浮肿症状,予以桂枝芍药知母汤治疗 10 余天后,双下肢疼痛明显缓解。后双下肢肿痛复发,再次服用上述方剂无效。我意识到该疼痛非关节病变,怀疑为下肢静脉栓塞,遂检查血管超声。超声提示:双下肢动脉硬化斑块形成,左侧小腿肌间静脉内等回声及强回声,考虑血栓静脉石形成;右侧小腿肌间静脉内等回声,考虑血栓;双侧股静脉瓣、腘静脉瓣少量反流。

该患者每到夏季经常蹲坐于早市卖菜,缺乏活动,从而形成血栓,与症状表现相符。血栓脱落容易导致肺栓塞。在与患者交代病情后,决定进行内科保守治疗。

西药方案:利伐沙班 20 mg 日一次口服(按照指南应,利伐沙班应该15 mg 日两次口服,三周后 20 mg 日一次口服。考虑到患者年龄偏大,予以保守剂量)。同时,予以奥美拉唑胶囊 40 mg,每日一次口服,以预防消化道出血。

中药方案:予以刘绍武的理心通脉汤,即当归四逆汤加减。

桂枝 10 g	赤芍 15 g	炙甘草 6 g	川木通 4 g
当归 20 g	细辛 3 g	鸡血藤 30 g	川牛膝 30 g
花椒 3 g	双花 20 g	大黄 2 g	葛根 20 g
玄参 20 g	王不留 30 g	柴胡 10 g	黄芩 8 g

中药颗粒,7 剂,冲服

二诊:上述方案使用一周后患者双下肢疼痛稍有缓解。上方使用半个月,双下肢疼痛明显缓解,走路时较前轻快,可以进行一般体力劳动,仍有下肢浮肿,上方增加茅根 30 g、车前子 15 g、丝瓜络 10 g,继续口服。

三诊:服用上方约 1 个月,双下肢疼痛明显减轻,仅右侧脚踝还有疼痛感,略浮肿,下午明显。

复查超声(相同的超声机器和医生):双下肢动脉硬化斑块形成,双侧小腿肌间静脉内径增宽,官腔内可见自发显影,双侧股静脉瓣、腘静脉瓣少量反流。一般认为自发显影为血栓前状态。复查超声较首诊时好转,继续目前治疗。

调整西药方案:奥美拉唑胶囊改为 40 mg,隔日一次。利伐沙班用量如前。抗凝药本身不具备溶栓效果,口服抗凝药的目的是防止形成新的血栓或故有的血栓不再增大。机体自身的功能会将血栓进行纤维化包裹,使其不再脱落,然后形成侧支循环以保障供血。

目前患者主要症状是右侧脚踝疼痛、浮肿,下午加重,但可胜任一般体力劳动。舌暗较前好转,脉沉缓。仍予以上方加减,后予以益气活血通络药丸善后,同时停服利伐沙班、奥美拉唑。

丸药方如下:鹿角片、龟甲胶、三七、水蛭、土鳖虫、乳香、没药、当归、丹参、刘寄奴、黄芪、川芎、赤芍、制何首乌等。

血管动脉硬化、静脉血栓形成,除实邪病机外,还要考虑到脉络虚损的病机,也就是虚的方面,这属于虚劳的范畴,故而加入鹿角片、龟甲胶以补虚损。

从西医角度看,血管动脉硬化应长期服用调脂药,但是多数患者不愿意接受此方案。我认为可以从虚和瘀两方面入手来解决此问题。大家可以参考李可老中医的培元固本散一方。

心脑血管病的基础是动脉硬化,其发病机理包括血脂异常、血管壁损伤、血压升高、血糖升高等多方面因素。中药治疗该类疾病则主要从宏观角度进行干预。通常大家重视痰浊瘀滞、肝阳上亢等病机,但往往忽视脉络虚损的病机。目前我开始重视脉络虚损病机在治疗血管病方面的运用,各位可以参考。

后随访该患者,情况良好,偶有下肢轻微疼痛,生活、劳动基本正常。

参考书籍

[1] 王念红，王兵. 王若铨黄帝内经讲稿[M]// 姜德友，常存库. 龙江医派丛书. 北京：科学出版社，2021.

[2] 刘绍武. 伤寒临床三部六病精义[M]. 北京：人民军医出版社，2007.

[3] 徐书. 徐书中医传承全集[M]. 北京：中国中医药出版社，2018.

[4] 李凤林. 临证实践[M]. 呼和浩特：内蒙古人民出版社，1981.

[5] 陶御风. 临证本草[M]. 北京：人民卫生出版社，2005.

[6] 贾所学. 药品化义[M]. 杨金萍，卢星，李绍林，等，点校. 北京：中国中医药出版社，2015.

[7] 彭子益. 圆运动的古中医学[M]. 北京：中国中医药出版社，2007.

[8] 李可. 李可老中医急危重症疑难病经验专辑[M]. 太原：山西科学技术出版社，2006.

[9] 张琼林. 临证碎金录[M]. 北京：中国中医药出版社，2006.

[10] 印会河. 中医内科新论[M]. 北京：化学工业出版社，2010.

后　记

　　从酝酿本书的思路到完成书稿，大约经历了四年时间。我大部分时间都忙于临床，很难挤出大块时间专门写书，因此积累了四年余才大致完成本书稿。中医入门的前提是具备中医临床思维，具备临床思维后便可主动摸索进步的道路，再加上跟名师学习、同道交流、通过书本学习等途径，终能有所进益。

　　本书从理、法、方、药、案五个方面入手，分层阐述中医之思维，力求做到一线贯穿、前后呼应，这样才能让初学者摸索到中医的"模样"。我个人认为，中医的灵魂是临床实践的有效性，故而我用了大量的篇幅去分析临床病案。病案部分占到本书内容的几乎一半，从病例去探索理、法、方、药的连贯性，使得内容更加生动，易于学习。

　　病例部分的指导思想是以案明理、以案启知，病例直接体现临床实践，比理论更加直接。在定稿时，我压缩了理论部分的文字，增加了病例的数量。本书中的所有病例均来自我的门诊或者是住院患者，每个病案后均有按语，为本人所写，因为请其他人代笔会使我的方义表达有所偏差。当然，请他人写按语也有一定好处，那样可以从不同的观点理解病例，启发出更好的思路。

　　同时，我在酝酿下一本书的思路，想写一本诊余论案相关的书籍。我计划组织一个编委小组，搜集多家病例，进行讨论性点评，这样能让更多的同仁参与进来，形成合力。

　　本书的理论部分还有待扩充，比如某些方剂的阐述、中医与文化的联系等，但限于笔者的水平，不能做更加详尽的论述，待以后完成。编写书稿的几年来，我一边酝酿，一边将其落实到纸上，中间经过了多次修改。只是限于本人水平，书中很多内容还有不成熟之处，请大家多批评指正。

2025 年 1 月